AF209233

Carlo Luciano Weichert

Warum wird mein Kind nicht gesund?
Ein Ratgeber für Eltern

Wie Sie die wahren Ursachen von Krankheiten bei Kindern erkennen und behandeln

Dieses überarbeitete Buch ersetzt das gleichnamige Buch von 2004.

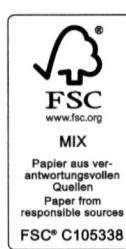

Bibliografische Information der Deutschen Nationalbibliothek:

Die Deutsche Nationalbibliothek verzeichnet diese Publikation in der Deutschen Nationalbibliografie; detaillierte bibliografische Daten sind im Internet über http://dnb.dnb.de abrufbar.

© 2025 Carlo Luciano Weichert
    Bilder: Pixabay und Pexels
    Cover: M. Kurth

Danken möchte ich an dieser Stelle meiner Lektorin Beatrice, die mir mit ihrer freundlich - kritischen Art viele Hinweise und Tipps zu den Themen gab und die mir half, den „Fehlerteufel" in diesem Buch zu bekämpfen.

Verlag: BoD · Books on Demand GmbH, In de Tarpen 42, 22848 Norderstedt, bod@bod.de
Druck: Libri Plureos GmbH, Friedensallee 273, 22763 Hamburg

ISBN: 978-3-7693-0281-3

Vorwort:

Vieles davon habe ich selbst erlebt

Dieses Buch ist kein Buch über Kinderkrankheiten, mit therapeutischen Tipps und Hinweisen zum Thema: „Wie mache ich mein Kind schnell und effektiv wieder gesund".

Dieses Buch habe ich auf dem Hintergrund meiner 30- jährigen Erlebnisse und Praxiserfahrungen mit vielen meiner kleinen und erwachsenen Patienten, sowie eigener Lebens- und Leiderfahrungen mit unserem kleinen Sohn Marcus geschrieben.

*****

Als dieser damals geboren wurde, (Kaiserschnittgeburt und nicht gestillt!) litt er sofort nach der Geburt beginnend, jahrelang unter schwerer Neurodermitis, verbunden mit Heuschnupfen, dauernder Infektanfälligkeit mit Fieber, Mittelohr- und Mandelentzündungen, mit immer wieder nachfolgenden Antibiotikatherapien und vielen anderen Medikamenten.

Unsere Hilflosigkeit als Eltern war zu dieser Zeit sehr groß. Immer war die sorgenvolle Frage da: *„was kommt denn jetzt schon wieder auf uns zu?"* Und leider, mein Sohn mag es mir verzeihen, ich habe damals von alledem, was ich jetzt hier, hoffentlich zum Segen vieler kranker Kinder aufzeigen werde, noch viel zu wenig verstanden.

Aber mit jedem erneuten Arztbesuch, mit jedem neuen Rezept in der Hand, mit jedem neuen Antibiotikum, war immer unsere Hoffnung verbunden, dass doch unser Kind endlich wieder gesund würde. Aber am Ende war immer wieder die Enttäuschung da und wir hatten weiterhin ein krankes Kind. Schließlich in unserer

Hilflosigkeit begannen wir auch verschiedene (Fach-) Ärzte aufzusuchen... um nach einiger Zeit auch diese wieder enttäuscht zu wechseln, weil auch sie immer in der gleichen Art und Weise therapierten, wie ihre Vorgänger.

Das einzige was sie von ihren Kollegen unterschied, waren die Tabletten und Salben, die sie verordneten.

Auch einige Besuche bei verschiedenen Heilpraktikern, mit einem mühevollen „Herumprobieren" verschiedenster Homöopathika mit Hoch - und Niederpotenzen, dazu langzeitige Bioresonanz- und Bachblütentherapien, brachten keinen gesundheitlichen Durchbruch.

Erst als ich selbst begann, auch auf dem Hintergrund meiner eigenen, damals noch sehr aktiven rheumatischen Erkrankung (Morbus Bechterew), mich mit biologischer Ganzheitsmedizin, klassischer Naturheilkunde, Homöopathie und dann während des Heilpraktiker - Studiums **mit den ökologischen Zusammenhängen unseres Darm- und Immunsystems zu beschäftigen,** da wurde mir langsam so richtig klar, warum all die Therapien der Schulmedizin und Heilpraktiker nie richtig wirken und helfen konnten.

Die Denkweise (das Wissen darum), dass unser Organismus – so wie unsere Natur selbst – ein äußerst kompliziertes Ökosystem ist – mit 5 hochkomplizierten Unter - Öko – Systemen: Zellen, Bakterienfloren, Immunsystem und dass diese sehr empfindlich auf Störungen reagieren - das war anscheinend keinem dieser Behandler bekannt oder klar.

So wurde von allen Behandlern auch nie Ursachen, Hintergründe und/oder Zusammenhänge der Erkrankung unseres Kindes gesucht.

Es wurden immer nur die von außen sichtbaren Symptome vermuteter Krankheiten mit den typischen Mitteln der Schulmedizin therapiert: nämlich mit **ANTI - Mitteln, Abwürg-, Unterdrückungs- und Blockademittel,** was bei unserem Marcus (so wie ich das später in meiner Praxis auch immer bei anderen Kindern erleben durfte), im Endeffekt immer mehr geschadet als genützt hat ... und diese Therapien haben in der Folge oft erneut - oder neue - Krankheit provoziert.

*****

Heute blicke ich auf gut 30 Jahre eigener Praxisarbeit zurück, mit ständig wachsenden therapeutischen Erfahrungen.

Viele, nein sehr viele hilflose und verzweifelte Mütter habe ich in diesen Jahren mit ihren kranken Kindern in meiner Praxis erlebt und die Familien therapeutisch begleitet.

Viele Briefe und Emails mit geradezu unglaublichen Schilderungen von Krankheits- und Leidenswegen ihrer kranken Kinder habe ich von sorgenvollen Müttern aus dem deutschsprachigen In- und Ausland bekommen, die zuvor meine Bücher:
„KRANK DURCH ANTIBIOTIKA",
„PILZERKRANKUNGEN BEI KINDERN" und
„MEIN KIND IST SCHON WIEDER KRANK" gelesen hatten.

Das Schlimme für mich daran war immer wieder: alle Eltern schilderten mir (oft unter Tränen - aber auch mit viel Empörung) ähnliche Leidenswege ihrer Kinder, wie wir diese selbst mit unserem damals kleinen Marcus erleben mussten.

Meine Freude war dann aber immer wieder groß, wenn mich gerade diese erst so verzweifelten Mütter nach einiger Zeit anriefen und mir freudig berichteten, dass es ihren Kindern - dank der naturheilkundlich, mikrobiologischen Ganzheitstherapie - jetzt endlich richtig gut gehe diese nun keine Schulmedizin und kein Antibiotikum mehr brauchten.

... und damit meine Erfahrungen nun keine „Geheimnisse" bleiben, habe ich diese hier aufgeschrieben. Eltern, welche Rat suchen, aber auch interessierte Kollegen / innen können gern davon schöpfen. Ich finde es legitim, sich hier - zum Segen kranker Kinder - Rat und Anregungen zu holen.

Im Zweifelsfall dürfen Sie mich auch gern anrufen.

Krank durch Antibiotika:

Praxisbeispiel:

Nach einigen Jahren Stress in der Praxis: Endlich Urlaub in der Türkei, Sonne, weißer Sand, blaues Meer und 3x täglich ein Buffet aus Tausendundeiner Nacht.
Endlich einmal Ausspannen und nichts mehr hören von Patienten, Krankheiten und Problemen...

Am nächsten Morgen standen wir an der Rezeption und wir wollten gerade einen Ausflug buchen, als sich eine junge Frau mit einem Baby auf dem Arm in hellster Aufregung nach vorn drängelte und unter Tränen laut rief: *„Mein Kind ist schon wieder krank. Ich brauche dringend den Hotelarzt".*

Alle traten zur Seite und wir ließen die Frau sofort nach vorn, aber der Mann an der Rezeption zog hilflos die Achseln hoch und sagte. *„Der Arzt ist heute nicht im Haus, der ist in einem anderen Hotel"*...worauf die Frau wieder das Weinen anfing und laut klagte:
„Aber mein Kind ist doch schon wieder so krank...Was mache ich denn nun?"

Meine Frau rammte mir daraufhin ihren Ellenbogen in die Seite und winkte mit ihrem Kopf zu der weinenden Frau hin und damit war alles gesagt!
... also nix mit Urlaub ohne Patienten und Krankheiten.

Also ging ich zu der hilflosen jungen Frau hin und fragte sie was denn los sein. *„Ja, verstehen Sie denn etwas davon?"* war ihre misstrauische Frage. Ich sagte ihr, dass ich Heilpraktiker bin, seit vielen Jahren in meiner Praxis arbeite und schwerpunktmäßig kranke Kinder und deren Familien behandle.

Die Frau hielt anscheinend nicht viel von Heilpraktikern, denn bisher gab es für sie nur Ärzte und Schulmedizin… Aber da der Hotelarzt nicht im Haus war, erzählte sie:

„Wissen Sie, wir kommen aus Hamburg. Ich bin alleinerziehende Mutter. Mein Felix, ist jetzt knapp 6 Monate alt und er ist seit der Geburt ständig krank, was ich überhaupt nicht verstehen kann. Andere Babys sind doch auch gesund.

Mein Kleiner hat immer wieder Fieberschübe und er hat deshalb vom Kinderarzt schon mehrere Male Antibiotika bekommen. Mittelohrentzündungen und Hals-Rachenentzündungen hat der Arzt immer gesagt.

Der Kleine ist auch immer so blass. Er hat massive Blähungen, ist unruhig, schläft sehr schlecht, schreit viel, mag nicht richtig essen, spuckt häufig alles wieder aus…und seine Haut ist oft rot und er kratzt viel. (Ich vermute, Neurodermitis)

Es war der Kinderarzt, welcher mich nun zu dieser Reise mit dem Kind in die Sonne und Wärme motiviert hat.
Das Kind braucht Luftveränderung, hat er gemeint… und nicht ständig Hamburger Nebel- und Regenwetter, das macht ihn krank.
Seit drei Tagen sind wir nun hier in der Türkei, aber der Kleine hat schon wieder Fieber. Der Hotelarzt meinte, das sei eine

Bronchitis und er hat dem Kleinen sofort ein neues Antibioti-
kum gegeben... schon wieder!
Aber anscheinend wirkt das Antibiotikum nicht, denn mein
Kleiner hat schon wieder Fieber und er ist immer noch krank"
(noch dazu hier im Ausland)… und nun weinte die junge Mutter
wieder vor Aufregung und Hilflosigkeit.

Tja so fing das damals an…

Meine Frau, selbst Medizinerin, schüttelte nach dieser Geschichte wegen der vielen Antibiotikagaben bei diesem Baby empört mit dem Kopf… und ich ebenso.

Aber nun musste ich erst einmal abklären, was dem Kind wirklich
fehlt und auf welchem Hintergrund der Kleine seit Beginn seines
Lebens immer wieder krank ist. Dazu musste mir die Mutter nun
einige Fragen beantworten:

- Krankheiten in der Familie und Vorgeschichte?
- Rauchen, Drogen, Alkohol?
- Wunschkind?
- Wie war die Schwangerschaft?
- Normalgeburt oder Kaiserschnitt? Gab es Komplikatio-
  nen?
- Stillen? … und wenn ja, wie lange?

„Das hat mich ja noch nie ein Arzt gefragt", sagte die junge
Mutter etwas pikiert.…aber sie erzählte und bald waren mir die
Hintergründe der Erkrankungen ihres Babys klar:

„Ja ich rauche und Drogen, Alkohol, ja, das gehört zu meinem
Leben hie und da mit dazu", sagte sie. *„Nein, gewünscht habe*

ich mir das Kind nicht, dazu war ich noch viel zu jung und die Schwangerschaft war lästig.

Felix kam gut 3 Wochen zu früh auf die Welt. Die Ärzte sagten, er war sehr untergewichtig und er musste noch für einige Wochen ins Wärmebettchen.

...und zum Stillen hatte ich sowieso keinen Bock, dafür gibt es doch die Gläschennahrung, die Felix auch heute noch erhält."

Also, so "lebensfeindlich" begann das Leben dieses kleinen Felix... und bei der Erzählung der jungen Frau standen meiner Frau und mir die Haare zu Berge...
Wen wundert da das kranke Kind?

Ich versuchte der jungen Mutter zu erklären, was hier alles „schiefgelaufen" ist, aber das schien sie kaum zu interessieren, außer ihr Kind soll doch bitte endlich so gesund und pflegeleicht sein, wie die anderen Kinder.

Dann fragte sie mich auch noch, ob ich nicht ein "natürliches Antibiotikum" für ihren Felix wüsste. Ich überlies diese - völlig unerfahrene - junge Mutter meiner Frau und holte meine Arzttasche, welche mit Arzneimitteln für den Türkeiurlaub gefüllt war.

(Denn vor einigen Jahren hatte mich hier in der Türkei - nach einem leckeren Eisbecher - Ich Trottel! -, ein schlimmer Brechdurchfall mit Kreislaufzusammenbruch „erwischt"... der mich einige Tage Aufenthalt im Bett gekostet hat. Seither meide ich in südlichen Ländern jede Form von Eis, Rohkostsalate, Leitungswasser usw... und ich habe immer meine Arzttasche dabei).

Also gab ich der Mutter für den Kleinen alles, was dieser aktuell für seinen Darm, sein Immunsystem und für das Fieber brauchte... und ich mahnte die Mutter, dem Kind das so zu geben, wie ich es angeordnet hatte.

Am nächsten Morgen suchte sie uns im Frühstücksraum und sie erzählte uns sofort, es sei ein Wunder geschehen. Ihr Felix habe - das erste Mal in seinem Leben - die ganz Nacht ruhig geschlafen. ... und sie verstand die Welt nicht mehr.

„Was haben Sie denn meinen Felix für Wundermittel gegeben?", fragte sie mich.

„Verschiedene Probiotika und Homöopathika", antwortete ich...
und wahrlich, der Kleine sah nicht mehr so blass aus wie gestern in der Früh. Das Fieber war auch ziemlich herunter. Er schrie nicht mehr und er saugte gerade vergnügt am Nuckel seiner Babyflasche.

Dann saßen wir lange beieinander und die junge Mutter war so begeistert, dass sie meinte, warum ich nicht ein Buch darüber schreiben würde. Sie kenne einige ihrer Freundinnen, welche mit ihren Kindern ganz ähnliche Krankheitsprobleme hätten... und diese Kinder würden auch immer wieder Antibiotika bekommen.

Und meine Frau schaute mich durchdringend an und nickte nun heftig... denn ein Buch schreiben, das hatte auch sie mir schon oft ans Herz gelegt.

Und da diese junge Mutter so voller Begeisterung war, endlich ein gesundes Kind zu haben, erzählte sie anderen jungen Familien in dieser Hotelanlage von der "wundersamen Genesung" ihres - seit der Geburt - kranken Kindes.

13

Der Erfolg war: Es kamen immer wieder junge Eltern mit der Bitte zu mir: *„Ob sie mich nicht einmal etwas fragen dürften?"*

So viel zum Thema:
Schöner, ruhiger Urlaub… ohne Patienten und Krankheiten.

So ist damals dieses Buch entstanden… und heute wieder, aber als Neuauflage, mit 30 Jahren Praxiserfahrung… und ich hoffe, zum Segen Ihrer Kinder.

Ich hoffe Sie gewinnen durch die Erklärungen und Schilderungen in diesem Buch ein besseres Verständnis über die Hintergründe und Zusammenhänge von den Krankheiten ihrer Kinder und wie man ihnen schnell und effektiv mit

naturheilkundlich, mikrobiologischer Ganzheitstherapie

helfen kann. Viel Freude beim Lesen dieses Buches.

Herzlichst, Ihr

Carlo Luciano Weichert

La Palma, im Oktober 2023

WICHTIG:
Da der gesamte Inhalt dieses Buches auf ganzheitliche Zusammenhänge aufgebaut ist, lesen Sie bitte in Ihrem eigenen Interesse keine Ausschnitte, sondern von vorn nach hinten.

Inhaltsverzeichnis:

Gedanken über unsere Kinder

Jedes Jahr, wenn nach langem Winter (oder nach langer Dürrezeit, je nachdem wo man lebt) die Natur wieder erblüht, so gibt es auch im Tierreich Nachwuchs - das ewige Spiel der Evolution.
Neugeborene und Jungtiere sind noch völlig abhängig von der Pflege durch ihre Eltern. Sie sind am Beginn ihres Lebens meist hilflos, einige Arten auch blind, schwach auf ihren Beinen (und Flügeln) und noch sehr unerfahren, was die Gefahren dieser Welt betrifft.., das alles mit einer gewissen Parallele zu menschlichen Babys.
Auch wenn es im ersten Moment hart klingen mag, so scheint es doch nach dem Gesetz dieser Natur so zu sein, dass Neugeborene und Jungtiere häufig wieder zu Beute von anderen Tieren werden, also wieder als Futter für andere dienen, die gerade Hunger oder selbst wieder Junge haben.

Andere Jungtiere werden zu einer anderen Art von "Beute", nämlich von - für unser menschliches Auge unsichtbaren-, mikroskopisch kleinen Krankheitserregern, weil diese Jungtiere noch kein schlagkräftiges Abwehr- Immunsystem haben.
So sterben viele an bakteriellen Infektionen und/oder Seuchen.... oder sie „kränkeln" so dahin... und auch hier wieder mit einer gewissen Parallele zu menschlichen Babys.

Bei mehreren Jungen, z. B. in Vogelnestern, kann man ein anderes Prinzip dieser Natur erkennen, das Prinzip der Konkurrenz. Meist werden die zuletzt geschlüpften Jungen am wenigsten versorgt und gehen dann ein, weil die älteren Kinder den Rachen am besten und lautesten aufsperren können und so ständig gefüttert werden. Erinnert das nicht u. U. an mehrere Kinder in derselben Familie?

Kinder hatten es nie leicht:
oft geschändet, gequält, missbraucht und krank

Auch Menschenkinder hatten es in der Geschichte und Evolution dieser Welt nie leicht.
Auch sie wurden immer wieder zu Beute: In den Geschichtsbüchern kann man z. B. davon lesen, dass bei Kriegen und Schlachten in früheren Zeiten, bei Kämpfen und Überfällen insbesondere die männlichen Kinder der unterlegenen Völker, Stämme, Gruppen usw. einfach niedergemetzelt und abgeschlachtet wurden und die weiblichen Kinder versklavt.

So heißt es auch in der Bibel:
König Herodes hat zweitausend männliche Neugeborene umbringen lassen, weil er unter ihnen Jesus vermutete.

Kinder wurden in Kreuzzüge geschickt, Kinder wurden auch als Hexen oder Hexenmeister verbrannt, und vieles davon ist nicht einmal 200 Jahre her.

- **In der Geschichte unserer Welt wurden Kinder immer wieder geschändet, gequält, geschlagen und misshandelt.**

- **Kinder wurden als Sklaven verkauft und als billige Arbeitskraft missbraucht.**

- **Kinder wurden sexuell missbraucht oder in die Prostitution geschickt... und all das gibt es heute noch.**

- **Wieviel seelisches Leid müssen all diese Kinder erlebt haben?**

Das Kind vor 100 Jahren

Bei uns in Mitteleuropa war noch um die Jahrhundertwende (1900) die Großfamilie mit 8 bis 10 Kindern normal, denn Kinder waren wegen fehlender Verhütungsmittel unvermeidbar.

Auch stellten gerade Kinder im damaligen Gesellschaftssystem billige Arbeitskräfte dar, die schon als 6 - jährige oft 8 – 14 Stunden arbeiten mussten.

Gleichzeitig stellten viele Kinder eine Altersversorgung für ihre Eltern dar.

Auch das kirchliche bzw. soziale Denkschema kennzeichnete damals den Wert des Kindes. Im Vordergrund der Erziehung stand der erhobene Moralfinger:

„Du sollst Vater und Mutter ehren!"

Dazu eine - aus unserer heutigen Sicht - überstrenge Gebots- und Verbotswelt, die dem Kind geboten, sich anzupassen, sich unterzuordnen und ohne Murren zu funktionieren (eine Haltung, die später zwei Weltkriege möglich machte). Prügelstrafe war an der Tagesordnung.

Andererseits gab es aber noch märchenerzählende Großmütter, deren letzte Lebensaufgabe es war, sich um die Enkelkinder zu kümmern. Diese hatten für die Kinder viel Zeit, auch wenn sie krank waren.
Das Bewusstsein dafür, dass ein Kind auch eine Seele und eigene Bedürfnisse hat, begann damals vielleicht gerade (auf dem Hintergrund von Freud, Pestalozzi usw.) zu erwachen.

Kriege, mangelnde Hygiene, dazu soziales Elend, Hunger, Fehl- oder Unterernährung bestimmten jedoch häufig ihren Alltag, insbesondere in den sogenannten unteren Schichten, welche den größten Teil der Bevölkerung darstellten.

Treffend dazu ist der Beginn des Volksmärchens von Hänsel und Gretel:

„Als wieder einmal eine große Teuerung ins Land kam und die Menschen hungern mussten und nichts zu essen hatten, sprach eines Tages die Frau zu ihrem Mann: *„Wir müssen die Kinder in den Wald schaffen, wo dieser am tiefsten ist. Sie finden den Weg nicht mehr nach Haus und wir sind sie los.“*

Als der Mann seiner Frau Vorwürfe machte, antwortete diese: *„Dann müssen wir alle 4 des Hungers sterben und Du kannst gleich die Bretter für die Särge dazu hobeln!“*

Solche Volksmärchen entstanden nicht umsonst!

Mangelnde Hygiene, soziales Elend, Hunger, Fehl- oder Unterernährung bestimmten ihre Welt. Und in der Folge Krankheiten, gegen die man sich damals noch nicht effektiv wehren konnte.

Gerade deshalb hielt der Tod unter Kindern - wie auch bei den Wöchnerinnen - reiche Ernte….

War es noch im Mittelalter die Pest, so waren es um die Jahrhundertwende (1900) Krankheiten wie Pocken, Diphterie, Tuberkulose, Typhus, Ruhr, Cholera, Tripper, Syphilis, Salmonellenerkrankungen, Scharlach und alle Kinderkrankheiten, sowie die gesamte Summe der sog. kleinen und mittleren bakteriellen und viralen Infekte und Infektionen, welche den Kindern zusätzlich zu ihrer Fehl- und Unterernährung auch noch gesundheitlich schwer zusetzten und viele von ihnen ins Grab brachten.

Heute leben wir zwar nicht mehr im sozialen Elend, es gibt weder Hunger noch Unterernährung, aber dafür provoziert unser sogenannter Fortschritt immer neue Krankheiten…

Und diese Probleme und Krankheiten - insbesondere bei unseren Kindern -   sind nicht mehr wegzudiskutieren.

Die Frage ist nur: Müssen diese sein?

Dieses Buch möchte Antwort geben.

Ich möchte Ihnen hier Schritt für Schritt aufzeigen und erklären, warum unsere Kinder, gerade in der Beginnphase ihres Lebens oft krank werden - (müssen)…

Und wie Sie als Eltern Ihrem Kind mit den wichtigsten naturheilkundlichen, mikrobiologischen und homöopathischen Mitteln usw. helfen können, damit Ihr Kind wieder gesund wird und gesund bleibt

Viel Freude beim Lesen…

Ihr *Carlo Luciano Weichert*

La Palma, im Oktober 2023

Teil 1

Wo das Leben Ihres Kindes beginnt:

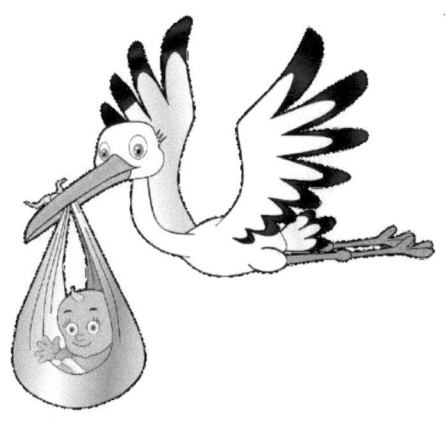

Die unsichtbare Welt unserer Bakterien

Die Vaginalflora

Empfängnis

Schwangerschaft

Geburt

Stillen

Einführung
in Kurzform

In diesem 1. Teil geht es darum, Ihnen eine kurze Einführung in das Thema:

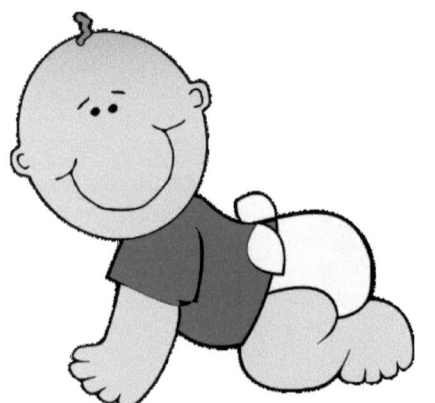

Die Krankheiten unserer Kinder zu geben.

Es ist mir wichtig Ihnen zu zeigen, was Sie als Eltern tun können - ja sollten - damit Ihr Kind gesund und glücklich auf diese Welt kommt...

Danach werde ich Sie in ganz kleinen Schritten durch das gesamte Thema führen.

Wo das Leben Ihres Kindes beginnt:

Empfängnis, Schwangerschaft, Geburt, Stillen

Wenn Mütter mit ihren kranken Kindern in meine Praxis kamen, dann waren immer meine Fragen:

- *Normalgeburt? Hausgeburt? Klinik?*
- *Kaiserschnitt? Frühchen?*
- *Wie lange dauerte die Geburt? Komplikationen?*
- *Gestillt, wie lange*

Was viele der Mütter verwunderte, denn sie kamen ja mit ihrem kranken Kind...was soll denn die Krankheit ihrer Kinder mit meinen Fragen zu tun haben? Ganz viel, wenn nicht sogar alles.

Lassen Sie mich bitte erklären…

Das Thema ist umfangreich und sehr wichtig, denn die meisten Erkrankungen des Babys oder des kleinen Kindes haben ihre wahren Ursachen auf diesen Hintergründen:

- *Normalgeburt? Hausgeburt? Klinik?*
- *Kaiserschnitt? Frühchen?*
- *Wie lange dauerte die Geburt? Komplikationen?*
- *Gestillt, wie lange*

Und wichtig: Zustand der Vaginalflora der Mutter?

woran Mütter natürlich nicht denken, weil diese meist die Zusammenhänge nicht kennen.

Alles, was Sie jetzt hier in Kurzform in dieser Einführung zu lesen bekommen, das werde ich danach in diesem Buch von Kapitel zu Kapitel noch einmal ausführlich erklären und darstellen.

Bakterien, die heimlichen Besiedler unserer Welt

So wie Fische selbstverständlich im Meer leben, die dort das Wasser nicht bemerken, weil es ihr selbstverständliches Lebenselement ist, so leben auch wir Menschen - beginnend von dem Moment an, wo wir den schützenden Bauch unserer Mutter verlassen - in einem unsichtbaren Meer von

Mikroorganismen:

1. Bakterien – 2. Kleinstpilze – 3. Viren – 4. Parasiten

in einer unvorstellbaren Anzahl und Artenvielfalt.

Wie die Löwen in der afrikanischen Savanne, so lauern auch Bakterien, Pilze, Viren und Parasiten auf unseren Organismus. Denn für sie alle ist unser Organismus ein idealer d.h. wunderbarer, warmer und feuchter Komposthaufen, AUF, AN, IN dem es sich für sie gut leben lässt, weil er gigantisch viel zu fressen… und zum "Wohnen" bietet.

Dafür, dass einige von ihnen uns damit krank machen oder auf den Friedhof bringen können… tja… das ist eben ihre Art… und nun mal ehrlich… auch Leichen sind für sie immer noch ein leckerer Kompost… oft nur zu kalt.

In jedem Fall leben sie MIT, AUF, IN uns und wir mit ihnen in einem hochkomplizierten ökologischen Lebenssystem, wo jeder von jedem lebt und jeder von jedem abhängig ist…

Wir nennen das heute ÖKO - System.

Betrachten wir als Erstes die Welt der Bakterien:

DIE 5 ORTE der bakteriellen Besiedlung unseres menschlichen Organismus

So wie alle Pflanzen und Tiere, so ist zwangsläufig auch unser menschlicher Organismus überall dort, **wo er mit der Luft (dem**

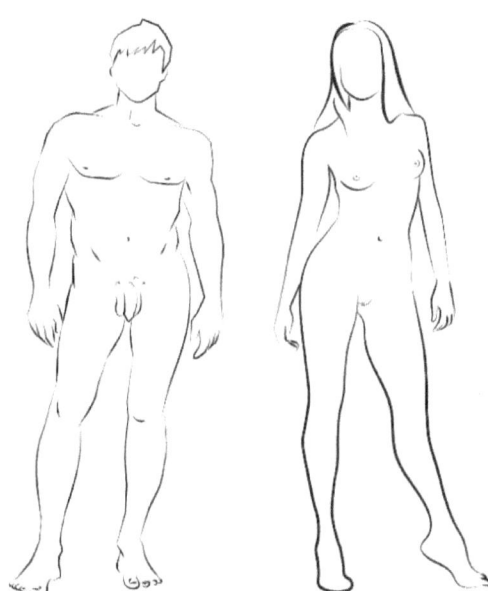

Bakterienmeer) in Kontakt steht, von Bakterien in höchsten Keimzahlen besiedelt:

- **auf unserer Haut**
- **im Hals Rachen-Raum**
- **in den Bronchien und Lungenflügeln**
- **im gesamten Dünn - u Dickdarm**
- **In der Scheide der Frau**

500 000 bis 1 Million Bakterien leben auf jedem QUADRAT-ZENTIMETER unserer menschlichen Haut.
Auch auf den Schleimhäuten unseres Hals-Rachen-Raums, sitzen diese dicht an dicht und erfüllen dort die gleichen Aufgaben.

Sie ernähren sich dort von unseren Sekreten, vom Schweiß, abgestorbenen Hautzellen usw.
So halten sie unsere Haut sauber, geben mit ihren Ausscheidungen einen günstigen Haut-pH-Wert und…
sie schützen uns vor dem Eindringen von krankmachenden Artgenossen.

Wichtig: All diese Millionen von Bakterien, welche unseren Körper besiedeln sind „unsere naturgewollten MITBEWOHNER unseres Organismus".
Sie sorgen dafür, dass wir gesund bleiben.

Aber, sie dürfen NICHT in das Innere unseres Körpers gelangen (z.B. sich in den Finger schneiden), sonst können sie u.U. zu unangenehmen Krankmachern werden.

Der Beckenboden der Frau

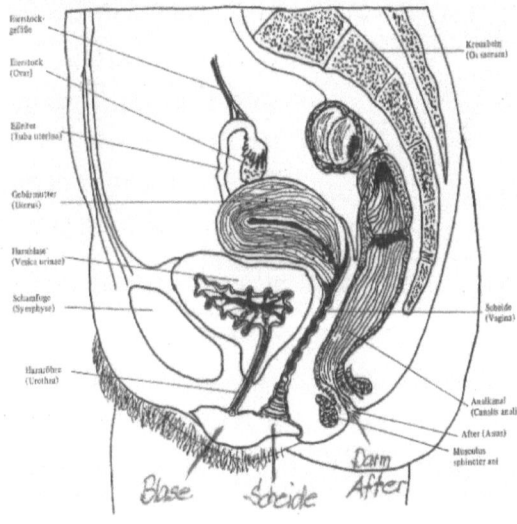

Aufgrund seiner 3-Teilung auf engstem Raum:

• **Blasenausgang**
• **Scheideneingang**
• **Afterausgang**

ist der Beckenboden der Frau für mannigfaltige Störungen oder Krankheiten anfällig.

Hinzu kommt die direkte Nähe von Klitoris (Kitzler), Blasenausgang und Scheideneingang, was häufig durch sexuelle Praktiken zu einem Verschmieren von Bakterien und/oder Pilzen in oder an dem Blasenausgang führt, mit der Folge…
oft anschließender monatelanger Antibiotikabehandlung wegen hartnäckiger Blasenentzündung.

Die Vaginale - Bakterien - Schutzflora

Wichtig:
Unter "Flora" = Vaginalflora, Darmflora, Mundflora, Lungen-flora, versteht man die Summe aller möglichen Bakterien und Pilze, welche diesen Bereich besiedeln.

In der neueren Terminologie wird oft statt Flora "Mikrobiom" gesagt.

Eine Sonderstellung nimmt bei Frauen und Mädchen die Scheide / der Vaginalkanal ein.
Nach neuesten wissenschaftlichen Erkenntnissen leben wir Menschen mit mindestens 1000 verschiedenen Bakterien- und Pilzarten in einer perfekten Lebensgemeinschaft zusammen.

Die Forschung geht heute davon aus, dass die Vaginalflora einer geschlechtsreifen Frau von mehr als 500 verschiedenen Bakterien- und Pilzarten besiedelt ist, welche teilweise auch im Dünndarm zu finden sind.
Dieses vaginale Mikrobiom der Frau besteht hauptsächlich aus Lactobazillen und Bifidobakterien und deren sauren Stoffwechselprodukten, welche die Vaginale - Schutz - Flora der Frau darstellen, diese ausbalancieren und im Gleichgewicht halten.

Gleichzeitig sorgen diese gesunden Säuren für einen sauren ph - Wert, um z.B. aggressive Keime vom Penis des Mannes oder aus dessen Sperma, auch aus dem eigenen Darm (Stuhlgang) davon abzuhalten, in den Vaginalkanal einzudringen und hier krankmachend zu wirken.

Louis Pasteur (1822-1895, Biochemiker, Mitbegründer der medizinischen Mikrobiologie) prägte damals den Satz:

"Das Terrain – der Lebensraum – das stabile biologische Gleichgewicht – ist alles".

Das Lebensprinzip aller 500 verschiedenen Arten von Bakterien und Pilzen im Vaginalkanal der Frau ist die Symbiose, d. h. die Lebensgemeinschaft aller, auf gegenseitigen Schutz und Nutz.
Sie ist ein perfektes ÖKO – System.

Vorsicht Geschlechtsverkehr:

Dieses biologische Gleichgewicht ist jedoch sehr sensibel und leicht störanfällig, insbesondere durch das Eindringen und Einschleppen von aggressiven Keimen und Pilzen... aus den Vaginalkanälen anderer Frauen
insbesondere durch Geschlechtsverkehr, durch andere sexuelle Praktiken, (z.B. Oralverkehr) usw.
auch durch die eigenen – Dickdarmbakterien beim Stuhlgang.

Die Folgen sind oft unerquicklich:

Oft hartnäckige Blasen- und Vaginalentzündungen mit monatelangen Behandlungen beim Gynäkologen, wegen Rötung, Schwellung, Juckreiz, Schmerzen und grün - gelben Ausfluss aus dem Vaginalkanal.

Empfängnis

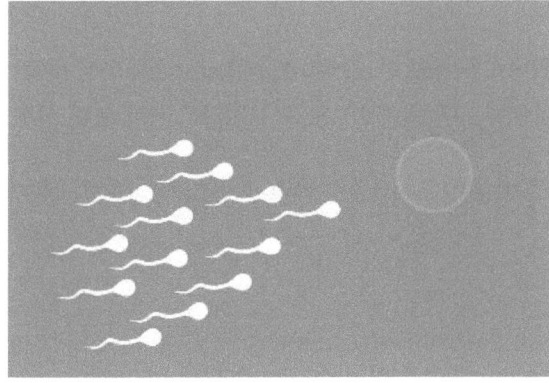

Die Natur ist sehr großzügig, denn es geht ihr um nichts anderes als um

Fortpflanzung,

Fortpflanzung,

Fortpflanzung.

Deshalb produziert der JUNGE männliche Körper - im Normalfall - täglich Millionen von Spermien, welche eine weibliche Eizelle befruchten können.

Spermien entwickeln sich in den Hoden. Sie enthalten das Erbgut des Mannes.

Bei einem Orgasmus ziehen sich neben der Prostata auch die Samenleiter stark zusammen und bewirken so einen Samenerguss (Ejakulation).

Beim Orgasmus eines gesunden jungen Mannes werden ca. **2 bis 5 Milliliter Samenflüssigkeit** (ca. 1 Teelöffel) aus der Harnröhre ausgestoßen. Darin befinden sich durchschnittlich zwischen **20 bis 60 Millionen Samenzellen.**

Aber: In unserer westlichen Welt gibt es seit Jahren ein zunehmendes Problem:

Viele Frauen bekommen keine Kinder, weil der Körper ihres Partners zu wenig Sperma mit zu wenigen befruchtungsfähigen und beweglichen Spermien erzeugt.

Untersuchungen zeigen, (wie bei der Untersuchung des Mundraums), dass es auch hier Zusammenhänge gibt zwischen:
Vegetariern, Mischköstler, Fleischessern, Alkoholikern, aber insbesondere Rauchern!!! und den Störungen bei der Bildung ihrer Spermien.
Auch seelische Belastungen und Stress können hier eine Rolle spielen.

Und somit könnte ein solchermaßen belastetes Sperma schon einmal eine Hypothek für das zukünftige Leben darstellen.

Schwangerschaft

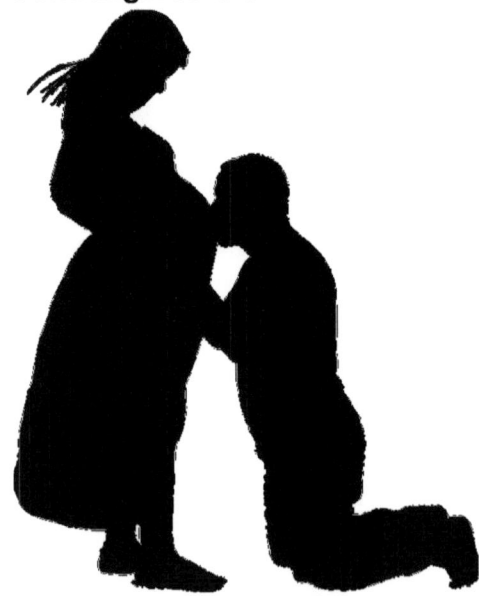

Meinen schwangeren Patientinnen habe ich immer empfohlen, während der gesamten Schwangerschaft **Probiotika evtl. auch Multivitamine** einzunehmen, in jeden Fall vor dem Schlafengehen **Magnesium und eine Kapsel Vitamin B-Komplex,** damit Mutter und Kind besser entspannen und schlafen können.

Der mütterliche Organismus arbeitet in der Zeit der Schwangerschaft auf Höchstleistung… und ein wenig Unterstützung ist hier angesagt. Insbesondere **Probiotika** können während der Schwangerschaft sehr sinnvoll sein.

Der mütterliche Organismus braucht diese jetzt dringend, denn die gesunden Bakterien stabilisieren ihre Darmflora, verhindern das Eindringen krankmachender Keime, säubern den Stoffwechsel (Leber, Blut) und sie helfen, das mütterliche Immunsystem zu stabilisieren und zu stärken…

was ja schlussendlich alles dem heranwachsenden Baby zugutekommt.

… Und weg mit dem Rauchen!

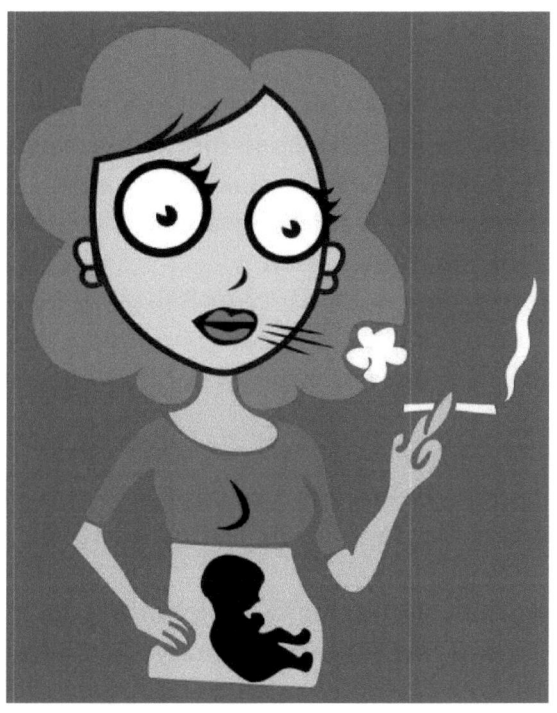

Gesundes Kind, krankes Kind?

Die Vaginalflora entscheidet

Wenn eine Frau schwanger ist und der Zeitpunkt ihrer Geburt näher rückt, ist es wichtig die gesunde und naturgemäße Lebensgemeinschaft der Bakterien in der Vaginalflora der Frau durch Laboruntersuchungen im Auge zu behalten, denn durch diesen Vaginalkanal betritt schließlich das Kind bei der Geburt unsere Welt.

In dem Moment, wo sich die Gebärmutter öffnet und das Kind durch die Wehen in den Vaginalkanal gedrückt wird, wird das Kind durch den Schleim im Geburtskanal auch mit allen Keimen aus der Vaginalflora der Mutter „beschmiert" d.h. in Kontakt gebracht.

Das ist von der Natur so gewollt, denn das ist der Startschuss für die bakterielle Besiedlung des Neugeborenen, der gesunde Einstieg in unsere Bakterienwelt...
und die mütterliche Vaginalflora liefert dazu die Starterbakterien für dieses neue Leben...
welche sofort den noch sterilen Säugling besiedeln und so krankmachende Keime aus der Umgebung des Krankenhauses abwehren... um das Kind gesund zu erhalten.

Auch die Mundhöhle des Kindes wird sofort mit den gesunden Milchsäure-Bakterien aus dem Vaginalkanal der Mutter besiedelt, welche dann in die Lunge wandern.

Andere werden verschluckt, welche nun im bisher sterilen Säuglingsdarm, die ersten Besiedler, d.h. „Starterbakterien" der zukünftigen Darmflora des Säuglings werden.

So sollte es von der Natur her sein…

Aber was ist, wenn die Vaginalflora der zukünftigen Mutter gestört, d.h. mit krankmachenden Fremdkeimen oder Pilzen besiedelt ist, ohne dass die Frau das bemerkt hätte oder sie das, was sie bemerkte, nicht so ernst genommen hat…
denn viele Frauen haben bis zum letzten Moment vor der Geburt auch Geschlechtsverkehr.

Ja, dann werden diese problem- oder krankmachenden Keime zu den Erstbesiedlern des Säuglings, welche dann den Säugling krank machen.

Die typischen Folgen:
Bauchweh, Mittelohrentzündungen, Hals-Rachen-Entzündungen, Bronchialentzündungen… und Antibiotikatherapie!

Damit genau das nicht passieren soll, gibt es Krankenhäuser / Geburtskliniken, dort gibt man der Frau kurz vor der Geburt ein Scheiden - Antibiotikum, welches die Scheidenflora drastisch reduziert.

Klar, gut gemeint und medizinisch gedacht. Nur, was ist sinnvoller: Der Teufel oder Beelzebub?

Das Risiko der bakteriellen Besiedlung des neugeborenen Kindes mit evtl. krankmachenden Keimen aus der Vaginalflora der Mutter gibt es nun kaum mehr.
Aber wer übernimmt nun die wichtige Besiedlung des neugeborenen Kindes?

Ja, dann werden eben die vielen (oft krankmachenden) Bakterien aus der Raumluft des Krankenhauses zu den Erstbesiedlern des Säuglings…

Die typischen Folgen: Mittelohrentzündungen, Hals-Rachen-Entzündungen, Bronchialentzündungen... und Antibiotikatherapie!

Kaiserschnittgeburt

**...und genau das Gleiche geschieht oft nach Kaiserschnitt,
wo ja auch das Kind keinen Kontakt mit der mütterlichen Vaginalflora bekommt und auch hier von den Bakterien aus der
Raumluft des Krankenhauses besiedelt wird.**

Stillen ist sehr wichtig:

Kolibakterien sind die ersten Besiedler des Säuglingsdarms, welche in den ersten Tagen den Sauerstoff im Säuglingsdarm ver-
brauchen.
So entsteht im Säuglingsdarm ein sauerstofffreies Milieu.
**Wird das Kind nun gestillt, so liefert die Muttermilch die
Grundnahrung für das Kind.**
Die Milchsäure der Muttermilch sorgt nun dafür, dass sich bis zu
90% gesunde Bifidobakterien im Säuglingsdarm ansiedeln, welche in der Stillzeit die Säuglings-Darmflora bilden.

Diese Bifidobakterien wandeln nun den Milchzucker (die Lactose)
der Muttermilch in Milchsäure um, welche das Ansiedeln krankmachender Keime verhindert.
Gleichzeitig wird nun der Säugling von den Abwehrzellen aus der
Muttermilch geschützt. (1. Nestschutz)
Das kindliche Immunsystem fertigt sich gleichzeitig von allen Immunzellen der Mutter eine 1:1 Kopie an. (2. Nestschutz)

Dabei lernen die Darmbakterien des Kindes nun die Abwehrzellen des eigenen, sich gerade neu entwickelnden Immunsystems
kennen und mit ihnen zusammen zu arbeiten. (3. Nestschutz)

Das Problem: Nicht oder zu wenig gestillte Kinder

Werden aber Neugeborene nicht oder wenig gestillt, d.h. diese bekommen keine Muttermilch, stattdessen Gläschennahrung, so entwickeln diese Säuglinge oft sehr schnell eine **Misch-Darm-flora ähnlich eines Erwachsenen**, welche aber die Nahrung des Säuglings nicht säuglingsgerecht aufspaltet, sondern „vergären".

Das kann bei einem solchen Kind zu einem bösen **Säuglings-Reizdarm,** d.h. zu unguten und sehr gesundheitsbelastenden Blähungen, zu Krämpfen und Schmerzen und zu Entzündungen im Säuglingsdarm führen.

Diese Säuglinge spucken die Nahrung aus, schreien dann viel, stoßen mit ihren Füßchen, schlafen schlecht und sind kaum zu beruhigen.

Die Medizin spricht hier gern von **Trimenon Kolik (3-Monats-Kolik)** und empfiehlt oft Kamillen- oder Fencheltee.

Dabei werden diese schmerzhaften Trimenon Koliken bagatellisiert:
Oft hört man sogar, das sei ganz normal.

Gleichzeitig wird durch die fremden Gär-Bakterien das kindliche Immunsystem belastet.

Das kann jetzt der Beginn einer unguten Problemkette sein, in dem das Kind, oft mit jahrelanger Infektanfälligkeit und evtl. Antibiotikatherapien, Allergien und viel Leid für Kind und Eltern, so dahinkränkelt.
(Siehe nachfolgende Praxisbeispiele)

Das habe ich oft so erleben müssen...und nichts davon müsste sein.

Damit Ihr Kind gesund ins Leben kommt:

Um die naturgewollte Besiedlung des Säuglingsdarms in den ersten Tagen seines Lebens nun nicht dem Zufall oder den Krankenhauskeimen zu überlassen, gebe ich meinen schwangeren Patientinnen immer gesunde Starterbakterien = Probiotika für das neugeborene Kind mit in die Geburtsklink, z.B.

- **Lactobact für Kinder**
- **Mutaflor Suspension**

Diese Präparate bekommt das Neugeborene 3x täglich auf einem Plastiklöffel in Wasser aufgelöst in den Mund.

Danach einfach an die Brust anlegen.

Solchermaßen behandelte Kinder habe ich später nie krank in meiner Praxis gesehen.

Wichtig:

Es gibt noch viele andere, gleichwertige Präparate, nur unter anderem Firmen- oder Produktnamen. Diese bitte in den Apotheken erfragen.

TEIL 2

Vom Wunder der Evolution

Entwicklungsgeschichte
im
Schnelldurchlauf

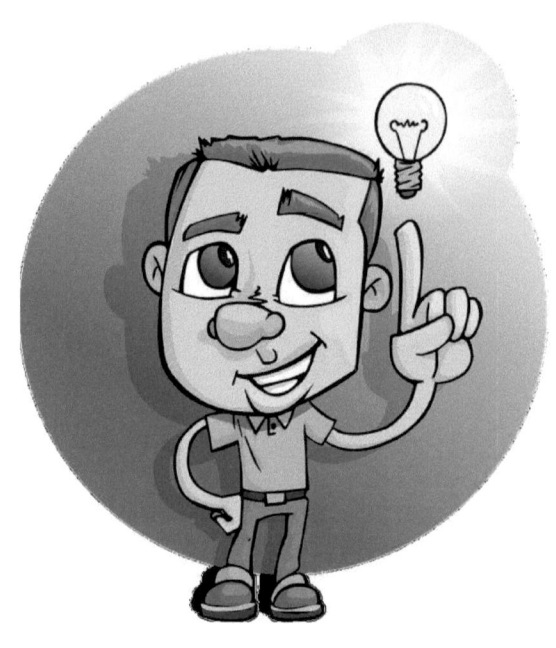

...und ab hier erfahren Sie nun,
auf welchen Hintergründen
Ihr Kind
oft krank wird...

Warum sind so viele unserer Kinder immer wieder krank?

Um diese Frage zu beantworten, müssen wir ca. 2,5 - 3 MILLIARDEN Jahre weit in die Evolution zurückgehen, dorthin, wo (unser) Leben einmal als kleiner bakterieller Einzeller begonnen hat...

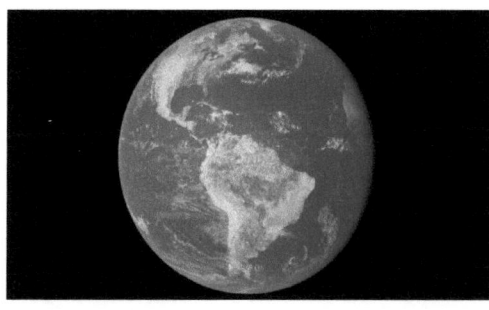

Vor etwa 4,6 Milliarden Jahren, entstand unser Sonnensystem.

Unsere Erde war damals noch eine Wolke aus Gas und Staub, sowie aus Milliarden riesiger Eis- und Gesteinsbrocken, welche gerade begannen sich zu einer Kugel zu formen.

Eine weitere Milliarde Jahre benötigte diese Kugel um sich immer weiter abzukühlen. Es entstand unsere Ur- Erde und in weiteren Jahrmillionen aus dem Eis, welches aus dem Weltall stammte, entstanden auf unserer Erde gigantische Ur-Meere.

Wie und wann dann das Leben auf unserer Erde begonnen hat, wird immer noch diskutiert.

Forscher nehmen an, dass sich vor etwa 3,6 Milliarden Jahren Spuren von Leben in der Tiefsee – in der Nähe heißer Quellen – geformt hat oder...
dass Kometen aus dem Weltall - Spuren von Leben - in Form von Bakterien (eingefroren im Eis) von anderen Planeten - auf unsere Erde gebracht haben könnten.

Einig ist sich die Forschung aber darin, dass vor ca. 2,5 Milliarden Jahren das Leben auf unserer Erde durch Mikroorganismen, durch bakterienartige Einzeller, später durch Cyanobakterien begann.

Diese winzigen Einzeller = niedere, einfach aufgebaute Organismen, sind Lebewesen, welche nur aus einer Zelle bestehen.

Diese besaßen aber schon die Fähigkeit das Sonnenlicht zur Photosynthese zu nutzen.

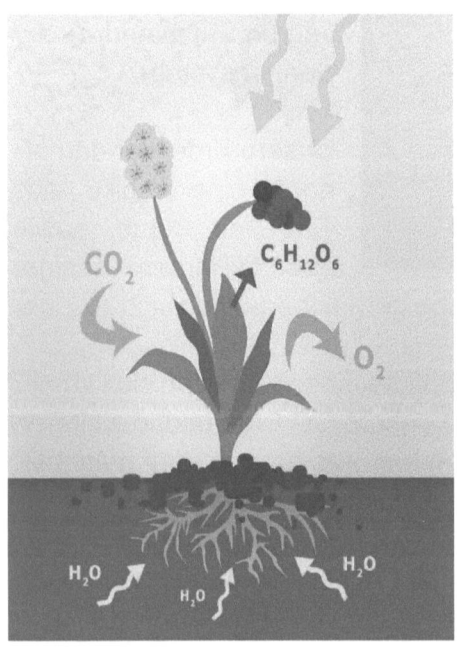

Photosynthese bedeutet:

Pflanzen nutzen Licht, Wasser und Kohlendioxid (CO2), um daraus etwas Neues aufzubauen, nämlich Glucose = Zucker (Blätter, Äste, Blumen, Früchte) und Sauerstoff.

Also: aus energiearmen anorganischen Stoffen entstehen mit Hilfe der Sonnenenergie andere energiereiche organische Stoffe).

Diese Einzeller spielten deshalb für die Evolution eine enorm wichtige Rolle, weil sie die Ur-Atmosphäre mit Sauerstoff angereichert und somit die Grundvoraussetzung für jedes weitere Leben geschaffen haben.

Vom Einzeller zum Mehrzeller

Forscher gehen davon aus, dass sich im Lauf der Jahrmillionen, viele Einzeller zu immer größeren Kolonien und Verbänden zusammengeschlossen haben, denn Viel- oder Mehrzeller zu sein, hat für die Evolution große Vorteile.

Dabei spezialisierten sich diese Zellen zunehmend, um bestimmte Funktionen möglichst effektiver als die Einzeller erfüllen zu können.

Dies bedeutet jedoch für die gesamte Lebensform:

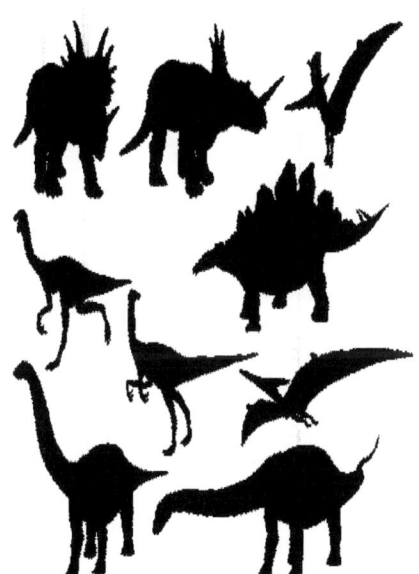

Die Zellen sind aufeinander angewiesen, d.h. jede Zelle ist von der Spezialisierung und der perfekten Arbeit der anderen Zellen abhängig.

So haben sich im Lauf der Jahrmillionen Vielzeller zu immer größeren Lebensformen entwickelt.

Dann, vor etwa einer halben Milliarde Jahre entstanden die ersten **Wirbeltiere, danach** erste Amphibien sowie Reptilien… und…

Vor ca. 240 Millionen Jahren – begann das Zeitalter der Dinosaurier.

Hin zu uns Menschen

Nach dem Aussterben der Dinosaurier vor 65 Millionen Jahren, entwickelten sich die Lebewesen langsam aber sicher in Richtung **intelligenter Lebensformen**… bis hin zu den Affen.

Ein wichtiges Kennzeichen von Affen ist:

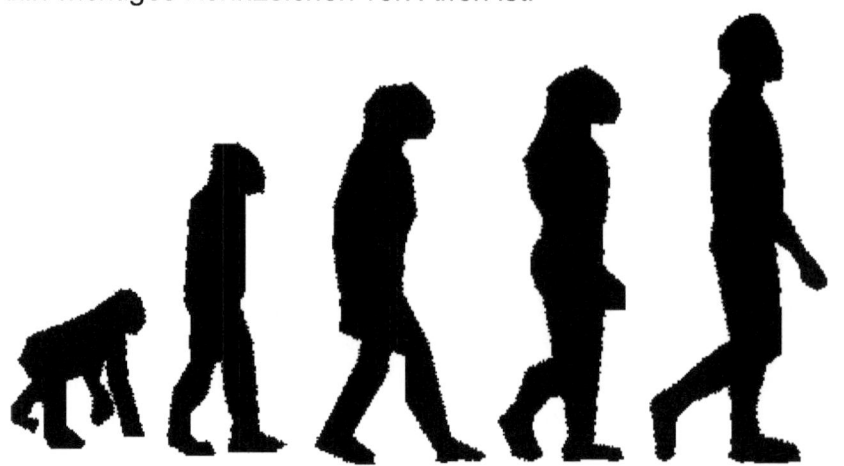

Sie sind intelligent, lernfähig, haben ein ausgeprägtes soziales Verhalten und sie zeigen oft starke Emotionen (so wie wir).

Aus diesen Gründen gilt - bei vielen Evolutions-Forschern und Biologen - der Affe bis heute als der Vorfahre von uns Menschen.

So haben Wissenschaftler herausgefunden, dass bereits vor ca. 30 Millionen Jahren Menschen und Menschenaffen gemeinsam in den afrikanischen Regenwäldern lebten.

Die Forschung zeigt weiter, dass sich der moderne Mensch (der Homo Sapiens) vor ca. 300.000 Jahren in Afrika aus dem Affentier entwickelte, dieser von dort nach Asien und Europa zog und seine Spezies andere Homo Arten, z.B. den Neandertaler, verdrängten.

Vom Wunder der Evolution

Was es hier zu verstehen gilt ist:
Die Schöpfung oder Evolution hat durch ihren Prozess von "Versuch – Irrtum – Erneuerung – Weiterentwicklung" ständig neue Auswahlen getroffen, d.h. was sich nicht bewährt hatte, das musste sterben. Aber was sich bewährt hatte, das wurde verbessert, durfte sich weiterentwickeln und vermehren.

Was also vor ca. 2,5 Milliarden Jahren durch mikroskopisch kleine bakterienartige Einzeller begann, aus dem sind im Lauf der Evolution VOR ca. 150 000 Jahren wir Menschen entstanden.

Das war aber nur dadurch möglich, weil sich die Zellen der Mehrzeller durch den Prozess der Evolution von "Versuch – Irrtum – Erneuerung – Weiterentwicklung" immer wieder neu anpassten, spezialisierten und sich weiterentwickelten.

Heute besteht unser menschlicher Körper aus ca. 100 Billionen hochspezialisierter Zellen und Zellverbänden, welche alle Lebensvorgänge in unserem Körper steuern…

Welche aber - um diese Leistung erbringen zu können - mit GUTEN und NATURGEMÄSSEN Kohlenhydraten, Fetten und Eiweißen sowie mit Vitaminen, Minerale, Spurenelementen und Vitalstoffen versorgt werden müssen.

Sehr wichtig:
Was es nun für den kindlichen Organismus zu verstehen gilt
ist:

Die Evolution (oder GOTT, so Sie wollen) hat 2,5
MILLIARDEN Jahre gebraucht, um eine gesunde und lebens-
werte Natur, unsere Umwelt, Pflanzen und Tiere zu erschaf-
fen…

und sie hat uns Menschen - den homo sapiens erschaffen…
und sie hat uns als Hüter, Pfleger und Verwalter der Evolu-
tion eingesetzt.

*****

… und wir Menschen, wir haben es in NUR 150 Jahren ge-
schafft, diese Natur in uns Menschen selbst (unsere Zellen)
und die Natur um uns herum, durch eine mächtige und fast
nicht mehr kontrollierbare Chemiewelt in Gefahr zu bringen,
diese zu stören und teilweise sogar zu zerstören.

Das Thema:
„Aufbau und Funktion unserer menschlichen Zellen" ist ungeheuer umfangreich und sehr kompliziert. Ich möchte nicht weiter
darauf eingehen. Es würde den Wissensrahmen dieses Buches
sprengen.

Deshalb gilt für unsere Kinder von heute:

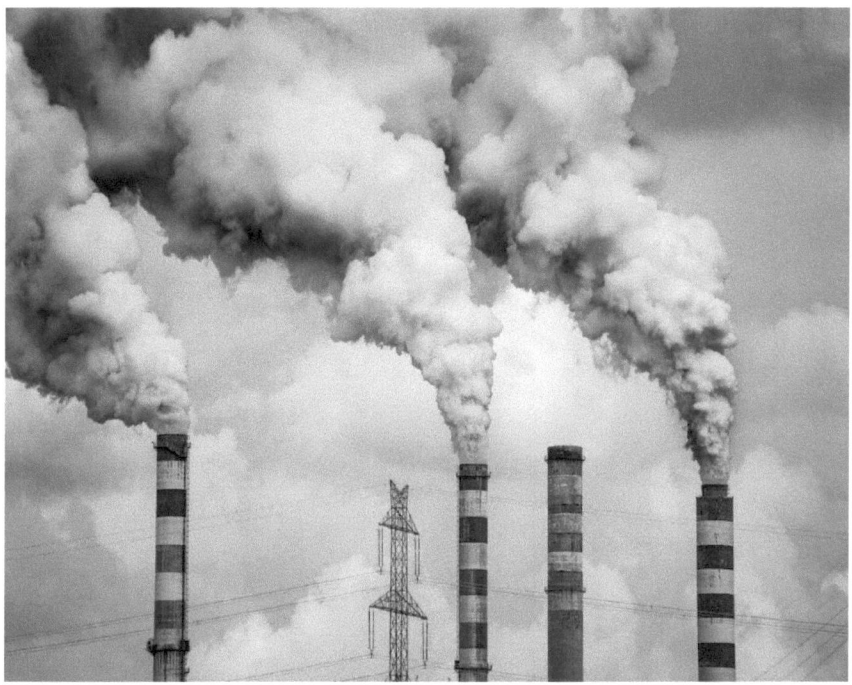

Es sind eben nicht nur allein z. B. die Supermarkternäh-
rung oder die vielen Süßigkeiten, die unsere Kinder
krank machen können
oder…
der Weizen, die Kuhmilch, die Eier, die Hausstaubmil-
ben usw., welche Allergien erzeugen
oder…
das Antibiotikum, Cortison und die vielen anderen che-
mischen Arzneimittel, welche den kindlichen Organis-
mus stören können.

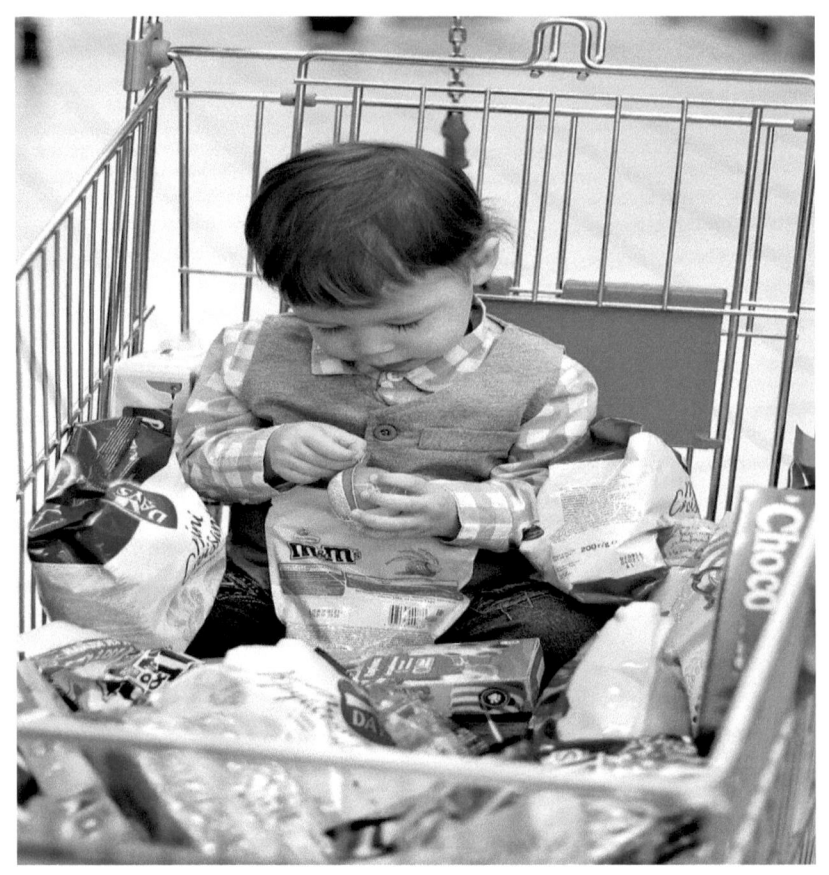

Es sind auch nicht allein die vielen Lebensmittelzusatz-
stoffe, die Spritzmittel und die Tonnen von Schadstoffen, die Autoauspuff- und Kamingase, Ozonloch, Wald-
sterben und Elektrosmog, die Schwermetallbelastun-
gen und das Mikroplastik in der Luft und im Wasser, teilweise auch schon in unserem Trinkwasser …

Nein!

Was unsere Kinder heute wirklich krank macht, ist, dass unsere „alten" Zellen, welche die Evolution in 2,5 Milliarden Jahren zu diesem hochkomplizierten Zellapparat Mensch aufgebaut hat…
dass diese Zellen aufgrund unserer Chemiewelt und chemiebelasteten Ernährung heute nicht mehr naturgemäß versorgt und deshalb immer kranker werden…

Auf diesem Hintergrund, entstehen bei vielen unserer Kinder Kettenreaktionen von gesundheitlichen Problemen, mit einem Wechsel zwischen immer wiederkehrender Infektanfälligkeit mit hohem Fieber und nachfolgenden Antibiotikatherapien, allergischen Erkrankungen…

und - Gott sei's geklagt - zeitweise auch Kinderkrebs.

Seit ca. 100 Jahren „bekämpft" nun unsere Medizin die Störungen und Krankheiten unserer Kinder meist mit Mitteln unserer Pharmaindustrie = mit chemischen Arzneimitteln.

Chemie gegen Chemie also, für die Gesundheit unserer Kinder?

Ist es da ein Wunder, wenn viele Kinder einfach nicht mehr richtig gesund werden (können).

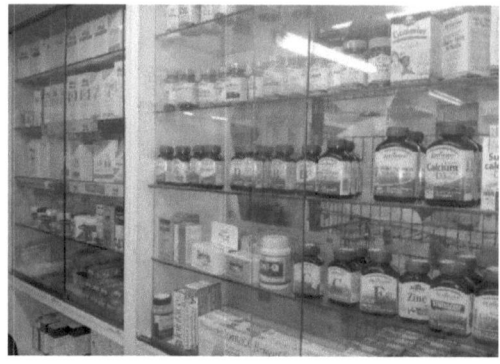

Damit Sie nun Ihr Kind mit seinen gesundheitlichen Problemen und Krankheiten verstehen können, müssen Sie sich erst einmal Grundlagen und biologisches Basiswissen über den Aufbau und die Funktionen des kindlichen Organismus...und **seiner biologischen Feinde** aneignen wie:

1.Bakterien, 2.Pilze, 3.Viren, 4. Parasiten.

Danach werde ich Ihnen zeigen, dass nur
- naturheilkundlich - biologisches Denken,
- das Verstehen der Arbeitsweise des kindlichen Organismus sowie
- naturgemäße Ernährung und
- naturheilkundliche Therapien,

Ihrem Kind wieder zu einer stabilen Gesundheit zurück verhelfen können.

Und nun dürfen Sie einmal miterleben, welche gesundheitlichen Probleme unsere heutige Welt unseren Kindern macht:

Folgen Sie mir bitte einfach einmal in die Sprechstunde...

Teil 3

Einführung:
Magdalena ist schon wieder krank

Ein typischer Fall
aus meiner täglichen Praxis

Einführung:

Magdalena ist schon wieder krank
Praxisbeispiel:

In der Vormittagsstunde klingelt das Telefon. Es meldet sich Frau A. Sie ist ganz aufgeregt, denn, so sagt sie mir, ihre Magdalena (5 Jahre), sie sei schon wieder krank.

Sie habe wieder einmal Fieber. Ich bitte Frau A., doch sofort mit Magdalena in die Sprechstunde zu kommen. Ja, sagt Frau A., das würde sie gern tun, aber erst müsse sie noch die anderen beiden Kinder von der Schule abwarten und noch die Aufsicht für die beiden organisieren, aber dann würde sie sofort kommen.

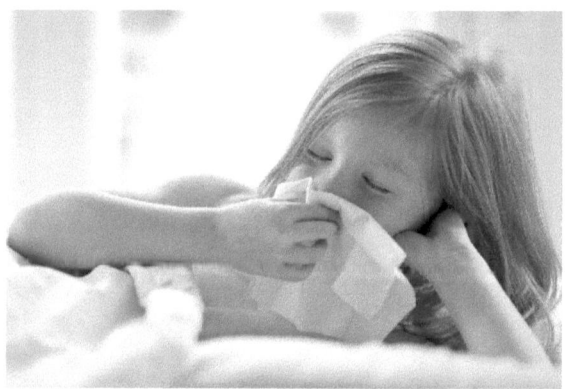

Dann, um zwei Uhr steht sie, vor Aufregung schnaufend, mit ihrer kleinen Tochter auf dem Arm vor der Tür.

Frau A. hat einen großen Korb dabei mit Spielzeug, Limo, Keksen usw. gefüllt.

Ich bitte Frau A. in die Praxis und es sich dort im Sessel mit ihrer Magdalena so bequem als möglich zu machen.

Kaum sitzt sie, so sprudelt Frau A. sofort los: *"Wissen Sie, unsere Magdalena ist unser Sorgenkind. Seit der Geburt ist sie immer wieder krank. Mit drei Monaten hatte sie das erste Mal Mittelohrentzündungen und sie bekam auch das erste Mal Antibiotika. Dann, im Lauf ihres ersten Lebensjahres, noch weitere* drei Mal. Dazu hatte sie immer wieder Fieber, und ich habe Angst wegen dieser Fieberkrämpfe, von denen man heute so viel hört. Wir haben deshalb auch fiebersenkende Zäpfchen daheim und sofort immer griffbereit, die wir der Magdalena bei Fieber auch sofort geben. Dann können wir und die Magdalena wenigstens einigermaßen beruhigt sein und in der Nacht schlafen."

Da ich die Sorgen vieler Mütter kenne und auch als Psychotherapeut weiß, wie gut es tut, sich einmal den aufgestauten Kummer von der Seele zu reden, so lasse ich Frau A. weitererzählen und schreibe erst einmal einfach mit, ohne sie zu unterbrechen.

Plötzlich kam auch noch Neurodermitis und Heuschnupfen dazu

"Ein halbes Jahr, nachdem die Magdalena auf der Welt war, bekam sie an den Händen, Kniekehlen, Armbeugen und im Gesicht seltsamen Ausschlag. Der Kinderarzt meinte dann, das sei ein atopisches Ekzem und könne Neurodermitis werden - na, und das war es dann auch. Im darauffolgenden Frühjahr begann die Magdalena plötzlich mit Heuschnupfen. Ich sage Ihnen, ich wäre bald verrückt geworden.

Wir haben vor lauter Cremes, Puder, Badezusätzen usw. nicht mehr gewusst, wo wir zuerst anfangen sollen. Bei schönstem Wetter mussten wir unser ganzes Haus verrammeln, alle

Fenster und Türen mussten wegen der Pollen zubleiben ... und dass bei den anderen Kindern, die immer rein und raus wollten.

Wir haben die Kleine dann auf Allergien testen lassen: Kuhmilch, Weizen, Hausstaubmilben, eine ganze Reihe von Blütenpollen seien an ihrer Allergie schuld, sagte der Hautarzt. Er meinte, wir sollen das alles meiden.

Können Sie sich vorstellen, was das plötzlich für ein Theater in unserem Haus und mit dem Essen gab? Solange die Magdalena noch Baby war, ging das ja alles einigermaßen, aber später - und das noch bei drei Kindern ... der eine mag das nicht, der andere das nicht, und die Magdalena darf das und das nicht. Ich bin bald verrückt geworden.

Das einzige einigermaßen Berechenbare bei den vielen Krankheiten der Magdalena ist der Heuschnupfen von März bis ca. Juni. Völlig unberechenbar sind die Hautausschläge, aber direkt zum Verzweifeln bringen uns ihre immer wiederkehrenden Erkältungen, die Infekte und insbesondere dieser scheußliche Husten."

Da muss gesund werden eben schnell gehen

„Das zweite und dritte Lebensjahr der Magdalena war ein schreckliches gesundheitliches Auf und Ab. Immer wieder war sie erkältet. Sie hatte plötzlich für ein bis drei Tage unerklärbar hohes Fieber und zwischendrin auch noch die Windpocken.

Wir waren oft mit ihr beim Kinderarzt, und wenn die Ohren innen wieder entzündet waren oder die Mandeln, dann hat sie Antibiotika bekommen. Das hat ihr dann auch immer sehr schnell geholfen.

Ich weiß schon", - so Frau A. - "Sie sind nicht für Antibiotika. Das habe ich ja in Ihrem Buch gelesen. Aber was sollen wir denn machen? (siehe Buch "Krank durch Antibiotika").

Die Kleine hat ja immer so gequengelt. Sie war so unruhig, hat viel gejammert, hat sich an mich geklammert und mich nicht losgelassen.

Aber wir haben auch noch zwei andere Kinder. Für die muss ich ja auch da sein. Und wenn mein Mann abends von der Arbeit kommt, dann wollte er möglichst seine Ruhe haben. Und sie wissen ja, wie das ist: in einer 5-köpfigen Familie reicht das Gehalt des Mannes weder hinten noch vorn. So muss auch ich halbtags arbeiten gehen. Aber ich muss dann Klimmzüge machen, um einige Stunden daheimbleiben zu können, wenn ich mit der Kleinen z. B. wieder zum Arzt gehen will. Da muss Gesundwerden dann eben schnell gehen."

Ja, so denke ich, wie oft habe ich genau diese Probleme schon von Müttern gehört: Der Vater geht ganztags in die Arbeit, die Mutter arbeitet halbtags, denn Haus, Haushalt und das Leben müssen eben finanziert werden.

Die Kinder sollen dazu möglichst "pflegeleicht" sein. Wenn aber dann ein kränkelndes Kind unter den Kindern ist, dann können plötzlich unerwartete Probleme entstehen, wie in der Familie der Frau A.

**Gesundheit und Krankheit unserer Kinder:
Beides hat seine Zeit…**

Ich frage mich oft, wie das eigentlich früher gegangen ist, wo Familien mit acht bis zwölf Kindern sehr häufig waren.

Meine Großmutter z. B. hatte zwölf Kinder. Sie verstand auch viel von Kindern, soweit ich mich erinnern kann, und von ihren Krankheiten. Da gab es eben bei Fieber Einläufe und Wadenwickel. Auch das Einwickeln in nassen Tüchern zum Zweck von Schwitzkurzen mit vorausgegangenem Trinken eines halben Liters heißen Lindenblüten- bzw. Holundertees.

Oder bei Husten gab es heiße Schweinefett-Brustwickel, und bei Halsentzündungen über Nacht heiße Ölwickel oder kalte Salzwickel, dazu Gurgeln mit Salbeitee, Kamillentee, Spitzwegerich usw.

Nur eines kannte Großmutter, was Kinderkrankheiten betraf, nicht: Hektik. Sie wusste: Krankheiten brauchen eben ihre Zeit zum Kommen, zum Stehen und zum Vergehen, wie sie immer laut sagte. Krankheit ist Entwicklung!

Wenn ich heute meinen Patienten, insbesondere Müttern oft so zuhöre, dann habe ich oft den Eindruck, dass bei vielen Eltern das sog. Gesundwerden ihrer Kinder mit allen machbaren Methoden der Medizin und allen Mitteln der Pharmaindustrie schnell vorangetrieben wird (siehe Fiebersenker, Antibiotika usw.), ohne dabei zu berücksichtigen, dass Gesundheit und Krankheit die natürlichsten Prozesse des Lebens sind, wie die Brandung des Meeres ein ständiges Auf und Ab.

Beides, Gesundheit und Krankheit, hat seine Zeit. Beides hat seine Berechtigung wie Tag und Nacht, Freud und Leid, wo keines positiv oder negativ ist, sondern nur das eine das andere bedingt - als ewigen Prozess dieser Natur.

Die Krankheiten des Kindes nicht abwürgen

Ja oft sehe ich, dass gerade da, wo mit schnellen "Gesundtherapien" gearbeitet wird, die Kinder immer kranker statt gesünder werden.

Denn diese "Schnelltherapien" unterbrechen, ja blockieren oft natürlich laufende Krankheits- und Entwicklungsvorgänge im kindlichen Organismus. Und so nimmt der Organismus in Form von Krankheit immer wieder neue Anläufe, um auf seine gesundheitlichen Probleme aufmerksam zu machen. Aber: Da die Krankheit des Kindes für viele Eltern bedrohlich ist, wird sie immer heftiger bekämpft.

Die Krankheit ihrer Kinder als einen natürlichen, zum Leben dazugehörenden Prozess zu sehen, das wünschte ich mir oft von Eltern ... und auch die nötige Geduld dazu.

Aber klar: Der Kindergarten wartet, die Schule wartet, Mutter will arbeiten gehen, die anderen Kinder sollen nicht angesteckt werden usw. usw. Da muss Gesundwerden eben schnell gehen. Denn der Druck von innen und außen auf die Eltern ist stark, auf die Mutter, auf das Kind…Typisch für unsere heutige Zeit!

Wenn allerdings Kinder ihre Krankheiten natürlich auskurieren dürfen (so wie wir früher bei unseren Großmüttern), auch mit der nötigen Zeit dazu, kann man oft etwas sehr Interessantes beobachten:

Nach einer durchgemachten Krankheit machen Kinder geradezu einen Entwicklungssprung nach vorn. Unsere Großeltern haben das noch gewusst.

... und dann kam auch noch allergisches Asthma dazu

"Im dritten Lebensjahr mussten dann bei der Magdalena die Polypen raus", so erzählte Frau A. weiter, *"und danach begann die Kleine mit diesem seltsamen Husten, den sie heute noch hat. Der Kinderarzt sagte zuerst, das sei wieder eine Erkältung und ein normaler Husten. Als dieser nicht wegging, meinte er, das sei Bronchitis und später allergisches Asthma.*

Da ging die Rennerei wieder los. Jetzt zum Lungenfacharzt. Der gab der Magdalena als erstes wieder ein Antibiotikum für die Lunge, dazu ein schleimlösendes Mittel und er verordnete ein Inhaliergerät. Wir müssen seither dreimal täglich inhalieren. Ich werde noch einmal verrückt. Und die Magdalena sträubt sich schon mit Händen und Füßen gegen das Mundstück oder die Atemmaske.

Wir haben dann zweimal den Lungenfacharzt gewechselt, weil wir immer meinten, der andere wüsste es besser. Oft war ich mit ihr dreimal in der Woche bei irgendeinem Arzt, zum Abhören, beim Lungenfunktionstest usw., weil es immer noch in der Lunge der Magdalena knisterte. Und immer wieder hieß es: da sind noch Bakterien drin.

Antibiotika und Cortisonspray.

Magdalena ist im Lauf der Zeit so ängstlich gegenüber Ärzten geworden, dass sie schon brüllte, wenn sie nur einen weißen Kittel von Weitem sah. Ich bin froh, dass Sie keinen tragen, sonst fing das Theater hier auch wieder an.

Aber das Schlimmste seit zwei Jahren sind die Nächte, wenn die Kleine dann hustet und hustet, oft dabei ganz blau anläuft und wimmert. Wir nehmen sie dann natürlich zu uns ins Bett. Und jetzt ist es so, dass sie überhaupt nicht mehr allein schläft und gleich zu uns ins Bett will. Die ganze Familie steht jeden Abend unter Hochspannung. An ein friedliches Durchschlafen ist seither nicht zu denken, jedenfalls nicht für mich.

Mein Mann schläft seit einem Jahr in einem anderen Zimmer, die anderen Kinder sowieso, aber ich bin nach solchen Nächten immer fix und fertig - und die Magdalena auch, die dann in der Früh kaum aus dem Bett zu bringen ist, denn da schläft sie meistens am besten. Aber sie muss doch in den Kindergarten. Und ich muss anschließend in die Arbeit."

„Diese ständigen Krankheiten meines Kindes machen mich total fertig"

Ich sah es der Frau A. an. Sie war wirklich im Moment in keinem guten Zustand oder besser fix und fertig.

Sie war auch eine typische Mutter unserer heutigen Zeit, so wie ich in der Zwischenzeit viele kennengelernt habe. Stressgeplagt, mit einem Terminkalender voller Pflichten.
Wenn da dann noch ein krankes Kind dazukommt ...

"Ich weiß schon bald nicht mehr, wo mir der Kopf steht", so Frau A., und jetzt ist die Magdalena schon wieder krank. Vor drei Tagen wurde ihr Husten wieder schlimmer, und Magdalena bekam auch wieder Fieber. Ich bin natürlich mit ihr sofort zum Lungenfacharzt gegangen. Der wollte gleich wieder Blut abnehmen und schauen, was da los ist.

Aber Magdalena hat ein solches Theater gemacht, dass es einfach nicht möglich war, ihr Blut abzunehmen. So sind wir also wieder nach Hause gegangen.
Der Arzt hat mir dann sofort wieder ein Antibiotikum aufgeschrieben.
Seither geht es mit der Kleinen auf und ab. Wir waren wegen ihres Zustandes vor einiger Zeit auch bei mehreren Heilpraktikerinnen. Die eine hat ihr homöopathische Kügelchen gegeben, die andere Bachblüten bzw. sie mit elektrischen Schwingungen behandelt. Erst dachten wir, jetzt geht es endlich

bergauf. Dann aber sahen wir, dass sich auch hier nichts ver-
ändert hat.

Wir wissen einfach nicht mehr weiter. Magdalena soll doch in
den Kindergarten. Und wir möchten doch, dass unser Kind
endlich gesund ist.

Aber nun besteht die Kindergärtnerin darauf, Magdalena soll
daheimbleiben, denn das könnte ja auch für die anderen Kinder
ansteckend sein.

Ich muss nun schauen, wie ich das alles zusammen mit meiner
Arbeit und meiner Familie organisiere. Ich möchte einmal einen
Monat erleben, wo endlich alles normal läuft."

Ein typisches Infekt- und Allergiekind

Magdalena kuschelt sich bei ihrer Mutter auf den Schoß und hat
sie fest um den Hals gefasst. Zeitweise schaut sie ein bisschen
scheu zu mir herüber. Kein Wunder, so denke ich, bei dem, was
das Kind bisher so alles mitgemacht hat.

Ich schaue mir die Mutter etwas genauer an. Sie scheint eine gutmütige, lebendige, sicher auch lebenslustiger Typ zu sein, aber
zurzeit ist sie völlig überstresst.

Sie ist ziemlich füllig, pausbackig, gepflegt, etwas untersetzt, mit-
telblond mit grün-braunen Augen. Ich sehe Krampfadern an ihren
Füßen (Bindegewebsschwäche), etwas geschwollene Finger,
leicht hängende Augenlider.
Sie hat einen kurzen Hals, d. h. der Kopf sitzt fast direkt auf dem
Rumpf. Von der Konstitution des Körperbaus her ist die Mutter

eine typische aufgestaute blutvolle Pyknikerin, aus der Sicht der Konstitutionstherapie und Augendiagnose her gehört sie zum dyskratischen Typ (was das bedeutet, davon später mehr).

Ganz anders die kleine Magdalena: sie ist vom Körperbau her eher leptosom, d. h. schlank, schmalbrüstig, lange Beine, langer Hals, was sich natürlich in diesem Alter noch sehr verändern kann. Vom Konstitutionstyp her ist die kleine Magdalena ein typisch lymphatisches Kind.

Wichtig:
Lymphatische Kinder erkennt man von außen sofort. Sie sind "der alte keltische- oder Wikingertyp."

Die typischen Merkmale lymphatischer Menschen sind: **blond, blauäugig, blasshäutig - zeitweise sind sie sogar rothaarig mit Sommersprossen.**

Das Wort "lymphatischer Konstitutionstyp" ist abgeleitet von der Lymphe, dem zweiten Flüssigkeitssystem unseres Körpers, in welchem die Lymphknoten sitzen und damit unsere körpereigene Abwehr.

Der Organismus lymphatischer Kinder zeigt Probleme mit dem Lymphsystem, den lymphatischen Organen bzw. dem Immunsystem oder der Abwehr.
Hier reagieren sie entweder zu träge bzw. verzögert oder im Gegenteil überschießend.

Die Erfahrung zeigt:

Von der Gesundheit her sind sie oft Kummerkinder. Sie sind unsere typischen Infekt- und Allergiekinder, bei denen immer irgendetwas los ist.

Man könnte bei ihnen den Eindruck haben, da glimmt irgend-
ein Schwelbrand, der schnell wieder einmal hochbrennt.
Auch die Krankheitskette der kleinen Magdalena ist geradezu typisch für lymphatische Kinder, wie ich sie immer wieder in der Praxis erlebe.

Probleme mit den Mittelohren, Mandeln, Polypen, Bronchien,
auch bakterielle Entzündungen mit Fieber und Allergien, das
gehört typischerweise mit dazu.

Das Wissen und sofortige Erkennen des Konstitutionstyps
ist für eine naturheilkundliche Behandlung sehr wichtig.
Somit bekommt der kleine bzw. große Patient auch die individuelle Therapie, die nur auf ihn aufgrund seiner genetischen Anlagen bzw. seiner sog. Gesundheits- oder Krank-
heitsfallen zugeschnitten ist.

Wichtig:

Um die Jahrhundertwende (1900) gehörte der lymphatische
Typ oft zu den Tuberkulosekranken (Schwindsucht), welche
im späteren Alter Rheuma entwickelten.... Und genau das ist
das (unsichtbare) Problem der lymphatischen Kinder von
heute.

Messungen mit Bioresonanz und/oder Elektroakupunktur
zeigen nämlich immer wieder, dass diese Kinder in ihrer Genetik heute noch die Information tragen, dass sich (vor gut
100 Jahren) der Organismus des Urgroßvaters, mit den Tu-
berkuloseerregern auseinandersetzen musste.

Diese Information, diese Schwingungen, sind heute noch in der Genetik des lymphatischen Kindes verankert und daran heften sich nun heute Bakterien (meist Infektionserreger), welche sich in diesem Milieu wohl fühlen.

Deshalb bekommen lymphatische Kinder von mir immer das homöopathische Mittel Tuberculin C100 um diese „Altinformation" zu löschen.

Eitrige Mandeln, geschwollene Lymphknoten, Schleim in der Lunge

Ich gebe Frau A. ein Fieberthermometer in die Hand und bitte sie, einmal bei der Magdalena zu messen. 38,8 Grad um 14.45 Uhr, hmmm, das finde auch ich etwas hoch.

Ich bitte Frau A., Magdalena einmal kurz auszuziehen. Diese quengelt ein wenig. Beim Anblick meines Stethoskops weint sie sofort los. *"Sehen Sie"*, so Frau A., *"so geht das ständig."*

Klar, denke ich, Magdalena hat Angst, sie hat das schon zu häufig erlebt. Ich beruhige sie, so gut es eben geht.

Die Lunge knistert etwas auf der rechten Seite, da ist zäher Schleim drin, was u. U. auf eine Entzündung hindeutet. Und dieser Schleim ist erfahrungsgemäß immer voll von Bakterien, körpereigenen Bakterien, fremden Bakterien, krankmachende Bakterien oder, wenn es schlimm kommt, auch noch Candida- bzw. Schimmelpilzbefall (so wie ich es schon einige Male erlebt habe) ..., die dann das Kind nicht mehr gesund werden lassen.

Ich frage Frau A., ob bei der Magdalena Schleimproben aus der Lunge untersucht worden sind. Ja, sagt sie, einige Male schon. Was der Befund war, wollte ich wissen. Der Arzt sagt, da ist nichts.

Und wieso bekommt Magdalena dann immer wieder Antibiotika? Schulterzucken der Frau A. ist die Antwort.

Ich schaue mir bei der Magdalena die Ohren an. Der Ohr-Innenraum zeigt keine Entzündung.

Aber die Mandeln sind dick und gerötet. Sie zeigen auch einige Eiterpünktchen. Die Hals-Lymphknoten sind typischerweise dazu geschwollen, und die Zunge ist gelblich-weiß belegt.

Auch der Bauch der kleinen Magdalena ist eher hart, d. h. er zeigt Abwehrspannung.

Ich frage nach Bauchweh.

„Ach", klagt die Mutter, *„das ist ein Kreuz. Über Bauchweh jammert die Kleine ständig."*

Süßigkeiten und Limo - davon könnte sie leben

Ich frage nach dem Stuhlgang der Magdalena. *„Ja"*, sagt Frau A., *„auch das ist ein Problem. Sie kann so schwer auf die Toilette gehen, so alle zwei bis drei Tage macht sie immer ihr Würstchen. Und das ist immer sehr hart, und dann gibt es Tränen, weil es ihr beim Stuhlgang weh tut. Aber ich habe das auch nicht alles so richtig unter Kontrolle,"* so Frau A.

Ich frage, ob einmal wegen dieser Verstopfungen der Magdalena eine Stuhlprobe untersucht worden ist.

„Nein", sagt Frau A., *„nie. Ist denn das notwendig?"*

Ich frage weiter, was und wieviel Magdalena trinkt. (Was ich nun zu hören bekomme, lässt mir die Haare zu Berge stehen).

„Milch mag sie überhaupt nicht, auch keinen Tee, außer der ist ganz süß. Am liebsten mag sie Limo, und wenn sie bekommt, Cola. Eventuell noch süße Fruchtsäfte. Aber da müssen wir aufpassen, denn davon bekommt sie Hautausschläge (Zitrusfrucht-Allergie!). Aber ansonsten trinkt sie sehr wenig. Wir müssen ihr alles hineinbetteln." (Sehr häufig ist der Grund von Verstopfungen zu wenig Flüssigkeit!).

Ich frage danach, was die Magdalena normalerweise isst bzw. mag oder nicht mag. Nun verdreht die Mutter geradezu die Augen zu der Decke.

„Das ist es ja. Gemüse mag sie überhaupt nicht, vom Obst nur Erdbeeren, Bananen und wenn es geht süße Pfirsiche.

Ansonsten Spaghetti, Nudeln mit Tomatensoße und Pommes frites. Das sind Dinge, die könnte es jeden Tag geben. Bei Fleisch, Wurst und Käse, da drückt sie nur so herum. Aber schlecken ... Schokolade, Kekse, Gummibärchen, Bonbon, davon könnte sie direkt leben.

Meine anderen beiden Kinder sind nicht so scharf darauf, die essen auch noch andere Sachen. Na ja", – so Frau A. – „ich nasche schon auch abends beim Fernsehen einmal gern, da kann ich meine Kleine schon verstehen", ... und sie tätschelt ihr liebevoll die Wangen. „Aber wissen Sie, ich schimpfe mit ihr schon immer wegen der vielen, vielen Süßigkeiten ... – tja, und wenn ich keine im Haus habe, dann geht sie einfach zwei Häuser weiter zu den Großeltern, bei denen kann sie sich nach Herzenslust den Bauch mit Süßigkeiten vollstopfen."

Ich frage Frau A., ob sie sich vorstellen kann, dass die vielen Süßigkeiten, Limo usw. mit daran schuld sein könnten, dass Magdalena immer wieder krank ist?

„Ja", so Frau A., „das kann ich schon. Aber, was soll ich denn machen? Die Magdalena will ja nichts anderes. Sie isst ja nichts anderes und macht sonst ein Riesentheater, und ich bin froh, wenn sie überhaupt etwas isst, und wenn es nur Kekse sind."

Wenig gestillt: Ein ewiges Brüll- und Schreikind

Ich stelle nun Frau A. eine Reihe von Fragen, welche ich grundsätzlich jeder Mutter stelle, die zu mir in die Praxis kommt: Wunschkind?

„Nein", sagt Frau A., „eigentlich nicht. Wir haben schon mit zwei Kindern genug, aber dann habe ich mich doch gefreut."
„Wie war die Schwangerschaft?" „Relativ problemlos," so Frau A. *„Geburt?" „Die war sehr schwer. Als Magdalena auf die Welt kam, hatte sie die Nabelschnur um den Hals und sie war schon ziemlich blau."*

„Stillen?" „Ja, ich habe kurz gestillt, aber ich hatte nicht viel Milch, sodass ich schon nach 4 Wochen beginnen musste, zuzufüttern."

So, da haben wir es, habe ich gedacht:

Zu wenig gestillt, also fehlten schon gleich von Anfang an die schützenden Immunglobuline des Abwehrsystems aus der Muttermilch.

Gleichzeitig **viel zu früh Gläsernahrung.** Diese, für das Neugeborene noch „künstlichen Ernährung", kann das mikrobiologische System des Darms noch nicht richtig verarbeiten. Dadurch wird das Stoffwechselsystem und das Immunsystem des neugeborenen Kindes total überlastet.

Die Folge: **Es entsteht Infektanfälligkeit und häufig auch noch Allergien** (Wie das geht, davon können Sie später in den entsprechenden Kapiteln lesen; also bitte noch ein bisschen Geduld).

Und auch die kleine Magdalena hatte **schon nach drei Monaten,** geradezu typisch für lymphatische Kinder, ihre **erste Mittelohrentzündung und sie bekam dagegen Antibiotikatherapie,** und nach einem halben Jahr begannen auch die typischen allergischen Probleme.

Ich frage nun Frau A., ob sie sich erinnern könne, ob sie **vor oder während der Schwangerschaft Scheidenpilze oder Rötung, Schwellung, Ausfluss in der Scheide** hatte?

Ob in der Zeit der Schwangerschaft, das wisse sie nicht, sagte Frau A., aber Scheidenpilze, die habe sie öfter einmal gehabt ..., aber das hat ja heute fast jede Frau, meinte sie sofort, und außerdem: *„Was hat denn das mit der Magdalena zu tun?"* fragt sie mich nun.

Ich frage Frau A., ob die Magdalena als Baby ein ruhiges Kind war. *„Um Gottes Willen, nein",* so Frau A., *„Magdalena war ein Brüll- und Schreikind, ständig unruhig und weinerlich."*

Ich frage, ob Magdalena Blähungen hatte.

„Na und wie", so die Mutter, *„bis heute. Es stinkt oft gewaltig, wenn sie wieder einmal ihre Gase ablässt."*

Für mich bedeuten nun all die Informationen der Mutter, dass die kleine Magdalena wahrscheinlich seit der Säuglingszeit an einer Störung des Darmsystems mit Gärung und Fäulnisprozessen leidet, also an einer (massiv) gestörten Darmflora, evtl. sogar mit Pilzbefall, die dem Kind seit Jahren heftig zusetzt ...
ohne dass das bisher anscheinend jemand bemerkt hat - auch auf dem Hintergrund sehr ungünstiger Ernährung.

Gleichzeitig bedeutet ein gestörtes mikrobiologisches System des Darms eine hochgradige Immunbelastung, welche das Kind immer wieder infektanfällig werden lässt und es u. U. in die Allergie treibt.

So gesehen - waren all die vorhergehenden Therapien, und wenn sie noch so gut gemeint waren, nur von vorübergehender Wirkung.

Außerdem sind die eigentlichen Krankheitsursachen der kleinen Magdalena bisher weder gesehen noch austherapiert worden.

Magdalena leidet an ÖKO - System - Störungen

Ich bespreche mit Frau A. die Therapie für Magdalena. Dazu erkläre ich ihr die Zusammenhänge der Krankheitsverkettungen ihrer kleinen Tochter, wie ich sie aus meiner Erfahrung sehe und verstehe.

Lunge, Mandeln, Polypen, Ohren, Allergien, überreiztes Immunsystem und die Störungen in der Mikro-Bio-Ökologie des Darms und der Lunge der kleinen Magdalena, das gehört für mich alles zu EINEM! großen Krankheitsbild zusammen.

Ich nenne es **Systemstörungen oder Störungen der Ökologie des kindlichen Organismus.** Diese sind meiner Erfahrung nach die wahren Ursachen der gesamten Krankheitsproblematik. Da konnten natürlich bisher die üblichen Symptomtherapien kaum helfen…

Ja ganz im Gegenteil: Mit jedem Antibiotikum wurden die ÖKO - Störungen nur noch verschlimmert und das Kind wurde immer kranker… genauso wie das Frau A. berichtet.

Frau A. schaut mich erstaunt an. *„Ja, das hat mir ja noch nie jemand so erklärt",* sagt sie.
Nun bekommt Frau A. von mir **ein Stuhlröhrchen für eine Stuhlprobe der kleinen Magdalena und ein kleines Gefäß für den Schleim nach dem nächsten Hustenanfall, sowie zwei Abstriche für den Hals und den äußeren Scheidenbereich.**

Ich bitte darum, nach Auffüllen alles sofort an ein Speziallabor zu senden (warum das so wichtig ist und wie die Befunde der kleinen

Magdalena ausschauten, davon später mehr). Gleichzeitig verordne ich nun für Magdalena:

Meine Therapie:

1. Dauertherapie: mindestens 3 Monate mit **Probiotischen Bakterien zum Symbiose Aufbau** für den Dünn- und Dickdarm und zum Beseitigen der Antibiotikastörungen, z.B. mit:
   Lactobact omni FOS

2. Probiotische Bakterien zum Inhalieren für den Symbiose Aufbau der Lunge und den Hals-/Rachenraum (**Hier sind EM-Präparate ideal**)

Homöopathische Mittel für den fieberkranken kindlichen Organismus: (**alles Fa. Wala:**)

3. **Aconitum Comp., Apis/Belladonna, Lachesis Comp.,** Schüsslermittel **Ferrum phosph D6**

4. Mineralstoffe und Vitamine als Kathalysatoren

5. Homöopathische Lymph-, Leber- und Nierenmittel für die Entgiftung und Ausleitung

6. gleichzeitig Bakterienosoden zur Immunstabilisierung

7. Homöopathische Konstitutionstherapie, **hier 1 oder 2x pro Woche Tuberculinum C100 geben.**

8. Klare Anweisungen für die Ernährung … und ein dringender Hinweis an die Mutter:

9. wenn möglich, weg mit der Süßernährung

Wenn Sie mehr über Therapien für Ihr krankes Kind wissen möchten, Teil 21, ab Seite 321
„Damit Ihr Kind wieder gesund wird"

Da die kleine Magdalena noch krank ist, könnte es durchaus sein, dass der kindliche Organismus Zeit braucht, um auf die naturheilkundliche Therapie gut anzusprechen.
Deshalb behalten wir uns den erneuten Einsatz eines Antibiotikums für den Fall vor, dass der Infekt noch einmal wiederkommt. Gleichzeitig bitte ich Frau A., wenn das Fieber noch längere Zeit so hoch bleiben sollte, mich sofort anzurufen. Ich bitte sie, wenn es möglich sein sollte, im Moment keine chemischen Fiebersenker zu geben, auch diese nur im Notfall.

Außerdem beruhige ich Frau A. Nicht jedes Kind bekommt gleich bei Fieber einen Fieberkrampf, und nicht jedes Kind, das einmal einen Fieberkrampf hatte, bekommt diesen erneut, wenn es naturheilkundlich ganzheitlich gut durchtherapiert wurde.

In der Zwischenzeit ist für die Behandlung gut eine Stunde vergangen. Frau A. wundert sich darüber, dass es in der Praxis so ruhig ist, kaum das Telefon läutet und kein Wartezimmer da ist und ich mir so viel Zeit genommen habe.

Sie sagt, das habe ihr so gutgetan, sich endlich einmal so richtig aussprechen zu können, und dass es jemanden gibt, der sich Zeit nimmt, ihr zuzuhören, sie ernst nimmt und ihr endlich auch einmal erklärt, was ihrer Tochter fehlt und was sie machen kann.

Sonst, bei den anderen Behandlern muss man meist erst lange warten und dann muss es schnell gehen. (Ich nehme mir für jeden neuen Patienten 90 Minuten Zeit.)

Als Frau A. mit der kleinen Magdalena gegangen war, denke ich über all die vielen besorgten Mütter und kranken kleinen Kathrins, Brigittes, Magdalenas usw. nach, die ich im Lauf der Jahre krank hier in der Praxis erlebt habe.

Ich denke darüber nach, warum die Kinder immer so typisch er- kranken, und was das mit unserer heutigen Zeit und Lebensweise zu tun hat.

Die nachfolgenden Kapitel sollen Ihnen Antwort darauf geben.

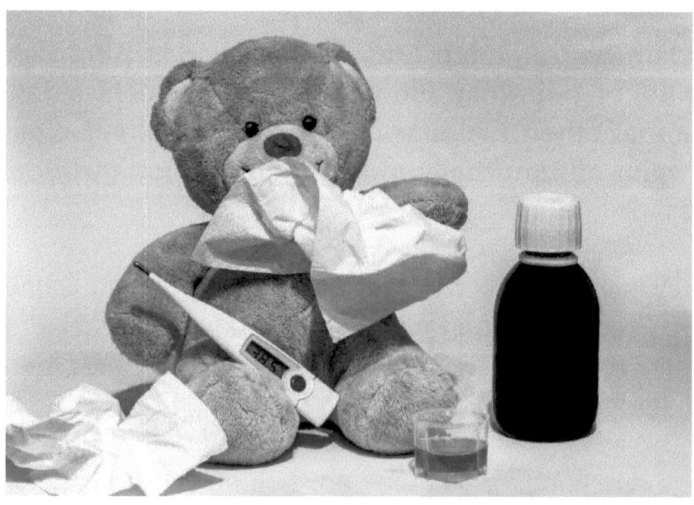

TEIL 4

Wichtiges
biologisches Gleichgewicht

Unser Körper,
ein riesiges ÖKO - System

Wichtiges biologisches Gleichgewicht

Auf welchem Hintergrund Magdalena immer wieder so krank wurde, dass möchte ich Ihnen nun erklären, weil es viele Kinder betrifft:

Könnten wir unseren Erdball einmal wie die Astronauten aus dem Weltall betrachten, so besteht dieser global gesehen aus Wasser, Erde, Luft, und in seinem Inneren, so wissen wir, aus Magma, d. h. Feuer. So gesehen besteht unsere Erde also aus allen vier Elementen.

Reduziert man nun unsere Weltkugel auf einen kleinen Teilbereich weniger Quadratkilometer, z. B. meiner oberbayerischen Heimat, so findet sich hier das gleiche Prinzip: Wasser (Seen),

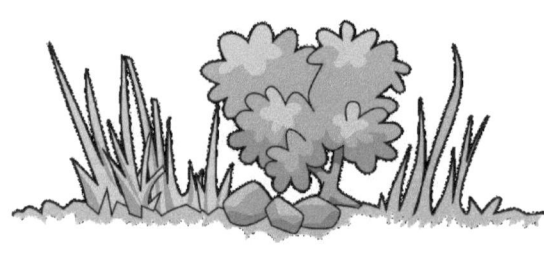

Erde (Felder, Wälder), Luft und Feuer (die Sonne, die alles durchwärmt) wieder.

Verkleinert man das Ganze noch einmal auf eine Gartenfläche von einem Quadratmeter, so findet man auch hier wieder Wasser (im Erdboden), die Erde selbst (Gartenerde, Pflanzenerde usw.), Luft darin und die Wärme der Luft aus der Sonne usw.

Würden wir nun die Gartenerde selbst mit der Lupe untersuchen, so fänden wir darin viele Kleinstiere wie Würmer, Flöhe, Maden, Käfer... und unzählige mikroskopisch kleine Bakterien und Kleinpilze, die von den Pflanzen selbst, deren Abfällen, deren Wurzeln, von der Erde ... und jeder von jedem lebt.

Alles zusammen (Kleinsttiere, größere Tiere, Erde, Pflanzen, Wasser, Luft, Wärme usw.) ergeben nun eine riesige Lebensgemeinschaft (Symbiose), meist sogar auf gegenseitigen Schutz und Nutz.

Evolution: Biologisches Gleichgewicht

Wer ein Aquarium daheim hat oder im Garten einen Teich, der

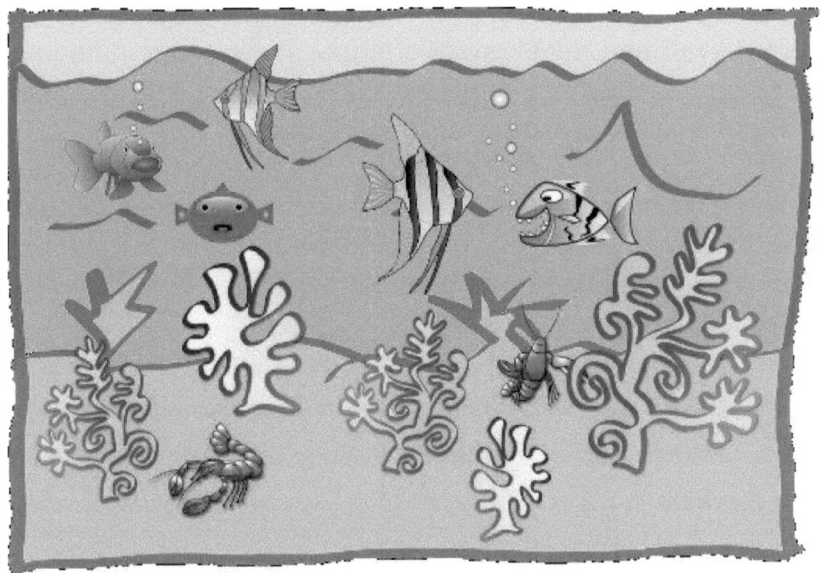

hat vielleicht auch schon einmal diese unguten Erfahrungen machen müssen, von denen ich jetzt erzählen möchte:

Irgendwann beginnt das Wasser grün zu werden. Algenbefall zeigt sich! Die Pflanzen und die Tiere kränkeln, unter Umständen gehen sie ein. Erste Hilfe: schuldbewusst wird das Wasser gewechselt und es werden neue Pflanzen eingesetzt.

Aber nach einiger Zeit ist das Ergebnis wieder wie vorher: Ratlosigkeit die Folge. Man sucht Hilfe in der Fachliteratur, und jeder sagt etwas anderes, alles wird nur noch verwirrender.

Oft ergibt sich dann im Lauf der Zeit ein frustrierendes Auf und Ab, was am Ende zur Abschaffung des Aquariums führen kann. So habe ich es vor ca. 10 Jahren über einen langen Zeitraum mit meinen Aquarien in meiner Praxis erlebt.

Nachdem es eines Tages wieder einmal in einem desolat veralgten Zustand war, die Pflanzen glasig, faul und braun, auch kaum mehr Fische lebten (obwohl ich brav immer Wasser wechselte, Filter reinigte, CO_2-Versorgung hatte, düngte, nicht zu oft fütterte, pH-Wert und Nitrit kontrollierte usw.) sowie das in den sogenannten Fachbüchern immer beschrieben wird, landete ich eines Tages in einer Wasserpflanzengärtnerei.

Hier beriet mich ein sehr erfahrener Landschaftsgärtner, der sich meinen Kummer geduldig anhörte und der bei meinen Erzählungen meines jahrelangen Kampfes mit den Algen heftig mit dem Kopf schüttelte.

„So oft das Wasser wechseln, ständig Filter reinigen usw., das ist doch alles Blödsinn!", so der Kommentar des Fachmanns. *„Kein guter Badesee tut das! Da stimmt in Ihrem Aquarium einfach das biologische Gleichgewicht nicht."*

Biologisches Gleichgewicht?
Was ist denn das?

Und nun bekam ich einen Vortrag von ihm zu hören, so wichtig, dass es mir wie Schuppen von den Augen fiel.

Denn alles was mir dieser Fachmann über ÖKOLOGIE und über ein GESUNDES BIOLOGISCHES GLEICHGEWICHT erzählte, das gilt selbstverständlich auch für unseren Körper und es entscheidet über unsere Gesundheit oder Krankheit!

Mann, war ich blind!

Die unsichtbare Welt der Mikroorganismen:

Damit Sie später die Infektanfälligkeit Ihres Kindes auf dem Hintergrund der oft krankmachenden Wirkung von

1. Bakterien, 2. Pilzen, 3. Viren und 4. Parasiten

gut verstehen, hier nun eine kurze, aber sehr wichtige Einführung in die Welt unserer mikroskopisch kleinen Lebenspartner, Quälgeister oder Krankmacher.

Bakterien: **Fleißige Helfer:**

Da wir einen großen Garten haben, ist in jedem Herbst unser Komposthaufen aufgrund der monatelangen Küchen- und Gartenabfälle ziemlich gewachsen.

Im Frühjahr, wenn ich ihn dann das erste Mal umsetze, ist er fast um die Hälfte zusammengeschrumpft und sein Inhalt schaut schon fast wieder wie Gartenerde aus.

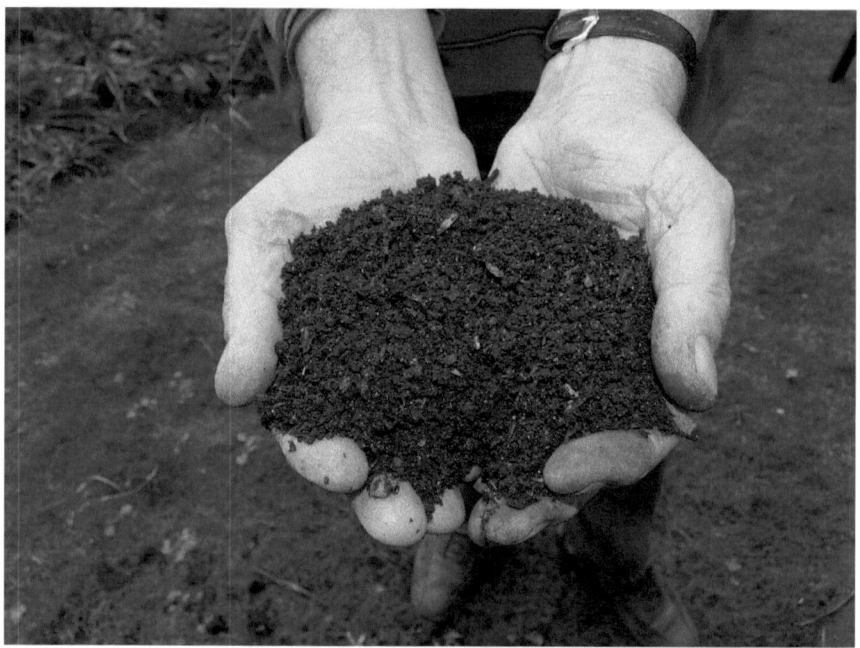

Wenn wir als weiteres Beispiel dazu allein bei uns in Mitteleuropa nur an die vielen Millionen Tonnen von Blättern denken, die zu Beginn des Herbstes von den Bäumen unserer Wälder, Parks und Gärten abgeworfen werden, und wir würden uns vorstellen, diese Blätter blieben Jahr für Jahr so einfach liegen, so würde unsere Natur selbst - wie auch wir Menschen - bald im organischen Abfall dieser Natur ersticken.

Aber bis zum Frühjahr ist aus den meisten dieser Millionen Tonnen von Blättern, schon wieder fruchtbare Gartenerde geworden.

Wie macht unsere Natur das?

Unsere Natur sah sich von Anbeginn der Evolution vor ca. 3 Milliarden Jahren vor die Aufgabe gestellt, entweder in ihrem eigenen biologischen Müll und totem Abfall zu ersticken oder aus ehemals lebendigem, d. h. jetzt toten biologischem Material, Rohstoffe für die Natur nutzbringend zurückzugewinnen, um daraus wieder die Grundlage für neues Leben zu schaffen.

Bio-Recycling sagt man heute sehr modern dazu.

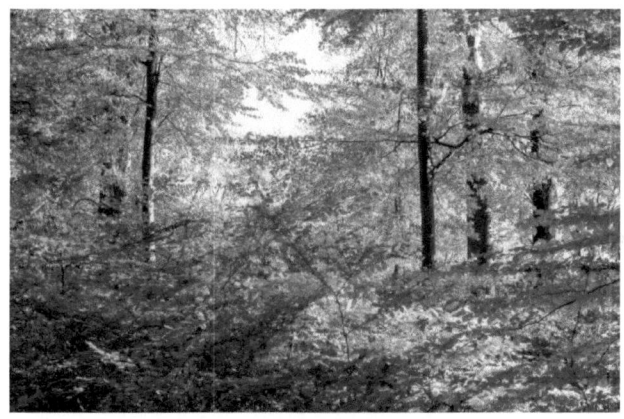

Die mikroskopisch kleinen "Heinzelmännchen", welche diese Aufgabe von Umsetzung und Rückgewinnung von Rohstoffen für die Natur Tag für Tag mit Bravour erledigen, sind eine unvorstellbare Anzahl verschiedenster Arten **von Bakterien und Kleinstpilzen.**

Wichtig:
Beide, Bakterien und Kleinpilze, leben von den Abfällen dieser Natur, d. h. von organischem Material, indem sie dieses fressen, d.h. mit ihren aggressiven Enzymen zersetzen.

Die Ausscheidungen dieser Mikroorganismen bilden dann den neuen "Rohstoff", der nun der Natur wieder zur Verfügung steht (Beispiel: Kompost).

Unsere Natur ist ohne Bakterien und Kleinpilze undenkbar

Bakterien (auch Kleinstpilze) sind **nur unter dem Mikroskop** erkennbar. Ihre Größe liegt bei 0,0008 bis 0,005 Millimeter. Ihre Fortpflanzung geschieht durch Teilung, wobei jede Hälfte zu einem neuen Bakterium wird.

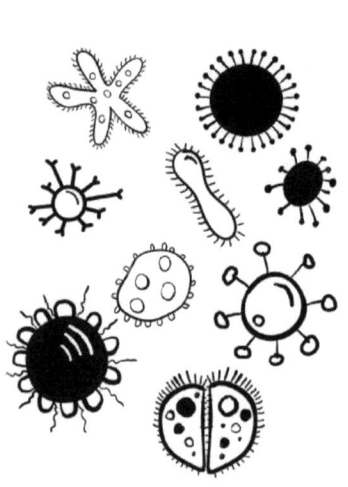 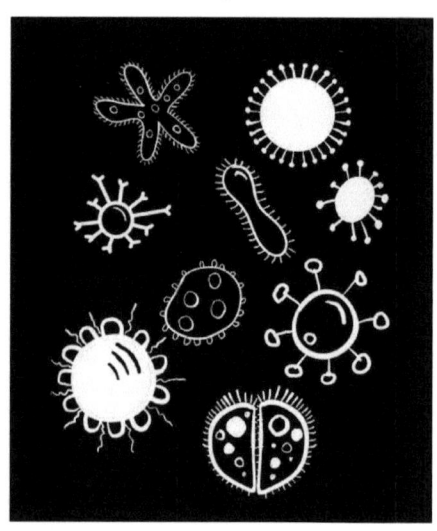

Jedes Gramm Gartenerde, Walderde usw. enthält Billionen von verschiedensten Mikroorganismen, die dort ihre nützliche Arbeit verrichten.
Sie sitzen dicht an dicht auf den Blättern der Pflanzen, auf dem Holz, auf Bauwerken, auch in unseren Wohnungen auf den

Tapeten, im Fußboden, den Sitzmöbeln und im Kühlschrank ...
und auch auf oder teilweise sogar IN unserer Nahrung.

**Für uns Menschen unsichtbar, besiedeln sie alle lebenden
und toten Organismen ... alle Pflanzen, alle Tiere - auch uns
Menschen - und sie leben von unseren Abfällen und von den
Abfällen der Natur.
So klären sie das Wasser, halten durch ihre wichtige Stoffwechselarbeit Seen und Flüsse sauber und sie erzeugen
durch ihre zersetzende Arbeit in Kläranlagen wieder saube-
res Trinkwasser.**

Die faszinierende Welt unserer Bakterien

Bakterien gehören - im Gegensatz zu den vielzelligen Lebewesen
wie Pflanzen, Tiere, Menschen - zu den sog. Einzellern.

Unter günstigen Bedingungen (Feuchtigkeit, zersetzendes Material = Futter und ca. 37 Grad) können sich Bakterien in weniger
als 30 Minuten teilen, d. h. fortpflanzen.

So entstehen an **einem Tag Hunderte von Milliarden neuer
Bakterien**. Viele dieser Bakterien sterben jedoch schnell wieder.

Bei großer Trockenheit wandeln sich Bakterien in eine Dauer-
Überlebensform um, Sporen genannt, die auch in großer Zahl
selbst im atmosphärischen Staub vorhanden sein können.

Astrobiologen sprechen sogar davon, dass es Bakterien geben
soll, welche 250 Millionen Jahre und mehr überleben können.

Bakterien: Sie sind überall

Wie aktiv unsere kleinen Lebenspartner sind, das kann man oft in der Küche feststellen:

Offenstehende Milch wird sauer. Erklärung: Die Milchsäurebakterien , welche sich für unser Auge unsichtbar in der Luft befinden, fressen den Milchzucker der Milch und wandeln diesen in Milchsäure um. Das Resultat: gesäuerte Milch, welche man sogar noch trinken kann.
Ebenso verderben andere Speisen.
Brot setzt Schimmel an. Das allerdings ist die Arbeit von in der Luft befindlichen – für unser Auge unsichtbaren – Schimmelpilzen.
Nur der Kühlschrank dämpft etwas ihre Arbeit und Vermehrungslust, tötet sie aber nie ab. Pilze allerdings lassen sich von Kühlschränken wenig beeindrucken.
Bei wesentlich niedrigeren Temperaturen wird ihre Vermehrungslust gedämpft, wobei Bakterien ohne Schaden tiefste Temperaturen eine Zeit lang überstehen ...

Hier also Achtung:

Kühlschrank bzw. Gefrierschrank. Wenn Speisen auftauen, beginnt sofort wieder die zersetzende Arbeit der Bakterien.

Gegen Hitze allerdings sind die meisten Arten äußerst empfindlich. Sie sterben bei 60 Grad ab. Auch Sonnenlicht und künstliches UV-Licht wirken bakterientötend.

Das nutzt man beim sog. „Sterilisieren" Hier werden Bakterien bei 180 Grad in 20 Minuten sicher abgetötet.

Dass Bakterien bei Hitze bzw. Überwärmung empfindlich sind, macht sich auch unser Organismus zu nutzen, **indem er als Waffe gegen sie Fieber einsetzt!**

Wichtig:
Für den Kreislauf der Natur, also auch für unsere Gesundheit, sind Bakterien unverzichtbare Nützlinge.

Ca. 99 % von ihnen sind für uns Menschen und für unsere Tiere völlig harmlos.

Nur:
Einige wenige Arten = 0,1 % von ihnen sind jedoch in der Lage, bei uns Menschen und bei Tieren Krankheiten auszulösen... Davon später mehr.

Die Mikrobe ist nichts - das Terrain ist alles!

„Wasserpflanzen, wie alle anderen Pflanzen auch", so fuhr der Gärtner mit seinen Erfahrungen fort, „brauchen keine isolierten chemischen Nährsubstrate (wie z.B. Gurken und Tomaten aus Holland, welche dort oft auf Nährlösungen gezogen werden), sondern Pflanzen brauchen richtigen naturgewachsenen Humusboden, in dem sie Wurzeln treiben können, aus dem sie ihre Nährstoffe ziehen, in dem sie sich wohlfühlen dürfen...

In jeder Handvoll Humusboden, leben gleichzeitig Milliarden von Mikroorganismen d.h. Bakterien und Kleinstpilze, welche den Pflanzen durch Umsetzen der biologischen Abfälle ständig neue Roh- Bau- und Vitalstoffe zur Verfügung stellten.

Diese sorgen (wie in den Kläranlagern) auch dafür, dass das Wasser immer wieder gefiltert und gereinigt wird.

Somit entsteht im Lauf der Zeit zwischen den Pflanzen, dem Boden, dem Wasser, den Fischen und aufgrund der Stoffwechselarbeit der vielen Arten von Bakterien und Kleinpilze ein biologisches Gleichgewicht, ein in sich geschlossenes, perfektes ÖKO-System – Biotop genannt.

Alles steht in einem biologischen Gleichgewicht zueinander, denn im Kreislauf der Natur ist jeder für jeden verantwortlich...

Louis Pasteur (1822-1895, Biochemiker, Mitbegründer der medizinischen Mikrobiologie) prägte damals den Lehrsatz:

"Die Mikrobe allein (Bakterien, Pilze, usw.) ist nichts!
Aber das Terrain - der gesamte Lebensraum - das stabile biologische Gleichgewicht bestimmt alles".

Wenn das biologische Gleichgewicht = Biotop zwischen Fischen, Wasser, Pflanzen, Erde, Bakterien und Kleinpilzen stimmt, dann gibt es auch kaum mehr Algen, denn ein stabiles Biotop ist nicht ihr Lebensraum.
Die Pflanzen und Fische werden gedeihen, und es gibt auch keine Krankheiten mehr."

… so der Vortrag dieses Fachmanns, der mich sehr nachdenklich machte.

Unsere gesamte Natur besteht also aus unzähligen Ökosystemen. Alle Ökosysteme sind voneinander abhängig, die nur gedeihen und funktionieren, wenn sie nicht gestört werden und in einem gesunden biologischen Gleichgewicht zueinanderstehen.

Was für die Natur im "Außen" als selbstverständlich angesehen wird, das z. B. Wald, Wasser, Berge usw. riesige sensible ÖKO-Systeme sind, das klingt oft sehr befremdlich, wenn dieses Prinzip auch auf unseren menschlichen Organismus übersetzt wird.

Die 5 großen Öko - Systeme unseres menschlichen Organismus

Und somit lässt sich das, was dieser Gärtner erzählte, natürlich auch auf die 5 großen Öko-Systeme von uns Menschen übertragen!

Die 5 Orte der bakteriellen Besiedlung unseres menschlichen Organismus

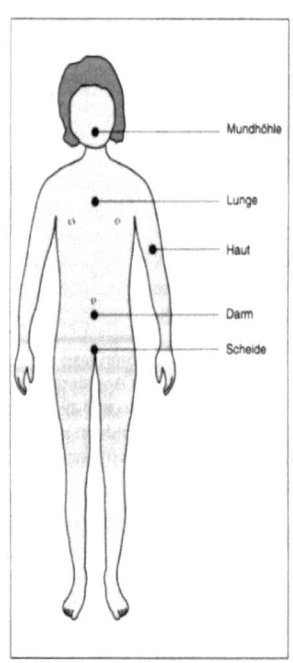

Ein Baby wird - ab dem Moment seiner Geburt - wo es den schützenden Bauch seiner Mutter verlässt, sofort von den verschiedenen Bakterienarten aus dem Vaginalkanal seiner Mutter besiedelt.

- **auf unserer äußeren Haut**

- **im gesamten Hals-Rachen-Raum**

- **in allen Lungenflügeln,**
  und in den Bronchien

- **im gesamten Darmtrakt**

- **bei Frauen und Mädchen in der**
  Scheide

- **100 000 bis 300 000 Bakterien leben auf jedem Quadratzentimeter unserer menschlichen Haut.**

- Sie ernähren sich dort von unseren Sekreten, Schweiß, abgestorbenen Hautzellen usw.

- Als Gegenleistung halten sie unsere Haut sauber und geben mit ihren Ausscheidungen einen günstigen pH-Wert.

- Sie sitzen dicht an dicht auch auf den Schleimhäuten unseres Hals-Rachen-Raums. Sie schützen diesen vor dem Eindringen krankmachender Keime.

- Auch in unserer Lunge, sitzen sie dicht an dicht und erfüllen dort die gleichen Aufgaben.

- **Mit jedem Atemzug atmen wir Billionen von Mikroorganismen ein und aus.**

- Eine Sonderstellung nimmt dabei unser Verdauungstrakt ein, ebenso bei Frauen und Mädchen die Scheide. Davon später mehr.

Der restliche Organismus ist aber so geschützt, dass keine eigenen oder fremden Bakterien in ihn hineingelangen können, ja auch nicht dürfen, denn sie würden sonst Krankheiten auslösen.

Aber sehr wichtig:
Wo immer man stört, man stört immer das Ganze!

Was es dabei zu verstehen gilt:
Alle Öko-Systeme sind oder reagieren auf Fremdeinwirkungen sehr empfindlich. (Supermarkternährung, Chemie, Arzneimittel wie Antibiotika usw.)

Wo immer man störend in dieses komplizierte Räderwerk ein-
greift und/oder diese stört, an welcher Stelle ist gleich, man stört
immer das ganze System...

**Funktioniert alles problemlos, so nennen wir das Gesund-
heit.**
**Werden die Öko – Systeme gestört, so kann das Krankheit
bedeuten!**

Das gilt vielleicht weniger für ältere Menschen, wo die Lebens -
Systeme schon teilweise reaktionsschwach, verbraucht und träge
geworden sind.

Aber:
**Das gilt in jedem Fall für die noch sehr spontan reagierenden
und häufig noch sehr störanfälligen ÖKO - Systeme von
Säuglingen und (kleinen) Kindern.**

Wichtig:
**Die Gesundheit der 5 Öko – Systeme unserer Kinder,
sowie die Stabilität ihres biologisch-ökologischen
Gleichgewichts:**

Ernährung – Zellen – Bakterienfloren – Immunsystem

das ist der Schlüssel für die Gesundheit unserer Kinder.

TEIL 5

Die kindliche Darmflora:

Aufgaben und Schutzmechanismen

Praxisbeispiel

Die kindliche Darmflora

**Alle Tiere mussten sterben
Praxisbeispiel:**

Wie wichtig die Besiedlung von uns Menschen und Tieren (was sicherlich auch für Pflanzen stimmt) mit einer gesunden Nutz- und Schutz - Bakterienflora ist, zeigt nachfolgender Tierversuch:
Man hat im ersten Versuch Ratten in völlig sterilen Käfigen gehalten sowie diese auch mit sterilem, d. h. keimfrei gemachten Futter gefüttert.

Somit konnte sich bei diesen Tieren auch keine Lebensgemeinschaft Tier - Bakterien aufbauen, weder auf deren Außenhaut noch in ihrem Inneren, die all die Aufgaben übernehmen konnten, von denen gerade vorher die Rede war.

Nach einigen Wochen wurde die Sterilität aufgehoben und normale Luft hinzugelassen, in der sich ja eine ungeheure Zahl von Bakterien befindet.

Die Folge war:
nach zwei bis drei Tagen waren alle Tiere tot. Wie man bei der Obduktion feststellte, sind alle Tiere an bakteriellen Infektionskrankheiten gestorben.

Das Ergebnis war: Die Tiere hatten sterben müssen, denn das körpereigene Immunsystem der Tiere war gegen die unbekannten Bakterien und deren krankmachende Wirkung aus der Luft nicht trainiert. Sie hatten keine Abwehrkraft, sie waren durch eine eigene Bakterienflora nicht auf bakterielle Abwehr trainiert.

Der zweite Versuch hatte als Ausgang wieder genau die vorher geschilderte Situation.

Diese steril gehaltenen Tiere hat man nun, bevor die Luftschleusen geöffnet wurden, mit nicht krankmachenden Darmbakterien (E. Coli) gefüttert. Damit konnte sich nun eine Darmflora aufbauen.

Das Immunsystem der Tiere hatte nun die Möglichkeit, sich an die Bakterien der neuen Darmflora zu gewöhnen, auch an ihre Arbeit, ihre Ausscheidungen, ihre Zerfallsprodukte, gleichzeitig aber schlagkräftig Abwehrzellen aufzubauen. Das Ergebnis war nicht verwunderlich. Nach dem Öffnen der Luftschleusen haben diesmal alle Tiere überlebt.

Die Versuche zeigen, dass eine gesunde und stabile Bakterienflora eine zwingende Voraussetzung für ein gut trainiertes Immunsystem ist und damit eine Grundvoraussetzung für Gesundheit.

Unser Darmsystem:
Vermittler zwischen Außenwelt und unserer Innenwelt

Wie sagte schon der Arzt und Biologe Metschnikow (1845 – 1916) um die Jahrhundertwende (1900) so treffend:

"Der Tod liegt im Darm!"

Wenn ich die Mütter, die mich mit ihren Kindern in der Praxis aufsuchen, danach befrage, wie es ihren Kindern mit ihrer Verdauung geht, so bekomme ich meist zu hören, wie oft die Kinder Stuhlgang haben, zeitweise auch Achselzucken, weil sie es nicht wissen. Natürlich hat unser Stuhlgang, also die Endstufe unserer Verdauung, große Aussagekraft.

Aber: Stuhlgang ist NICHT DIE VERDAUUNG.

Unter Verdauung versteht man den wichtigen Prozess des Aufspaltens und Umwandelns unserer komplexen Nahrungsmittel in seine mikromolekularen Einzelbestandteile zu:

1. **Glucose:** ist das Endprodukt der mikromolekularen Aufspaltung von Kohlehydraten in Vielfachzucker, Zweifachzucker, Einfachzucker

2. **Fettsäuren:** sind das Endprodukt der mikromolekularen Aufspaltung von pflanzlichen und tierischen Fetten

3. **Aminosäuren:** sie sind das Endprodukt der mikromolekularen Aufspaltung von tierischen und pflanzlichen Eiweißen

Dieser Prozess der mikromolekularen Aufspaltung von komplexer Nahrung in ihre Grundbestandteile dient:

- dem Zweck der Gewinnung von Energieträgern, damit sich unser menschlicher Organismus immer konstant auf ca. 36,5 Grad warmhalten kann

- dem Zweck der Gewinnung von Baustoffen, damit unser Körper arbeiten und sich ständig regenerieren kann.

Gleichzeitig als Hilfsstoffe werden aus der Nahrung die wichtigen Mineralstoffe, Vitamine, Spurenelemente und aus der naturgemäßen Ernährung die noch wichtigeren Vitalstoffe gewonnen, die der Körper selbst nicht herstellen kann, welche dieser aber dringend braucht.

Unsere Verdauung, insbesondere die kindliche Verdauung ist ein sehr sensibler und hochkomplizierter Vorgang, an dem die Mundhöhle, die Speiseröhre, der Magen, der Dünn- und Dickdarm, die Leber, die Galle und die Bauchspeicheldrüse direkt beteiligt sind.

Eine gute qualitative und quantitative Arbeit unseres Verdauungssystems hat wieder positive Auswirkungen auf die Arbeit unserer anderen Organsysteme, wie z. B. Herz, Lunge, Nieren usw. und damit auf das gesundheitliche Wohlbefinden des gesamten Kindes.

Unserem Darmsystem kommt dabei als Vermittler zwischen unserer Außenwelt (Nahrung) und unserer Innenwelt eine Sonderstellung zu.

Und wie wir alle oft schon erfahren haben: Unser Darmsystem reagiert dabei äußerst präzise auf diese äußere Welt, (Nahrung, evtl. auch mit Lebensmittelzusätzen, Schadstoffen, Medikamente und Mikroorganismen aus der Umwelt), entweder mit stabiler Gesundheit, zeitweise mit Störungen oder gar mit Krankheit.

Unser Darmsystem:
ein in sich geschlossenes Schlauchsystem

Unser Darmsystem entspricht einem in sich geschlossenen Schlauch, welcher durch unseren menschlichen Organismus von der Mundhöhle bis zum After hindurchgeht. Es ist eine Einbahnstraße.

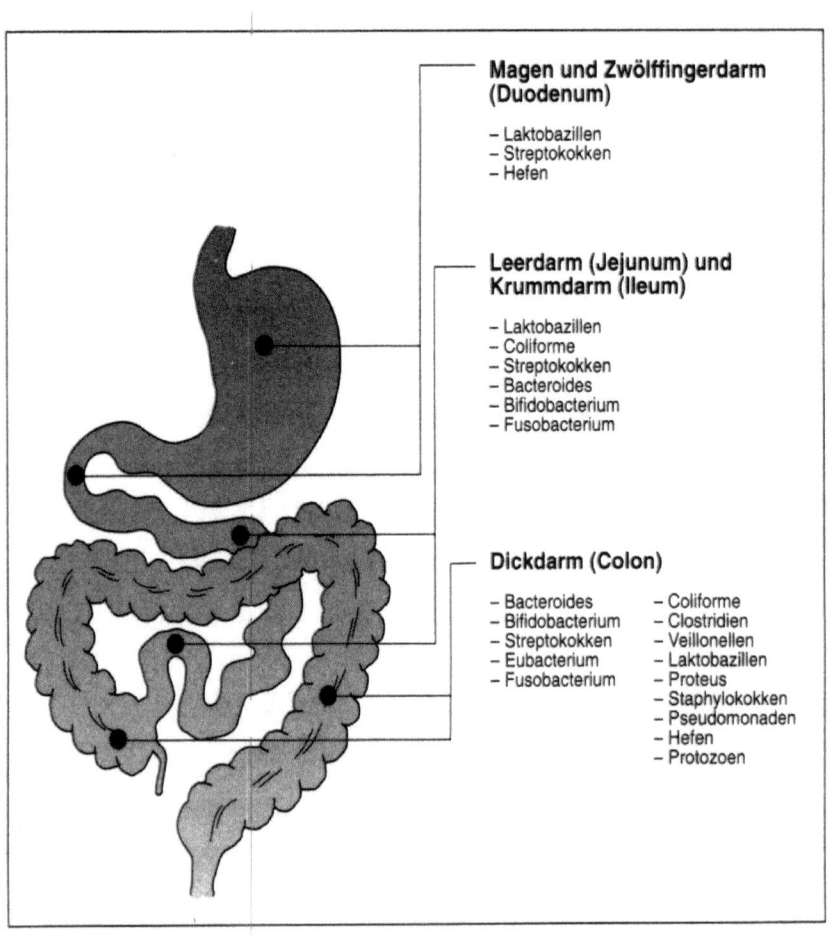

Magen und Zwölffingerdarm (Duodenum)

– Laktobazillen
– Streptokokken
– Hefen

Leerdarm (Jejunum) und Krummdarm (Ileum)

– Laktobazillen
– Coliforme
– Streptokokken
– Bacteroides
– Bifidobacterium
– Fusobacterium

Dickdarm (Colon)

– Bacteroides   – Coliforme
– Bifidobacterium – Clostridien
– Streptokokken   – Veillonellen
– Eubacterium   – Laktobazillen
– Fusobacterium   – Proteus
                  – Staphylokokken
                  – Pseudomonaden
                  – Hefen
                  – Protozoen

Die Stationen unserer Verdauung

Unsere Verdauung ist kein gleichzeitiger Prozess, sondern ein Prozess, der in nacheinander ablaufenden Schritten erfolgt, wie eine Kaskade eines Wassers, die von einem Berg von Stufe zu Stufe herunterfällt.

- **Mundhöhle:** Mechanisches Zerkleinern der Nahrung durch unsere Zähne.
Anreichern der Speisen mit Speichel.

- **Magen:** Kneten des Speisebreis.
Anreichern mit Magensäure (pH 1 - 2 zum Zweck des Desinfizierens der Nahrung).

- **Dünndarm:** Hier erfolgt nun die Aufspaltung des Misch-speisebreis in:

- **Kohlenhydrate = Glucose**
- **Fette =   verschiedene Fettsäuren**
- **Eiweiße =   verschiedene Aminosäuren**

Enzyme aus der Bauchspeicheldrüse und Galle aus der Leber emulgieren die Fette.

Die Nahrungs-Grundbausteine, nämlich Glucose, Fettsäuren und Aminosäuren werden dann durch die Darmwand aufgenommen und an die Leber als sog. chemische Fabrik des Körpers weiter-geleitet.

Dort werden sie „entgiftet" und wieder in neue Bausteine zusam-mengesetzt. Diese werden danach an das Blut abgegeben, in ihm weitertransportiert und so an die Zellen - zum Zweck der Gewin-nung von Energie und Baustoffe für den Körper - herangeführt.

Die unverdaulichen Reste unserer Nahrung werden in den Dickdarm geschoben. Hier wird nun das Wasser für den Körper zurückgewonnen, und dadurch wird der Kot eingedickt. Bei starker Füllung des Enddarms erfolgt dann Stuhldrang und Stuhlgang.

Der hier sehr vereinfacht dargestellte Ablauf der Verdauung ist in Wirklichkeit hochkompliziert.

Aber:
Bei Störungen liegen hier oft die Ursachen für die häufigen Bauchwehsituationen unserer Kinder, die natürlich auch seelische Ursachen haben können.
Gerade diese können wieder zu "handfesten" Störungen des Verdauungssystems führen, welche dann wieder Bauchweh auslösen.
Ein Teufelskreis also.

Man sollte die sensible Seele und das sensible Verdauungssystem unserer Kinder nicht unterschätzen.

Die Gesamtfläche unseres Darms: ca. 200 - 300 m²

Damit unser Darmsystem die mikromolekularen Bestandteile unserer Nahrung auch wirklich aufnehmen kann, hat die Natur in unserem Darminnenraum eine verdauungsaktive Fläche von ca. 200 - 300 m² wachsen lassen. Diese Fläche entspricht in etwa dem Grundriss eines größeren Familienhauses.

Wenn man sich jedoch vorstellt, dass unser Dünndarm insgesamt ca. nur 3 m und unser Dickdarm ca. nur 2 m Länge haben, so bleibt die Frage offen, wie denn da ca. 200 - 300 m² verdauungsaktive Gesamtfläche zusammenkommen sollen.

Die Natur hat sich dazu einen Trick einfallen lassen. Die Darm-schleimhaut ist nämlich von Millionen kleinster Zotten besetzt, die in den Darminnenraum hineinragen. Das schafft sehr viel Ober-fläche und entspricht dem Effekt des Heizkörpers mit sehr vielen Rippen.

Im Vergleich dazu hat unsere glatte äußere Haut eine Gesamt-oberfläche von nur ca. 2 m², während die Gesamtfläche unserer Lunge zum Gasaustausch, d. h. zum Aufnehmen von Sauerstoff und zum Abgeben von Kohlendioxyd ca. 70 m² Fläche beträgt.

Billiarden von Bakterien bilden unsere Darmflora

Jeder Quadratmillimeter unserer Darmzotten ist von einer Viel-zahl von verschiedensten Keimspezies (Bakterienfamilien) besie-delt und besetzt.

Die Gesundheit, Keimzahlen und Arbeitsleistung unserer Billiar-den kleinster mikroskopischer Mitbewohner ist abhängig von der Art der zugeführten Nahrung, Getränke, von der Qualität der En-zymleistungen aus Bauchspeicheldrüse und Leber, abhängig auch vom pH-Wert des Darms.

Im Dickdarm sind Keimzahlen von $10^9 - 10^{10}$ **normal.**

Das ist ungeheuerlich! In Zahlen bedeutet das:

1 000 000 000 - 10 000 000 000
Bakterien PRO GRAMM STUHL

Wir nennen die Summe aller Keimspezies als Sammelbegriff Darmflora...

oder heute besser Mikrobiom.

Mikrobiologische Untersuchungen zeigen, dass in unserem Darmsystem ca. 400 - 500 verschiedene Bakterienfamilien, d. h. Keimspezies zu finden sind.

Die Gesamtzahl der Bakterien im Darmsystem wird auf 10^{14} Spezies berechnet, wie auch die Gesamtzahl der menschlichen Zellen ca. 10^{14} Zellen beträgt = 100 Billionen

Daraus ergibt sich eine Gleichung:

Menschliche Zellen 10^{14} = Bakterien im Darm 10^{14}

1 : 1

d.h., die Anzahl der Bakterien, welche in und auf unserem Körper leben, ist genau so groß wie die unserer Zellen.

Eine gesunde und stabile Darmflora mit ihrer eigenen Mikro – Bio - Ökologie ist ein Garant für die Gesundheit Ihres Kindes.

Die Bakterien unserer Darmflora:

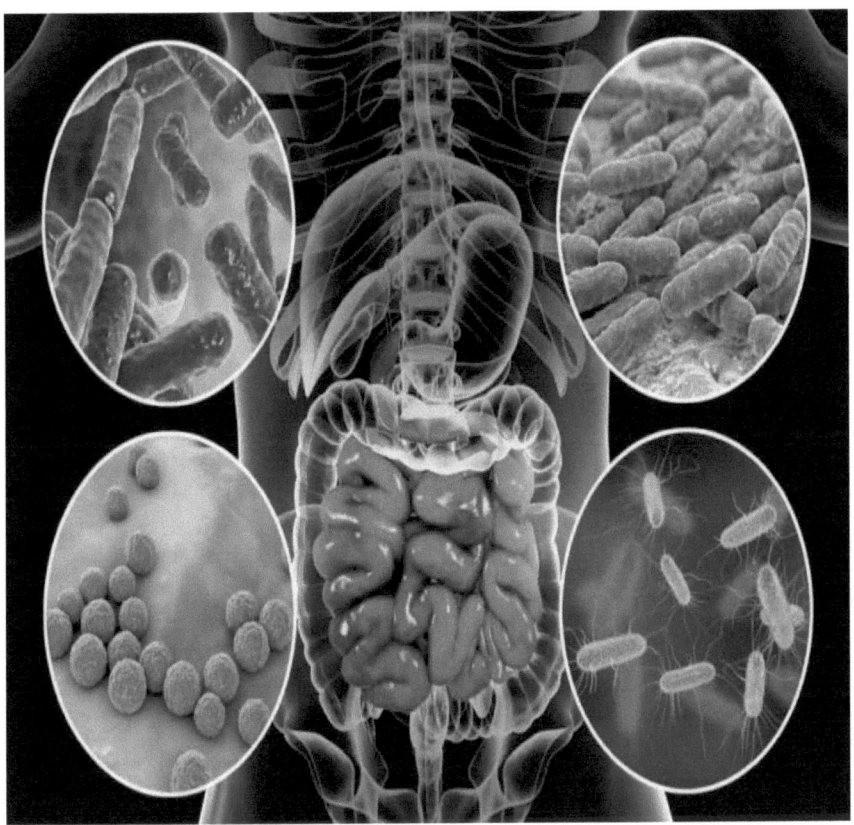

Lebenspartner, die nützen und schützen

Die Bakterien unserer Darmflora, auch die Flora auf unserer Haut, die Rachen-, Lungen- und Scheidenflora, sind unsere naturgewollten Lebenspartner, die uns mit ihren eigenen Lebenssystemen nützen und schützen.

Unsere Darmflora hat im Lauf der Evolution viele Aufgaben für die Gesunderhaltung von uns Menschen übernommen, sodass ihre Tätigkeit sogar der Arbeitsleistung eines ganzen Organs gleichkommt.

Unser Dünndarm: Verdauungs- oder Säuerungsflora

Im gesunden Zustand siedeln in unserem Dünndarm insbesondere:
Lactobazillen, Bifidobakterien, einige Enterokokken und andere untergeordnete Bakterienspezies.

Alle gehören zu der Gruppe der sogenannten Milchsäurebakterien.
Diese heißen Milchsäurebakterien, denn sie erzeugen in ihrem Stoffwechsel wichtige Säuren, welche den Nahrungsbrei im Dünndarm kräftig durchsäuern (pH ca. 5,8).

Wird diese lebenswichtige Säuerungsflora jedoch aufgrund von **Fehlernährung, Umweltbelastungen, Fremdkeimen, Antibiotikatherapien, Cortison, Schmerzmittel, Pille** usw., gestört, so können neben Verdauungsproblemen auch Infektionen im Dünndarm entstehen.

Sollten Sie gerade in den Urlaub in südliche Länder fahren:

IMMER PROBIOTIKA 4 WOCHEN VORHER EINNEHNEN - UND MITNEHMEN!

Unser Dickdarm: Fäkal- oder Fäulnis – Flora

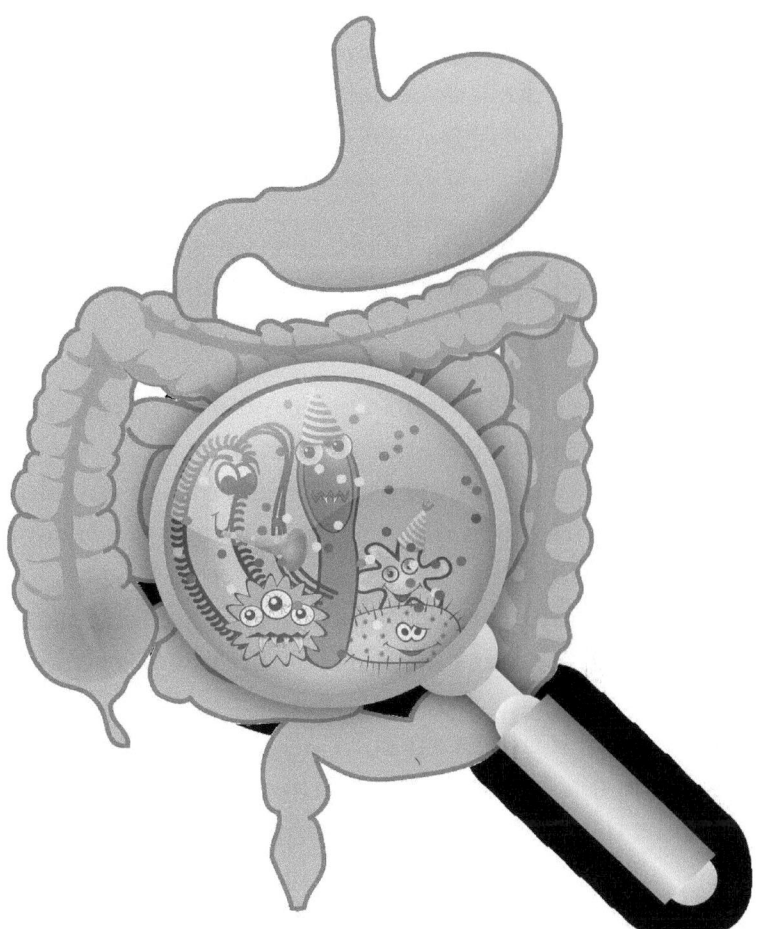

Wenn der Rest des Speisebreis aus dem Dünndarm durch Muskelbewegung in den Dickdarm transportiert wird, dann besteht er aus den endgültig nicht mehr verwertbaren Resten unserer Nahrung.

Diese werden nun von den Fäkal - Bakterien des Dickdarms für den letzten Zersetzungsvorgang in der Natur vor- bzw. aufbereitet.

Deshalb nennt man die Dickdarm - Flora auch Fäkal- oder Fäulnis - Flora.

Fäulnis bedeutet in diesem Fall Zersetzen! Später dann, wenn wir oder unsere Kinder auf die Toilette gehen, besteht ein Drittel der gesamten Stuhlmasse nur aus einer großen Summe verschiedenster Fäkal - Bakterien!

Zu den Leitkeimen der Dickdarm - Flora gehören die **Enterokokken, die Eubakterien, die Bakteroides, die Bifidobakterien und E. Coli-Bakterien.**

Auf Störungen der Mikro-Bio-Ökologie reagieren gerade E. Coli - Bakterien äußerst empfindlich.

Bei Störungen ihres Lebensraumes (oder durch verbesserte oder veränderte Lebensbedingungen) können diese schnell wuchern.

Man kennt sehr wohl ihre Fähigkeit, sich in kürzester Zeit zu äußerst krankmachenden Bakterien zu wandeln (mutieren!).

E. Coli - Varianten können zu sehr aggressiven Keimen werden, welche als Erreger von Darm-, Nieren-, Blasenentzündungen usw. sehr bekannt sind.

Gerade wir Mitteleuropäer sollten bei Reisen in warmen südlichen Ländern sehr vorsichtig mit Eis, Milch, Joghurt, Trinkwasser, Rohkostsalate usw. sein.

Krankmachende Kolibakterien können e3inem schnell den Urlaub verderben. Sie sind nämlich oft die Ursache für ungute Brech-Durchfälle, ztw mit einigen Tagen Krankenhausaufenthalt wegen Kreislaufzusammenbruchs..

TEIL 6

Bakterien
als Krankheitserreger

Wie können Bakterien Krankheiten erzeugen?

Um später zu verstehen, warum der kindliche Organismus bei bakteriellen bzw. Pilzinfektionen erkranken kann, ist es wichtig, die 3 krankmachenden Mechanismen genauer zu betrachten:

1. durch ihre natürliche Arbeitsweise: **Zersetzen**
    Das kann man z. B. bei einer **Streptokokken Infektion** im Hals-Rachenraum mit dem bloßen Auge beobachten. Die Schleimhäute sind angegriffen und deshalb rot entzündet. Bakterien zersetzen eben. Es ist ihre natürliche Arbeit in unserer Natur.
    Stellen Sie sich bitte das gleiche Prinzip im Darm, in den Nieren, in der Blase, in der Lunge, in der Stirnhöhle oder bei Frauen in der Scheide vor.

2. durch ihre **Ausscheidungen (Ektotoxine)**
    Insbesondere die Ausscheidungen verschiedener Bakterien stellen für unseren Organismus, für unser Immunsystem, Giftstoffe dar (z. B. können bestimmte Kolibakterien mit ihren Ausscheidungsgiften insbesondere in südlichen Ländern an plötzlich heftig auftretenden Brechattacken und Durchfällen schuld sein).

3. durch ihre **Zerfallsgifte (Endotoxine)**
    Wenn bestimmte Bakterien und Pilzspezies (z.B. durch Antibiotika) IN unserem Körper sterben, d. h. zerfallen, so werden ihre Enzym- und Stoffwechselprodukte frei, die oft toxisch, d. h. für den menschlichen Organismus giftig wirken können (problematisch u. U. bei Antibiotika und antimycotischen Therapien!).

Bakterien als Krankheitserreger

Wenn Ihr Kind krank wird, sein Organismus sich nicht mit genetische - anlagebedingten Erkrankungen der Eltern oder mit Problemstoffen aus unserer Chemie - Umwelt herumschlagen muss, dann sind die Ursachen fast immer:

1. Bakterien, 2. Pilze, 3. Viren, ztw. auch 4. Parasiten (Viele Arten von Würmern, Läuse, Flöhe usw.)

(Zu den Pilzen, Viren und Parasiten als Krankheitserreger, komme ich später…)

Wichtig:
Ich möchte hier noch einmal ausdrücklich betonen, dass wir Menschen, seit unserer Geburt, von einer nicht zählbaren Summe von Bakterien evtl. auch Kleinstpilzen an den 5 beschriebenen Orten unseres Körpers besiedelt sind,

welche uns nützen und schützen!

Wichtig:
Aber noch einmal: Nur 0,1 % der Bakterien zeigt diese krankmachenden Mechanismen.
Man nennt diese deshalb in der Fachsprache pathogen, d. h. krankmachend.

Bakterien als Krankheitserreger:
Ein kurzer Rückblick in die Geschichte

In früheren Jahrhunderten wüteten bei uns in Mitteleuropa schlimme Seuchen und Epidemien, die Millionen von Menschen, insbesondere immunschwache ältere Menschen und Kinder ins Grab gebracht haben.

Das hatte eine ganze Reihe von Gründen, so wie wir es heute noch in den sog. Drittländern erleben können:

Viele Menschen, insbesondere Kinder, waren früher aufgrund der Lebensumstände fehl- oder sogar mangelernährt. Die meisten von ihnen lebten (aus heutiger Sicht) in schrecklichen hygienischen Verhältnissen.

Hinzu kamen oft allgemeines soziales Elend, insbesondere in der sog. unteren Klasse, immer wieder aufflammende, schreckliche Kriege und damit verbundene menschliche seelische Not.

Hilfreiche Medizin im heutigen Sinn gab es damals noch nicht. Dafür blühte im Mittelalter der Aberglaube.

Man sah in den großen Seuchen göttliche Strafgerichte.

Das wurde von der Kirche noch geschürt in Form von Angstvorstellungen über Fegefeuer, Hölle und Satan, die sich dann als Ventil im Verbrennen von jungen Frauen und Kindern auf Scheiterhaufen als Hexen und Satansgehilfen entlud.
Das war eine arme, verirrte Zeit.

Heute wissen wir: In Wirklichkeit waren es Bakterien, welche die Krankheiten und Epidemien erzeugen.
Ein kurzer geschichtlicher Rückblick soll nun die krankmachende Wirkung einiger Bakterien-Spezies verdeutlichen:

Lepra

Lepra ist eine der ältesten bakterielle Infektionskrankheit dieser Welt. Sie wird durch das **Mycobakterium Leprae** ausgelöst. Unbehandelt können schwere körperliche Behinderungen, Haut- und Nervenschädigungen auftreten.
Von Lepra wird schon in der Bibel berichtet. Diese Krankheit galt als Aussatz und befallene Menschen wurden ausgegrenzt.

Kindbettfieber

Das Kindbett- oder Wochenbettfieber, wie es früher genannt wurde, war eine lebensgefährliche, gefürchtete und oft tödliche Krankheit der gebärenden Mutter.
Es entstand durch Infektionen mit bakteriellen Erregern (z. B. Streptokokken), die bei der Entbindung oder Fehlgeburt die Wundflächen der Gebärmutterinnenwand infizierte und über die Eierstöcke in die Blutbahn gelangten.

Die Pest - der schwarze Tod

Zwischen dem 14. bis 16. Jahrhundert wütete in ganz Europa und Asien die Pest. Die Menschen ganzer Landstriche wurden von ihr durch schwerste Epidemien ausgerottet.
Ca. 1/3 der Gesamtbevölkerung kamen dabei ums Leben.

Die meisten ihrer Opfer waren wie immer Abwehrschwache, man-
gelernährte Kinder, Kranke und Greise.
Die Pest verlief meist tödlich.
Sie wütete im damaligen Europa vorwiegend als Lungenpest.

**Ihr Auslöser ist ein kleines Bakterium - Bakterium Pestis -
genannt. Es nistete sich gern bei Nagetieren ein, insbesondere auf Wanderratten. Von diesen wurde es schnell in Europa verbreitet.
Es befiel die auf den Ratten lebenden Rattenflöhe und wurde
von diesen auf andere Tiere bzw. auf den Menschen durch
Stiche übertragen.**

**Der sehr qualvolle und schmerzhafte Tod trat meist nach drei
bis sieben Tagen ein.
Im Jahr 1994 trat die Pest wieder in Indien auf.**

Die Cholera

Cholera, eine infektiöse Darmerkrankung, breitete sich von Asien
kommend 1829 in rasender Geschwindigkeit über Europa aus
und forderte schrecklich viele Todesopfer.
1892 z. B. starben an einer großen Cholera-Epidemie allein in
Hamburg binnen weniger Tage mehr als 8000 Menschen.
**Auch der Cholera-Erreger ist wieder ein Bakterium - Cholera
vibrio - genannt. Cholera-Bakterien finden sich meist im ver-
seuchten Wasser.
Cholera Bakterien erzeugen im menschlichen Darm starke
Gifte (Toxine), was sehr schnell zu hohem Fieber, Erbrechen,
schlimmen Durchfällen führt, wobei der Körper viel Flüssigkeit und Minerale verliert, was oft zu Kreislaufzusammenbruch und Tod führt.**

Früher betrug die Sterblichkeit bei Cholera - Infizierten weit über 50 %.
Ihre großen Opfer waren wieder Kinder, Kranke und Greise.

Typhus abdominales

Typhus ist auch heute noch eine sehr häufige Krankheit, insbesondere in den tropischen Ländern. Früher trat sie auch bei uns in großen Epidemien mit sehr hoher Sterblichkeit auf.

Auch die Erreger des Typhus sind Bakterien (Salmonella typhi).
Ihre zersetzende "Arbeit" im Darm führt zur Bildung von zahlreichen großflächigen Geschwüren mit blutigen und schleimigen Durchfällen, unter Umständen auch zu Entzündungen in Lunge, Nieren usw.
Gleichzeitig führen ihre Toxine zu schweren Schäden im Nervensystem.
Übertragen wird das Typhus-Bakterium insbesondere durch mangelnde Hygiene in Nahrungsmitteln und verseuchtem Trinkwasser.

Diphterie

Auch die Diphtherie ist eine schwere Infektionskrankheit, die früher sehr häufig in Epidemien auftrat und vorwiegend Kinder befiel. Gerade unter ihnen forderte sie sehr viele Todesopfer.

Der Erreger ist ein Bazillus (Corynebacterium diphtheriae), der den Hals-Rachen-Raum befällt und dessen Toxine Nervenlähmung, Atemlähmung und Kreislaufversagen des

völlig überforderten kindlichen Immunsystems verursachen können.

Tuberkulose

(Tbc, früher auch Schwindsucht genannt)
Die Tbc war im 19. Jahrhundert und in den ersten Jahrzehnten des 20.Jahrhunderts eine der am weitesten verbreiteten Infektionskrankheiten mit sehr hoher Sterblichkeit, insbesondere bei Immunschwachen, Kranken, Greisen, Kindern.
Auch ihr Erreger ist ein kleines Bakterium: (Mycobacterium tuberculosis).

Tbc war und ist bis heute die Krankheit der armen Leute, die Krankheit der Elendsquartiere, insbesondere der mangel- oder unterernährten Kinder.

Tubercel-Bazillen können jedes Organ befallen. Meist beginnen sie ihr entzündliches Zerstörungswerk in der Lunge, ztw. auch in den Halslymphknoten (Scrophulose) oder im Darm, u. U. auch im Gehirn, Nieren, in den Knochen usw.

Die Tbc zählte in Europa in den letzten 100 Jahren immer noch zu den häufigsten bakteriellen Infektionskrankheiten.

Geschlechtskrankheiten:

Tripper (Gonorrhoe)

Tripper ist eine sehr alte bakterielle Infektionskrankheit, die meist durch Geschlechtsverkehr übertragen wird mit sehr schlimmen gesundheitlichen Folgen.

Ihre Erreger sind Gonokokken, kleinste Bakterien (Neisseria gonorrhoeae).

Neben der Infektion bei Erwachsenen durch Gechlechtsverkehr, werden meist bei der Geburt schon Neugeborene von ihren infizierten Müttern angesteckt, was insbesondere bei Kindern häufige Augenentzündungen bis Blindheit zur Folge hatte.

Bei Erwachsenen erzeugte Gonorrhoe oft lebenslang immer wieder aufflammende schmerzhafte, blutig-eitrige Entzündungen im Geschlechtsbereich, oft Sterilität und entzündliche, auch degenerative Prozesse im Organismus.

Syphilis (lues)

Sie ist eine sehr schwere, leicht übertragbare sexuelle Krankheit, welche durch das Bakterium Treponema pallidum verursacht wird.

Sie trat in Europa gleichzeitig mit der Pest auf. Der Krankheitsverlauf führt in qualvollen Schüben über Jahre hinweg zum totalen körperlichen Verfall, zur Verblödung und Tod.

Sie wurde häufig sogar schon im Mutterleib auf das werdende Kind übertragen.

Früher entstand so eine meist tödliche Blutvergiftung, die zahllose Opfer unter den gebärenden Frauen forderte.

1847 bekämpfte der Gynäkologe Ignaz Semmelweis das erste Mal in der Medizin das Müttersterben nach der Geburt erfolgreich, indem er in seiner Klinik das Händewaschen mit Chlorkalk einführte, (was einem Desinfizieren, d. h. Abtöten der Erreger bei den Ärzten auf deren Händen zur Folge hatte).

Auch Scharlach (davon später) Keuchhusten, Lungenentzündung und Harnwegsinfekte sowie Durchfallerkrankungen können durch Bakterien ausgelöst werden.

Bakterielle Infektionskrankheiten sind weltweit verbreitet.

Bakterien können Erkrankungen an verschiedensten Organen erzeugen.

Man findet sie als Krankheitserreger auf der Haut, in den Atemwegen (Bronchitis und Lungenentzündung), im Magen und Darmtrakt, (oft im Ausland durch bakterienbelastetes Wasser, Speiseeis usw.), in den Harnwegen oder IN, AN oder AUF den Geschlechtsteilen.

Entsprechend sind dann auch die Symptome.

Man sieht Hautausschläge, Husten, Schnupfen, Hals-Rachenentzündungen, Schmerzen im Vaginalbereich und beim Wasserlassen, bis hin zu Übelkeit, Erbrechen und Durchfälle usw.

und…

Ich möchte ja nun hier kein Spielverderber sein, aber man tauscht diese auch intensiv beim Küssen, Geschlechtsverkehr und allen möglichen anderen sexuellen Praktiken aus…

Und Gynäkologen, Urologen und die Pharmaindustrie (Antibiotika) leben davon…

Siehe: Seite 355, für Mama und Papa

Krank durch Geschlechtsverkehr?

Penis, Sperma, Prostata

Die Scheide, der Vaginalkanal der Frau

Supergau durch Oralverkehr - HPV-Viren

Teil 7

Antibiotika:
Segen oder Fluch?

Vom lebensrettenden Arzneimittel
zum Wegbereiter
vieler Folgekrankheiten

Antibiotika: Segen oder Fluch?

Die Suche nach dem bakterientötenden Wirkstoff

Die Idee, dass diese (soeben beschriebenen) Infekte und die totbringenden Krankheiten, Seuchen und Epidemien der letzten Jahrhunderte **"durch kleine unsichtbare Partikel"** ausgelöst worden sein könnten, gab es schon lange Zeit.

1670: Der Holländer Antoni van Leeuwenhoek entdeckte mit einem sehr einfachen selbstgebauten Mikroskop in abgestandenem Wasser Mikroorganismen, die er als erster beschrieb. Er bestätigte damit die Vermutung des Italieners Girlamo Fracastoro, der schon **1546** von kleinen unsichtbaren Partikeln sprach, die der "Samen aller Krankheiten" seien.

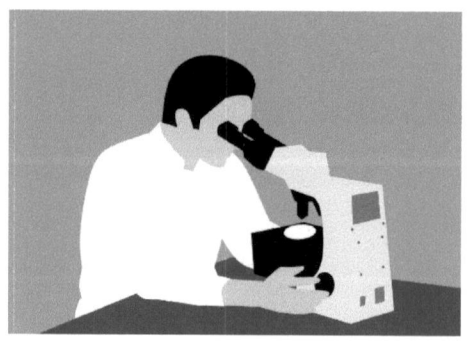

1850: Der **Chemiker und Mikrobiologe Louis Pasteur** erkannte, dass Mikroorganismen die wahre Ursache bei Krankheiten von Menschen und Tier seien.

Er entwickelte daraufhin eine Methode, die Erreger abzutöten, **das Sterilisieren bzw. Pasteurisieren, d. h. das Abtöten der Erreger durch Erhitzen.**
Er entwickelte als erster **Schutzimpfungen gegen Tollwut, Milzbrand, Schweinerotlauf und Hühnercholera.**

1876: Robert Koch entdeckte dann den Milzbrandbazillus, 1882 die Tubercel-Bakterien, 1883 die Cholera-Erreger.

Somit war nun bewiesen, dass es Bakterien, also Mikro - Lebewesen sind und waren, die Millionen von Menschen über die Jahrhunderte ins Grab gebracht haben.

In den nachfolgenden 50 Jahren wurden weitere Erreger der großen Infektionskrankheiten isoliert und ihre krankmachende Wirkung erkannt.

WICHTIG:

Pilze als Krankheitserreger standen damals noch nicht im Blickfeld der Medizin!

Louis Pasteur (1822-1895, Biochemiker, Mitbegründer der medizinischen Mikrobiologie) prägte damals den Satz:

"Die Mikrobe (Bakterien, Pilze, Algen usw.) ist nichts.

Das Terrain (der Lebensraum, das stabile biologische Gleichgewicht) ist alles".

…und wegen der Wichtigkeit des Themas, hier noch einmal zur Wiederholung:

Unsere gesamte Natur ist nach dem Prinzip der gesunden Ökologie ist seit Anbeginn aufgebaut.

Sie ist ein riesiges Ökosystem mit unzähligen Öko-Untersystemen, die sich wieder perfekt in die übergeordneten Systeme der Natur einpassen.

Alle Ökosysteme sind voneinander abhängig, die nur gedeihen und funktionieren, wenn sie nicht gestört werden und im biologischen Gleichgewicht zueinanderstehen.

Ihr Lebensgrundgedanke ist die Symbiose, d. h. die Lebensgemeinschaft aller auf gegenseitigen Schutz und Nutz.

...und somit lässt sich alles, was dieser Gärtner erzählte, auch auf die ÖKO-Systeme von uns Menschen übertragen!

Biologisches Gleichgewicht = Symbiose zwischen den Zellen unseres Organismus und den Billiarden von verschiedensten Bakterien, welche auf unserer Haut, Mundhöhle, Lunge, aber insbesondere in unserem Darm und in der Scheide der Frau leben.

Entstanden ist so eine Lebensgemeinschaft Zellen-Bakterien auf gegenseitigen Schutz und Nutz... wobei die Anzahl unserer Körperzellen, der Anzahl der Bakterien entspricht.

Die Ausgewogenheit dieser 5 biologischen Öko-Systeme, ist der Schlüssel für unsere menschliche - insbesondere für die kindliche - Gesundheit.

Ist oder wird diese Ökologie gestört, bedeutet das immer Krankheit.

Antibiotika – Segen oder Fluch?

1928: Auch Dr. Alexander Fleming, Leiter des St.-Mary-Hospitals in London war fieberhaft auf der Suche, bis ihn ein Zufall zu Hilfe kam. Er experimentierte im Labor gerade mit krankmachenden Staphylokokken.

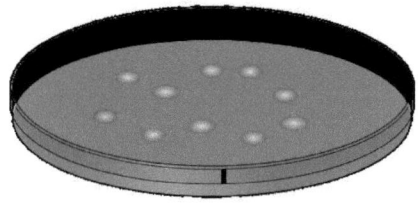

Eines Tages sah er, dass sich Schimmelpilze auf dem Nährboden, auf dem er normalerweise Bakterien züchtete, angesiedelt hatten. Erst war sein Ärger groß, denn ein steriles Labor und Schimmelpilze - das ist einfach unmöglich. Dann sah er aber unter dem Mikroskop, dass alle Bakterien in der Nähe der Schimmelpilze tot waren.

Er wiederholte nun ganz bewusst diesen Versuch mit den gleichen Ergebnissen und er erkannte:
Schimmelpilze wehren sich (sie töten) durch ihre Ausscheidungen ihre schärfsten Feinde, (Nahrungskonkurrenten) nämlich zersetzende Bakterien. Diese Entdeckung war die Geburtsstunde des bakterientötenden Stoffs. Man nannte ihn später

Penicillin

1930: Die Entdeckung Alexander Flemings schlug um in die Medizinwelt wie eine Bombe ein. Er hatte das gefunden, wonach die Fachwelt seit Jahrzehnten suchte ..., und die Medizin atmete auf!
Denn endlich konnten die großen Seuchen wie Tbc, Pest, Cholera, Diphterie, Ruhr, Typhus usw. durch Abtöten ihrer bakteriellen Erreger besiegt werden.

Eine Säure des Schimmelpilzes Penicillinum notatum war der bakterientötende Stoff.

Er wirkt hauptsächlich **gegen Kokken, (Staphylokokken, Streptokokken usw.)** d. h. eitererregende Bakterien. Man findet diese meist als Erreger von Mandel-, Mittelohr, Lungen- und Stirnhöhlenentzündungen sowie Blutvergiftungen, Wundinfektionen, Milzbrand sowie die Geschlechtskrankheiten Tripper, Syphilis, ebenso beim Scharlach.

Als Oberbegriff bekam dieses neue Arzneimittel den Namen Antibiotika.
Anti = gegen - Bios = das Leben (der Bakterien gerichtet).

Antibiotika wurde in zwei Zielrichtungen entwickelt:
- entweder sie hemmen das Wachstum von Bakterien und damit ihre Vermehrung (bakteriostatische Wirkung) oder
- sie töten diese ab (bakterizide Wirkung).

Antibiotika rettete viele Leben

Die größte Bewährungsprobe für das Penicillin war der zweite Weltkrieg. Unzählige Menschen, insbesondere verletzte Soldaten, konnten durch Antibiotikum gerettet werden, die sonst aufgrund ihrer Verletzungen (Wundinfektionen) gestorben wären.
Auch die anderen Krankheiten, die oft kriegstypische Begleiter sind, wie Cholera, Ruhr, Tbc usw. konnten teilweise damit abgedeckt werden.

Schimmelpilzen haben wir es also zu verdanken, dass die großen Seuchen (zumindest bei uns) ausgerottet werden konnten.

Das Problem: Mutation und Resistenzentwicklung

Antibiotika wie Streptomyzin, Tetracytin, Chloramphenikol sind heute sind wegen nierenschädigender Nebenwirkung verboten. Danach begann die Entwicklung synthetischer Substanzen mit antibiotischer Wirkung, wie **Sulfonamide und später Chemotherapeutika.**

Heute, 100 Jahre nach der Entdeckung Alexander Flemings, stehen der Medizin ca. **600 verschiedene Antibiotika, größtenteils Breitspektrum-Antibiotika,** zur Verfügung. Ihr Einsatz hat dazu geführt, dass es die großen Infektionskrankheiten und deren Folgen bei uns kaum mehr gibt. Dafür werden / wurden die Antibiotika, oft viel zu häufig für kleine und mittlere Infekte eingesetzt.

Gerade dieser häufige Einsatz von Antibiotika führte aber unsichtbar zu einem ernstzunehmenden Problem: Resistenz und Mutation oder beides. Mikrobiologen, welche diese Fähigkeit von Organismen sehr wohl kennen, warnten seit Jahrzehnten davor.

Schon Charles Darwin prägte in der Mitte des letzten Jahrhunderts in seinen Schriften über die Entwicklung der Arten den Leitsatz:

„Entwicklung bedeutet immer Anpassung"

Das heißt für Bakterien wie für alle anderen Mikroorganismen auch:
Da sich Bakterien unter Idealbedingungen alle 20 bis 30 Min. teilen können (fortpflanzen), sie auch gleichzeitig noch in riesiger Zahl auftreten, besteht immer wieder die Chance für sie, dass einige von ihnen einen neuen genetischen Anpassungsprozess, d. h. Veränderungen durchmachen werden, die sie und ihre Nachkommen dann fähig machen, z. B. in

einem vorher totbringenden Raum zu überleben und dort angepasst weiterzuleben...

z. B. in einem Raum, in dem immer wieder Antibiotika, Desinfektionsmittel, eingesetzt werden.

Der Naturforscher Charles Darwin, 1809 – 1882, sagte dazu:

"Nicht die Stärksten werden überleben, sondern nur die, welche sich schnell und am besten anpassen können"

Wichtig:
Diese genetischen Veränderungen nennt man **Mutation.**
Ihre Fähigkeiten, nach diesen Veränderungen in einem totbringenden Raum weiterleben zu können, nennt man **Resistenz.**

Somit steht unserer Medizinforschung heute - nach einer Ära von nunmehr 100 Jahren intensiven Antibiotikaeinsatzes – von Sulfonamiden, Chemotherapeutika und Desinfektionsmittel vor dem immer größer werdenden Problem, dass immer mehr ehemals harmlose Bakterien zu krankmachenden Bakterien mutieren und dass diese zunehmend eine hartnäckige Resistenz gegen eine ganze Reihe verschiedener Antibiotika zeigen.

Das kann in der Zukunft bedeuten und bedeutet es teilweise schon, dass die Bekämpfung von krankheitserregenden Bakterien immer unsicherer und bakterielle Erkrankungen wieder wahrscheinlicher werden.

Wir kennen heute schon eine ganze Reihe von Resistenzen bei Bakterien, die früher noch relativ leicht mit dem "Einschussmittel"

Penicillin bekämpfbar waren, das diese Erreger durch zu häufige Antibiotikatherapien resistent geworden sind.

Somit hat dann am Ende die Natur wieder gewonnen. Die totgeglaubten Bakterien sind wieder da, nun aber multiresistent durch den Dauereinsatz von Antibiotika und Desinfektionsmitteln.
Wir Menschen haben mit dem Einsatz von Antibiotika der Natur eine Zeitspanne von ca. 100 Jahren abgetrotzt, aber der Gewinner ist wieder die Natur selbst.
Es könnte auch sein, dass eines Tages all die großen Krankheiten wieder zurückkommen, aus den sog. Drittländern wieder eingeschleppt werden, was Mikrobiologen für sehr wahrscheinlich halten, denn die Entwicklung klopft schon ganz stark an unsere Tür.

Auch Breitspektrum-Antibiotika geben heute keine Therapiesicherheit mehr

Auch der Einsatz eines noch so breiten Breitspektrum-Antibiotikums gibt heute keine echte Therapiesicherheit mehr, dass die Erreger auch wirklich alle vernichtet werden, ohne dass nicht damit zu rechnen ist, dass auch wieder Mutationen entstehen bzw. Resistenzen gezüchtet werden.
Sehr häufig ist schon sichtbar, dass Bakterien auf Antibiotika einfach nicht mehr reagieren.
Deshalb wird teilweise, insbesondere in unseren Industrieländern, bei schweren bakteriellen Infekten, insbesondere in Krankenhäusern, zeitweise schon mit einem Antibiotika-Cocktail therapiert, einem Mix von mehreren Breitspektrum-Antibiotika, um

bakterielle Infektionen zu beherrschen, damit sie keine Superinfektionen werden, welche sich schnell verbreiten können.

Das Risiko von Mutation bzw. Resistenz muss bei solchen Therapien in Kauf genommen werden, um Leben zu retten.

Wir kennen heute schon eine Reihe von Bakterienstämmen, die bei bestimmten Erkrankungen auf die üblichen - jahrelang wirksamen Antibiotika - nicht mehr ansprechen.

Die Ursache ist sicherlich darin zu suchen, dass über Jahrzehnte hinweg selbst bei banalen Infektionen mit Breitspektrum-Antibiotika behandelt wurden.

Schon immer mahnten medizinische Fachbücher, das vor einer Antibiotikatherapie immer erst ein Abstrich genommen werden soll. Erst nach Feststellen des Erregers und einer zusätzlichen Resistenzprüfung soll mit nur einem Antibiotikum therapiert werden, welches nur diesen festgestellten Erreger gezielt vernichtet. Wissen würden es ja alle. Aber es soll ja immer für alle Beteiligten schnell gehen.

Das Problem mit den "Problemkeimen" in den Krankenhäusern

Der jahrzehntelange Dauereinsatz von Desinfektionsmitteln, Antibiotika usw. hat gerade in diesen Häusern zu einer unsichtbaren Entwicklung von (multi-)resistenten Staphylokokken, Streptokokken, pathogenen Kolibakterien, Candidapilzen usw. geführt, die teilweise durch kein Desinfektionsmittel mehr wirksam ausgerottet werden können.

Man nennt diese Keime nun verharmlosend einfach "Problemkeime".
Deshalb ist der Satz durchaus treffend:
"Nirgendwo auf dieser Welt ist die Chance, krank zu werden, größer als in unseren Krankenhäusern, Kliniken usw.".

Teil 8

Krank durch Antibiotika

Praxisbeispiel:

Fünfmal Mittelohrentzündung
in den ersten 9 Monaten
ihres Lebens

Krank durch Antibiotika

So wie in der übergeordneten Natur (z.B. Garten- und Walderde, Wasser, Pflanzen usw.) so leben Bakterien und (Klein) - Pilze schon immer in einer naturgewollten Lebensgemeinschaft zusammen. Jeder von diesen Spezies verteidigt seine Familie und seinen Lebensraum.

Eine Säure des Schimmelpilzes Penicillinum notatum z.B. war der bakterientötende Stoff, den Alexander Fleming fand. Man nannte ihn Penicillin.

So erzeugen auch viele Bakterien einen eigenen Abwehrstoff gegen Konkurrenten, damit ihnen diese ihren Platz/Nahrung im Öko - System nicht streitig machen.

D.h. alle ca. 500 Keimspezies leben in einer ausgewogenen Ökologie zusammen, wo alle verschiedenen Bakterienarten und Pilze ihren Platz beanspruchen. Solange das in einem naturgemäßen Gleichgewicht geschieht… ist alles in Ordnung.

Bekommt oder bekommen aber einige Arten von Bakterien oder Pilze veränderte oder verbesserte Lebensbedingungen als die anderen Keime, kann das sensible Gleichgewicht schnell durcheinandergeraten oder zusammenbrechen:

Im Darm kennen wir z.B. das sogenannte "Überwucherungssyndrom" d.h. einige Keime vermehren sich stark, überwuchern andere und die Ökologie bricht auseinander, das bedeutet Krankheit.

Das kann z.B. nach Antibiotikatherapien passieren. Weil Antibiotika Bakterien töten, bekommen nun die immer in geringen Zahlen anwesenden Pilze und Keime, welche Antibiotika vertragen, die Oberhand.

Diese können nun ganze Darmareale (auch den Scheidenkanal der Frau) überwuchern und so böse Krankheiten auslösen.

Fünfmal Mittelohrentzündung
in den ersten 9 Monaten des Lebens

Praxisbeispiel:

Völlig verzweifelt ruft mich Frau D. (26) an. Ihr 9 Monate altes Baby Maria habe schon wieder Mittelohrentzündung und soll nun schon wieder Antibiotika bekommen, sagt sie, sie sei schon ganz verzweifelt.

Einige Stunden später war Frau D. mit der kleinen Maria in der Praxis. Die Mutter berichtet, dass Maria drei Wochen, nachdem sie von der Geburtsklinik daheim war, plötzlich geschrien habe und hohes Fieber hatte. Da es ihr erstes Kind sei, habe sie gar nicht gewusst, was eigentlich los ist, und die Kinderärztin habe Mittelohrentzündung diagnostiziert.

Sie bekam Antibiotikasaft und fiebersenkende Zäpfchen für ihr Kind ..., und dann das ganze immer wieder in einem Abstand von ca. 6 Wochen. „Ich will jetzt meinem Kind das Zeug nicht mehr geben", so Frau D. ganz verzweifelt, aber was soll ich denn machen? Der Maria läuft rechts und links immer wieder Eiter aus den Ohren und sie schreit fürchterlich dazu."

Die kleine Maria war nach gründlicher Untersuchung wirklich in einem sehr schlechten Zustand. Sie wirkte im Gesicht etwas eingefallen, hatte blaue Augenringe, einen eher aufgetriebenen Bauch und, so berichtete die Mutter, Maria sei den ganzen Tag über kaum zu beruhigen. Sie schreie viel, auch in der Nacht, esse sehr wenig, und die ganze Familie sei verzweifelt.

Ich frage wie üblich: „Wunschkind?" „Ja!" „Schwangerschaft?" „Normal". „Geburt?" „Die war schwer", so Frau D., „Maria ist ein Frühchen. Sie musste drei Wochen nach der Geburt noch in den Wärmekasten."

„Stillen?" „Ging in dieser Zeit nicht." „Warum?" „Keine Ahnung", so Frau D., „ich kam nicht richtig an das Kind heran." „Stillen daheim?" „Das war kaum möglich, denn ich hatte viel zu wenig Milch, und ich musste sehr bald zufüttern."

Da die Mutter sehr stark nach Rauch riecht, frage ich sie, ob sie rauche. „Ja", antwortet diese, aber in der Schwangerschaft habe sie nicht geraucht. Jetzt rauche sie und ihr Lebenspartner allerdings wieder. Ich frage: „Auch im Zimmer der kleinen Maria?" Antwort: „Ja, warum denn nicht?"

Oh Gott... das arme Kind!!!

**Fehlbesiedelte Darmflora, nicht gestillt, hohe Immunbelastung:
Ungünstiger geht es kaum mehr!**

Ich frage nach der Ernährung der Mutter. Die übliche Mischernährung usw. Ich frage nach Pilzentzündungen in der Scheide? Frau D. schaut mich darauf etwas seltsam an, fragt, was das eigentlich damit zu tun hat, sagt aber „ja, öfter einmal".

Nach meiner Erfahrung ergibt sich nun folgendes Bild:

Wahrscheinlich hatte Frau D. (mikrobiologische Untersuchungen zeigen es häufig) vor der Geburt eine fehlbesiedelte Scheidenflora. Die Folge ist: das noch sterile Kind, welches eben aus dem Mutterbauch kommt, wird sofort mit den Schadbakterien, evtl. auch mit krankmachenden Pilzen aus der Vaginalflora der Mutter, anstatt mit einer gesunden Bakterienflora besiedelt.

Als nächster Baustein fehlte Stillen, d. h. die Muttermilch mit ihren schützenden Immunglobulinen. Auch die viel zu frühe Kunstnahrung, die Darmsystem, Mikrobiologie und Immunsystem des Säuglings stark belastet, ist ein weiterer Faktor auf dem Weg zur Krankheit.
Gleichzeitig steht zu vermuten, dass das Kind von den sog. meist krankmachenden Problemkeimen der Geburtsklinik mit besiedelt wurde.

Immer wieder Antibiotika

Die Folgen dieser ungünstigen Faktoren sind oft eine große Belastung des noch frühkindlichen Immunsystems durch eine mikrobiologische Fehlbesiedlung im Ökosystem der kindlichen Darmflora, die sich gerade aufzubauen beginnt.

Das Kind wird auf diesem Hintergrund krank.

Häufig beim ersten Infekt, wie in diesem Fall Mittelohrentzündung, bekommt das Kind dann Antibiotika, was zwar die Erreger im Ohr abtötet, aber gleichzeitig weitere Störungen im ohnehin schon gestörten mikrobiologischen Ökosystems des Darms provoziert.

Die Folge ist nun, dass das Ansiedeln von Pilzen begünstigt wird, weil die gesunde Bakterienflora fehlt oder gestört ist. Der nachfolgende Infekt Kreislauf ist dann nicht mehr zu stoppen.

Das kindliche Immunsystem ist nun mit der Abwehr der Schadbakterien, der Pilze und deren Toxine aus dem Darm beschäftigt. Damit ist insbesondere der HNO-Bereich relativ ungeschützt, ja geradezu frei für das erneute Eindringen von krankmachenden Keimen aus der Umwelt.

Jedes weitere - noch so gut gemeinte - Antibiotikum verschlimmert nur noch die Gesamtsituation und so gerät das Kind immer tiefer in die Infektkette (so erlebe ich es oft auch bei anderen Kindern) ..., und häufig geschieht es, dass Kinder, daraufhin auch noch Allergien oder Hautprobleme entwickeln.

Ganzheitliche Therapie brachte Hilfe

Der jungen Mutter schwirrt der Kopf, als ich ihr das alles zu erklären versuche. „Ja, warum weiß denn die Kinderärztin nichts davon, die ihr immer wieder Antibiotika gegeben hat?" fragt sie mich. Ich kann ihr das auch nicht beantworten.

Die kleine Maria bekommt nun sofort das Antibiotikum, welches ihr von der Kinderärztin verordnet worden ist. Jetzt ist alles egal! Jetzt müssen noch einmal die krankmachenden Bakterien vernichtet werden, damit diese nicht Schäden im Mittelohr (Schwerhörigkeit) hinterlassen.

Da die kleine Maria gerade die Windel voll hat mit einer eher stinkenden, gelblichen, breiigen Flüssigkeit (so schaut oft Kinderstuhl bei krankhaftem Befall der Darmflora oder gar Pilzbefall aus), nehmen wir sofort einen Abstrich für das mikrobiologische Labor, auch einen Rachenabstrich dazu und einen Abstrich des Sekrets, das aus dem Ohr fließt, und ich bitte Frau D., alles zusammen sofort an ein Speziallabor zu senden.

Ebenso bitte ich sie selbst, einen Scheiden- und Rachenabstrich und eine Stuhlprobe an das Labor mitzusenden, denn schließlich schmust sie mit dem Kind, schleckt seine Löffel und Schnuller ab usw. Ich möchte dringend verhindern, dass hier immer wieder Übertragungen stattfinden (was häufig der Fall ist und viel zu wenig beachtet wird!).

Die kleine Maria bekommt von mir sofort:

- **Lactobact Baby, 3 x täglich 1/2 Teelöffel** (gesunde lebende Bakterien für Dünn- und Dickdarm)
- jeden Tag einen Einlauf mit dem Inhalt einer Kapsel **Mutaflor 4 mg (**Kolibakterien)

- für die Immunsituation: **Firma Wala: Apis/Belladonna + Lachesis comp.**

- Firma Kattwiga: **Calc. phosph. 3 x 1** homöop. Tablette in Flüssigkeit auflösen (Mineralstoffkomplex)

für die Mittelohrentzündung:
- **Notakehl und Sankombi-Tropfen,** welche die Mutter abwechselnd dem Kind in die Nase und auf die

Zunge träufeln und vorsichtig in das Ohrläppchen einmassieren soll

- einmal eine Gabe Sulfur D 30

- **Spenglersan D und DX,** die im täglichen Wechsel je 1 - 2 Tropfen um den Nabel verrieben werden, zur Immunstimulation gegen bakt. Erreger und Toxine

- für die Ohren: Firma Kattwiga: **Silicea comp. 3 x 1**

Schon nach 3 Tagen beginnt die kleine Maria wieder aufzublühen, sie hört auf zu schreien, beginnt zu essen, und die Mittelohrentzündungen sind bis heute vorbei.

Die Stuhluntersuchungen zeigten bei der kleinen Maria eine pathogene Schadflora mit Candidapilzbefall.
Im Ohrabstrich wurden krankmachende Staphylokokken festgestellt, ebenso im Hals-Rachenabstrich sowie Candidabefall.

Wichtig:
Auch der Scheidenabstrich der Mutter, wie auch der Darm- und Hals-Rachenabstrich zeigte Candidabefall, sodass meine Vermutung stimmte, dass hier Übertragungen von Mutter auf das Kind über Schnuller ablecken, Breilöffel usw. stattfanden.

Drei Wochen nach Beginn der Therapie war Maria gesund. Jetzt ist sie ein munteres Kleinkind.

Ohne mikrobiologische Laboruntersuchungen geht es meist nicht:

Da eine Störung der Mikrobiologie (Darmflora, Rachenflora, Lungenflora, Scheidenflora, Hautflora) ja von außen nicht sichtbar ist, so kann es im Krankheitsfall des Kindes notwendig sein, eine mikrobiologische Laboruntersuchung bei einem Speziallabor durchführen zu lassen.

Ich habe das schon oft erlebt: Erst die bedenklichen Laborergebnisse einer mikrobiologischen Untersuchung (z.B. gesamte Darmflora) haben die Hintergründe jahrelanger Krankheitsketten deutlich gemacht.

Oft erlebe ich es allerdings, dass Behandler auch mikrobiologische Laboruntersuchungen durchführen lassen, aber meist nur isolierte Untersuchungen, z. B. nur auf Candidabefall oder Salmonellen usw.

Aber:

Candidabefall allein ist keine aussagekräftige Diagnose. Denn der Lebensraum der Candidapilze ist das gestörte Ökosystem - und das ist nur mit einer breiten Untersuchung der Darmflora feststellbar.

Das gleiche gilt für die Lungenflora, Rachenflora und Scheidenflora der Mädchen und Frauen (heute auch Prostataflüssigkeit der Männer).

Mikrobiologische Labors bieten folgende Standarduntersuchungen an:

Wie ist die Zusammensetzung der vorhandenen Flora: Dünndarm – Säuerungsflora? Dickdarm - Fäkalflora?

Wie hoch ist die Keimzahl der vorgefundenen Spezies?

Sind Fremdkeime, d. h. nicht zur Normalflora gehörende Bakterien und Pilze da (welche, in welcher Keimzahl)?

sind diese krankmachend?

Sind Pilze da, wenn ja welche , in welchen Keimzahlen?

Ist Wurmbefall (Wurm-Eier) da? (ist gerade bei Kindern - evtl. wo Haustiere da sind - sehr wichtig)

Liegen im Darm Entzündungen vor?

Diese Ergebnisse sind für den kundigen Behandler wie ein offenes Buch.

Denn wenn sich die Normalflora des kindlichen Darms in ihrer Zusammensetzung und Keimzahlhöhe verändert hat, sich evtl. sogar noch Fremdkeime auf diesem Hintergrund eingenistet haben, dann bedeutet das für unser Kind eine hohe Belastung seiner ÖKO-Systeme und damit Krankheit.

Viele Ergebnisse zeigten Störungen

Geradezu deprimierend sind oft die mikrobiologischen Laborergebnisse.

Sie zeigen oft Störungen der Normalflora, manche ein umgekipptes mikrobiologisches Ökosystem, häufig auch noch mit Fremdkeimen besiedelt und einem problematischen Ungleichgewicht in den Keimzahlen... **und das schon insbesondere bei unseren Kindern - oft schon bei Säuglingen**

Symptome bei Kindern, die auf Störungen der Ökologie des Darms nach Antibiotikatherapie hindeuten können:

Die Symptome, die auf eine Störung der Darmflora hindeuten, sind vielseitig.

Wenn nicht gerade die typischen Bauchwehsituationen vorliegen, evtl. auch Durchfall oder Verstopfung, so kann das Kind auch an Hauttrockenheit, Hautunreinheiten oder evtl. allergische Ekzeme oder an Allergien leiden.

Gleichzeitig kann das Kind einen etwas müden, trägen, leistungslosen, evtl. abgeschlagenen Eindruck machen, gepaart oft mit einem gewissen Unwohlsein.

Auch zeigen solche Kinder Essunlust oder Ablehnen bestimmter Speisen bis hin zu dem Zustand, den manche Erwachsene als depressive Schübe kennen, die man bei Kindern eigentlich noch nicht vermuten würde, die aber doch da sind.

Auch Kopf- bzw. Gliederschmerzen können sich einstellen, die ein kleines Kind aber oft nicht ausdrücken kann und dann **eher über Bauchschmerzen klagt.**

Da eine Störung der kindlichen Darmflora oft auch das kindliche Immunsystem reizt, wirkt sich das dann beim Kind oft in Form von **Schlaf- oder Konzentrationsstörungen, Zappelphilipp-**

Verhalten, insbesondere in den ewigen Bauchwehsituationen aus.

Eine Störung der Darmflora kann das kindliche Immunsystem, d. h. die kindliche Abwehrkraft schwer belasten.

Häufig ist nämlich sichtbar, dass durch Fehlbesiedlungen, Keimzahlveränderungen, Fremdbakterienbefall, krankmachende Bakterien oder Pilzbefall usw. das kindliche Immunsystem hektisch um sich schlägt.

Häufige Folgen: Allergien, Hautausschläge, Ekzeme, Neurodermitis usw.

Oder: Das kindliche Immunsystem ist mit der Abwehr von Fremdbakterien, Pilzen und deren Gifte aus dem Darm so stark beschäftigt, dass es an anderen Stellen Abwehraufgaben nur noch ungenügend wahrnehmen kann.

Die Folgen davon können sein:
immer wiederkehrende Infektanfälligkeit, oft seltsame Fieberschübe.

Wer denkt da schon an Störungen der Darmflora, wenn das Kind z. B. Mittelohrentzündungen, Hals-Rachenentzündungen, bei Mädchen Blasenentzündungen, später Stirnhöhlenentzündungen oder eben allgemeine Infektanfälligkeit mit Dauerschnupfen und Husten zeigt.

Deshalb ist die Anwesenheit einer gesunden Darmflora im kindlichen Organismus äußerst wichtig.

TEIL 9

Pilze
haben schon immer
uns Menschen besiedelt

Hefepilze
Harmlose "Untermieter"
oder Krankmacher?

Pilze haben schon immer auch uns Menschen besiedelt

Pilze haben auch vor uns Menschen noch nie "Halt" gemacht. Für sie ist unser menschlicher Organismus auch "nur" ein großer Komposthaufen und es ist ihr biologischer Auftrag, alles was krank ist, sofort zu besiedeln und zu zersetzen.

So finden sich Pilze oft als lästige Ärgernisse zwischen den Zehen, Frauen klagen häufig über Scheidenpilze und bei Männern besiedeln diese oft unsichtbar das Glied, zeitweise findet man sie auch auf unserer Haut.

Das war aber bisher kein Grund zum Aufregen.
Wie sagte mir kürzlich ein bekannter Gynäkologe: *„Pilze? Mein Gott - darüber gibt es doch nichts aufzuregen. Das haben doch heute 80 % aller Frauen im Scheidenbereich."*

Aber: Seit ein paar Jahren jedoch wird man hellhörig.

Mikrobiologische Labor schlagen seit einiger Zeit Alarm. Sie zeigen uns ein immer stärkeres Zunehmen von Pilzbesiedlungen insbesondere im menschlichen Darm.

Mikrobiologen sagen:

Pilze, insbesondere die vom Typ Candida und Schimmelpilze seien in geringen Keimzahlen Mitbewohner des Öko – Systems Mensch.

In höheren Keimzahlen allerdings, können diese zu bösen Krankmachern werden, denn Sie gehörten weder in den

menschlichen Darm, noch in den Hals-/Rachenraum, natürlich nicht in die Lunge und schon gar nicht in das Innere unseres Körpers.

Aber gerade hier findet man sie häufig - sogar in größten Mengen - insbesondere **bei Aids-Patienten und Krebs-Patienten im Endstadium,** nachdem die Chemotherapie neben den Krebszellen auch die Immunzellen schwer geschädigt hat.

Man findet diese als generalisierte Pilzinfektion, die dann den Patienten, weil quasi kaum Abwehr mehr da ist, mit ihren zersetzenden Enzymen und Pilzgiften endgültig ins Grab bringen.

Wie sagt uns die Biologie:

Der Auftrag der Kleinpilze im Kreislauf der Natur sei es, krankes oder totes biologisches Material zu zersetzen - zum Zweck der Rückgewinnung biologischer Rohstoffe.

Das mag seltsam klingen, wenn wir dieses naturgemäße Gesetz auf uns Menschen übertragen. Aber warum soll denn die Natur bei uns Menschen eine Ausnahme machen?

Candidapilze, harmlose "Untermieter" oder böse Krankmacher?

Hefepilze = Candidapilze haben viel Ähnlichkeit mit den Bakterien.

Sie sind mikroskopisch kleine, runde oder ovale, oft hochkomplizierte Organismen und wie die Bakterien einzellig.

Wie die Bakterien so leben auch sie vom biologischen Abfall der Natur und sie erhalten mit ihren Ausscheidungen die Fruchtbarkeit des Bodens.

Aber:
Ohne die nützliche Arbeit von Hefepilzen (denken Sie an Back- und Bierhefe) gäbe es weder Bier, noch Wein, noch Brot, noch lebenserhaltendes Antibiotikum.

Bestimmte Arten von ihnen lassen Käse wie Camembert und Roquefort reifen.

Sie haben auch die Fähigkeit, unter Ausschluss von Sauerstoff, Zucker zu Alkohol zu vergären.

Hier sei einmal schon vorhergesagt:

Wenn aber dieser biologische Prozess IM kindlichen Darmsystem abläuft, dann kann das zu einer bösen Falle für die Gesundheit des Kindes werden.

Das Beispiel vom umgekippten Badesee

Stellen Sie sich bitte einmal einen schönen Badesee vor, einge-
bettet in die Natur mit klarem weichem Wasser, einen schönen
grünen Schilfgürtel, mit Fischen, Wasservögeln usw., an dem es
einfach Spaß macht, sein Wochenende zu verbringen und sich
dort zu erholen.

Gehen wir der Frage nach, wer diesen See so biologisch intakt
und sauber hält, das Wasser immer wieder von abgestorbenen
Pflanzen und Tieren reinigt usw.?

**Wir wissen: das sind Billiarden von Mikroorganismen ver-
schiedenster Spezies, die zusammen ein eigenes, in sich ge-
wachsenes Ökosystem bilden, ein Biotop.**

**Wichtig: Solange dieses Biotop, dieses riesige Öko - System
in sich stabil ist und nicht gestört wird, in dem die verschiedenen mikrobiologischen Spezies miteinander leben und arbeiten, wirkt es wie eine natürliche Kläranlage.**
**Das ist auch das Prinzip des Öko - Systems des menschli-
chen Darms.**

Stellen Sie sich nun bitte weiter vor, plötzlich beginnen Menschen
in der Nähe dieses Sees zu siedeln. Häuser werden gebaut, evtl.
Industrie und viele Abwässer aus Toiletten, Waschmaschinen,
Spülmaschinen, Industrie usw. sickern in den Boden und diese
belasten das bisher intakte Öko - System dieses Sees.

**Die bisher gesunden Mikroorganismen dieses Sees werden,
wenn die Belastungen immer stärker werden, entweder vernichtet oder sie passen sich an, d. h. sie ändern ihre Genetik
und mutieren, dass sie in diesem neuen, für sie ungünstigen
Lebensraum überleben können.**

Plötzlich bekommen aufgrund der Veränderungen Konkurrenten und krankmachende Keime ideale Lebensbedingungen.

Diese überwuchern nun den See. Gleichzeitig siedeln auch gär- und fäulniserregende Bakterien in riesigen Mengen, weil sie in diesem Milieu auch ideale Bedingungen bekommen.

Das alte Ökosystem kippt und stirbt.

Gleichzeitig können sich nun in diesem veränderten, d.h. gestörten Biotop fremde Mikroorganismen ansiedeln, die es in dem vorher gesunden Ökosystem kaum gab, da es nicht ihr Lebensraum war, typischerweise: Algen.

Fische schwimmen nun mit dem Bauch nach oben, Wasservögel meiden diesen See, der Schilfgürtel stirbt.

Machen Sie mit mir nun aus dem nachfolgenden eine Karikatur: Natürlich werden jetzt Schuldige gesucht. Untersuchungen stellen dann eindeutig fest:

An dem ganzen Desaster sind die Algen schuld. Wenn der See wieder sauber werden soll, müssen diese vernichtet werden.

Fehlurteil

Sollten Sie nun u. U. der Meinung sein, ich hätte etwas zu tief ins Glas geschaut, dann versichere ich Ihnen, ich habe das nicht.

Denn genau so denken viele Behandler, wenn sie Candidapilze (also Algen) im Darm oder in der Scheide der Frau feststellen.

Nach dieser Denkweise müssen die Pilze (Algen) eben vernichtet werden, denn sie sind an allem schuld - so einfach ist das! ..., und die Folge ist:

die Pilze (Algen) kommen immer wieder, weil:

142

- diese nun ideale Lebensbedingungen haben,
- dass ehemals gesunde Ökosystem zerstört ist, in dem sie bisher keinen Lebensraum hatten und
- sie nun keine Konkurrenz Flora mehr haben, welche sie in Schach hält.

Candidapilze im Darm:
Für unsere Kinder alles andere als harmlos

Candida albicans bleibt unseren Augen immer verborgen. Als er vor ca. 100 Jahren unter dem Mikroskop entdeckt wurde, galt er erst als harmloser Hefepilz, der bei uns Menschen allenfalls einmal zwischen den Zehen oder später bei Frauen in der Scheide zu finden war.

Später haben ihn verfeinerte mikrobiologische Untersuchungen auch da entdeckt, wo er kritisch betrachtet werden muss, nämlich im mikrobiologischen System des Menschen, z. B. in der Darmflora, in der Hals - Rachenflora, in der Scheidenflora, in der Lungenflora, ja ich entdecke ihn sogar bei mikrobiologischen Untersuchungen im männlichen Sperma!

Aber noch etwas hat uns die Mikrobiologie gezeigt:
Ist einmal der Candidapilz im Körper, so kann er unter bestimmten Bedingungen aggressiv und genau wie bei Schimmelpilzbefall, für uns Menschen zum unsichtbaren Auslöser von Krankheiten werden.

Warum ist das so?

Die Antwort könnte sein:
Wir leben in einer Zeit der gestörten mikrobiologischen Systeme, der belasteten Immunsysteme, der chemieüberladenen und kalorienreichen Fleisch-, Süß-, Über- und Fehlernährung, der Umweltbelastungen durch Schwermetalle, Chemie, Abgase und Gifte, des friedlosen Stressverhaltens usw.

Das sind alles Dinge, die den ehemals harmlosen Hefepilz Candida albicans als Anpassungsprozess an unser heutiges Leben aggressiv gemacht haben könnten
und auf der anderen Seite unser Immunsystem, welches immer mehr Probleme hat, sich gegen ihn, seine Aggressivität und seine Gifte zur Wehr zu setzen.

Candidapilzbefall bedeutet immer eine gestörte (mikrobiologische) Ökologie

Ich darf aufgrund meiner Praxiserfahrung sagen: Beunruhigend starken Candida- oder Schimmelpilzbefall habe ich in den mikrobiologischen Befunden und Untersuchungsergebnissen meiner Patienten nie zu sehen bekommen, **wenn ein gesundes und stabiles mikrobiologisches Öko - System in Darm, Scheide, Hals-Rachenraum, Haut usw. vorlag.**

Dazu gilt der Grundsatz:

Candidabefall ist NIE die Ursache, sondern immer die Folge von Störungen einer ehemals gesunden mikrobiologischen Ökologie.

Fördernde Lebensbedingungen für Candidapilze sind:

Ihre Lieblingsspeisen, von denen sie gern leben und in denen sie sich explosionsartig vermehren können, sind: Süßigkeiten!: Gerade die gestörte Darmflora (auch Scheiden-, Lungen- und Rachenflora) ist für Candida ideal, denn sie bietet ihm keine Konkurrenz und keine natürliche biologische Abwehr.

Insbesondere bei Kindern mit ihrer sensiblen Ökologie lassen sich nach wiederholten Antibiotikatherapien oft Öko - Störungen im Darm durch mikrobiologische Untersuchungen nachweisen, bei gleichzeitigem Candida-, zeitweise sogar Schimmelpilzbefall.

Die krankmachende Wirkung der Candidapilze:
Man nennt sie in der Fachsprache Mycosen

Solang die körpereigene Ökologie im Gleichgewicht zwischen einer stabilen Mikrobiologie und schlagkräftigem Immunsystem steht, solange sind Candidapilze in gering vertretbarer Zahl als Mit - Besiedler des menschlichen Organismus tolerierbar (wie es in jedem gesunden Badesee auch einige Algen gibt).
Durch Änderungen der Lebensumstände allerdings, wie z. B. vorher gezeigt Fehlernährung, Süßernährung, Immunstreß, Kippen der Ökologie usw., auch insbesondere nach ärztlichen Therapien wie Antibiotika- oder Cortisontherapie, bei Krebspatienten durch Chemotherapie, können die im menschlichen Organismus vorhandenen Candidapilze gute Lebensbedingungen bekommen und sie können pathogen, d. h. krankmachend werden und krankmachend wuchern, teilweise sogar großflächig.

Candida - Alkoholismus

Hefepilze, werden seit Jahrhunderten, zur Bier-, Wein-, Käseherstellung usw. verwendet, denn dort vergären sie unter Luftabschluss Zucker zu Kohlendioxyd und Alkohol.

Und genau das tun sie auch, nur hier völlig wild und unkontrolliert, wenn es ihnen gelingt in unseren Organismus – z.B. in das kindliche Darmsystem einzudringen… und sie dann auch noch kräftig mit Süßigkeiten gefüttert werden.

Genau diese Tatsache habe ich schon des Öfteren bei allergiekranken Kindern erlebt, die von ihren Eltern gleichzeitig als völlig überreizt, hyperaktiv oder als lustlos, zuckersüchtig aber essunlustig, mit Schlafstörungen, Verdauungsstörungen und seltsam wesensverändert geschildert wurden…

wo aber im Vordergrund der Behandlung, immer das Bauchweh, die Infektanfälligkeit und die Allergie auf der Haut bestand!

Diese von den Candidapilzen erzeugten Fuselalkohole belasten nun das Darmsystem des Kindes und natürlich die Leber, gleichzeitig auch das Nervensystem und den Gehirnstoffwechsel …, und das schon bei unseren Kindern!

Auch hohe Immunbelastungen, oft maskierte Allergien auf der Darmschleimhaut, sind immer mit zu vermuten.

"Ich trinke doch keinen Alkohol"

Praxisbeispiel:

Matthias (15 Jahre), wurde eines Tages von seiner Mutter in die Praxis gebracht. Matthias war schlank, eher dünn und er hatte in der Schule große Konzentrationsschwierigkeiten.
Die Laboruntersuchungen des Arztes stellten bei Matthias sehr hohe Cholesterinwerte fest, sodass der Arzt ihn ins Gebet nahm, ob er nicht heimlich Alkohol trinke.

Als Matthias sagte, er trinke keinen Alkohol, wurde ihm das nicht geglaubt. Die Mutter regte sich furchtbar darüber auf, denn sie wusste nicht, wem und was sie glauben sollte.

Mikrobiologische Laboruntersuchungen des Stuhls von Matthias zeigten nicht nur eine gestörte Darmflora, sondern auch starken Schimmelpilzbefall im Darm, was natürlich durch die Schimmelpilzgifte eine hohe Leberbelastung darstellt und den vorher beschriebenen Schutzmechanismus der Leber provoziert, nämlich die Fette zu erhöhen.

Es ist also vorstellbar, dass der erhöhte Cholesterinspiegel dazu dient, die Schimmelpilzgifte abzufangen und abzupuffern.

In jedem Fall war sichtbar, dass nach intensiver, antimykotischer Therapie, gleichzeitiger probiotischer Darmsymbiose - Lenkung und entgiftender Therapie der Cholesterinspiegel wieder auf Normalwerte sank.

Auch war Matthias nicht mehr schlapp und unkonzentriert. Alles hatte sich verbessert. Diese gute Erfahrung nach mikrobiologischer Regenerationstherapien habe ich schon des Öfteren bei kleinen und großen Patienten machen dürfen....

übrigens: Matthias Eltern hatten einen Bauernhof... und Matthias half immer bei der Stall- und Feldarbeit.

Heu und Stroh sind wunderbare Siedlungsstätten für alle möglichen Arten von Pilzen und deren Sporen, welche beim Verteilen – Viehfüttern usw. - ständig eingeatmet werden.

Viele Arzneimittel provozieren Pilzbefall (Mykosen)

Antibiotika machte ab der Mitte des vergangenen Jahrhunderts Menschen bei bakteriellen Infekten immer wieder gesund.

Dass aber gerade dieses Wundermittel im Lauf der Zeit immer mehr zum mikrobiologischen Ökostörer Nummer 1 wurde und damit Pilzbefall geradezu provoziert wurde, das wird uns langsam immer mehr klar, was wir heute - in der modernen mikrobiologischen Labordiagnostik – immer wieder feststellen können,

Auch die viel zu häufige Therapie mit Kortikosteroiden (Cortison) spielt bei der Entstehung von Pilzbefall (Mykosen) eine sehr große Rolle, denn als immununterdrückendes Mittel schwächt es das einzige, was uns gegen Pilzbefall hilft:

unser Immunsystem.

Somit leben auch wir Menschen mit diesen (für uns unsichtbaren) Kleinpilzen - wie mit Bakterien - schon immer in einer Lebensgemeinschaft.

Auch unser Immunsystem kennt sie natürlich sehr genau.

Als es noch keine Kühlschränke gab, besiedelten sie gern unsere Küchen… und dort das Brot, die Semmeln, die Schokolade, die Wurst, den Käse, den Räucherschinken, die Nüsse usw.

Schimmelpilze "besuchen" uns heute sehr unerwartet im Kühlschränken, in offenstehenden Flaschen, Gläsern, Büchsen, Joghurtbechern, Gemüseschalen usw. und sie lassen dort Brot, Käse, Obst, Gemüse, Fruchtsäfte usw. faulen, denn sie sind absolut unempfindlich gegen Kälte und Hitze.

Auch kochen, braten, backen oder einfrieren zerstört sie nicht. Sie besiedeln auch gern Ketchupflaschen von innen, ja man findet sie sogar nach einigen Tagen auf unserer hochgelobten H-Milch, die nach Pilzbesiedlung heute durch ihr schonendes Erhitzen buchstäblich verfault.

Früher wurde normale Kuhmilch durch den biologischen Prozess einfach "nur" sauer und war dann immer noch genießbar, ja sogar gesund!

Schimmelpilze siedeln besonders gern in unseren - oft schlecht lüftbaren - zentralbeheizten Neubauwohnungen.

Man findet sie in Ecken und Nischen, hinter den Schränken und Betten, manchmal auch im Kinderzimmer (was eine böse, unsichtbare Falle für die Gesundheit unserer Kinder darstellen kann!... siehe Praxisbeispiel).

149

Prof. Dr. Hans Rieth:

Mycosen (Pilzerkrankungen) innerer Organe sind vermeidbar:

In einem Sonderdruck der medizinischen Zeitschrift "Hautnah" (04.93) schreibt Prof. Dr. med. Dr. hc. Hans Rieth vom Mykologischen Laboratorium der Universitätshautklinik in Hamburg:
Der Tod sitzt im Darm - dieser Ausspruch von dem Arzt und Biologen Metschnikow (1845 – 1916), gilt insbesondere für lebensgefährliche Pilzinfektionen, die - von Ausnahmen abgesehen - alle vom Darm ausgehen.

Der Pilzbefall im Darm wird jedoch noch häufig bagatellisiert, verharmlost, als reine Kontamination (Besiedlung) ohne Krankheitswert abqualifiziert, total ignoriert, herablassend belächelt.
So gibt es auch Äußerungen, die unterstellen, jeder habe Pilze im Darm, das sei ganz normal. Es handle sich um nichts weiter, als Saprophyten (Mitbewohner), die von abgestorbenen organischen Substanzen leben.

Wenn Ignoranz und Arroganz zusammenkommen, ist es sehr schwierig, eine weit verbreitete, festgefahrene Meinung zu ändern.

Genau das ist erforderlich um zu verhindern, dass Patienten auf Intensivstationen, onkologischen Abteilungen (Krebsstation), Aidskranke oder Transplantierte an Pilzsepsis erkranken und trotz - allerdings zu spät - systemischer Therapie mit hochwirksamen Antimycotika, diesen ganzen Aufwand am Ende mit ihrem Leben bezahlen.

Teil 10

Schimmelpilze, gefährliche Krankmacher

Immun-, Stoffwechsel- und Nervenbelastung für den kindlichen Organismus

Schimmelpilze

Der „Fluch des Pharaos"

1922 bei der Ausgrabung und Öffnung des Grabes des Pharaonen Tutenchamun:

Betrachten Sie bitte einmal diese ganze Pilzdiskussion aus einem völlig anderen Blickwinkel, und befragen wir einmal die Geschichte, wo das erste Mal von Pilzerkrankungen berichtet wird:

Über viele Jahre suchte man nach dem Grab des früh verstorbenen ägyptischen Königs Tutenchamun, der immer wieder in den Hieroglyphen erwähnt wurde, bis die britisch-europäische Forschergruppe unter Leitung von Lord Carnavon und Howard Carder 1922 endgültig fündig wurden.

3000 Jahre unberührte ägyptische Kultur lag vor der in das Grab eindringenden Forschergruppe, denn das Grab war vorher noch nicht geplündert worden.

Nur im Lauf des Jahres nach der Gräberöffnung kamen ca. 30 Menschen, die an der Forschung und Freilegung des Grabes gearbeitet hatten auf geradezu rätselhafte, fast mysteriöse Art und Weise ums Leben.

Dieses Wissen, wer ägyptische Gräber plündert oder öffnet stirbt, war in der ganzen ägyptischen Kultur verankert und auch am Grab des Tutenchamun standen Tafeln, auf denen geschrieben war: "Der Tod wird den mit seinen Schwingen erschlagen, der die Ruhe des Pharao stört".
Also wieder der mysteriöse bekannte Fluch des Pharaos, so wurde vermutet. Aber:

1973 wiederholte sich ähnlich Mysteriöses bei der Öffnung der Gräber des Jagiellonenkönigs Cazimi Rietz (+ 1492), bei der 12 Personen auf rätselhafte Weise anschließend ums Leben kamen.

Da aber 1973 wissenschaftlich mikrobiologische Untersuchungen möglich waren, die es in dieser Form 50 Jahre vorher, also 1922 beim Öffnen des Grabes Tutenchamun noch nicht gab, so fand man in diesem Grab neben bisher noch unbekannten Bakterien und Pilzen auch riesige Mengen des **Schimmelpilzes aspergillus flavus.**

Tod durch Schimmelpilzgifte (Aflatoxine)

Dieser Schimmelpilz mit seinen totbringenden Schimmelpilzgiften war den Mikrobiologen seit Mitte der 60er Jahre bekannt, denn da machte er das erste Mal Schlagzeilen.

Die Tatsache war nämlich, dass in einer englischen Geflügelfarm in kürzester Zeit geradezu mysteriös 100 000 Putenküken starben.
Mikrobiologen lösten das Rätsel. Die Puten sind mit brasilianischen Erdnüssen gefüttert worden und diese waren verschimmelt: mit dem Schimmelpilz **aspergillus flavus.**

Diese Schimmelpilze, so stellten Mikrobiologen damals fest, enthalten hochpotente Gifte für Tier und Mensch:

Aflatoxine genannt.

Es wird vermutet: Das müssen schon die ägyptischen Priester vor 3000 Jahren gewusst haben. Denn auch in den Pyramidengräbern stellte man genau diesen Schimmelpilztyp fest.

Geradezu an strategisch wichtigen Stellen in den Pyramiden standen große Schalen voll von Schimmelpilzen, wahrscheinlich direkt angezüchtet.

Wer dann immer das Grab betrat, Räuber oder Forscher, starb an den Folgen der eingeatmeten Pilzsporen, die sich im menschlichen Körper zu giftstreuenden Pilzen entwickelten.

"Der Tod wird den mit seinen Schwingen erschlagen, der die Ruhe des Pharaos stört"... stand auf einer Tafel.

Mikrobiologen bestätigen uns:

Aflatoxine können Tiere und Menschen schwer schädigen, krank machen oder diese sogar ins Grab bringen, insbesondere Kranke, Immunschwache und kleine Kinder.

Mykotoxine, also Pilzgifte von Aspergillus flavus und Aspergillus parasiticus, führten im Tierexperiment in höheren Dosen relativ schnell zum Tod der Tiere und sie wirken schon in geringen Dosen krebsauslösend.

Wehe, wenn es ihnen gelingt, in unseren menschlichen Körper einzudringen.

Schimmelpilze kennen Menschen schon seit Jahrtausenden, denn wenn sie unser Brot, Obst, Getreide usw. befallen haben, dann waren sie auch als weiße, grüne oder schwarze "Watte" sichtbar.

Schimmelpilze: Die rote Warnlampe

Seit einigen Jahrzehnten weisen nun Mikrobiologen immer deutlicher darauf hin, dass auch wir Menschen oft von Mikroorganismen besiedelt sind, die von der allgemeinen Medizin bisher als relativ harmlos angesehen wurden oder die bisher kaum in ihrem Blickfeld standen, weil sie als Krankheitserreger bisher kaum wahrgenommen wurden:

Schimmelpilze!

Natürlich kennt man sie, denn sie sind selbstverständliche Bewohner dieser Natur.
Man weiß:
Alles was krank ist, wird relativ rasch von diesen mikroskopisch kleinen Pilzen besiedelt, die ihrem biologischen Auftrag entsprechend - wie die Bakterien - die letzte Arbeit im Kreislauf dieser Natur verrichten:

**ENDGÜLTIGES ZERSETZEN VON KRANKEM ODER TOTEM BIOLOGISCHEN MATERIAL ZUM ZWECK
DER RÜCKGEWINNUNG BIOLOGISCHER ROHSTOFFE.**

Wer mit offenen Augen z. B. durch einen Wald geht, kann sofort sehen, wie das stimmt.
Kranke oder tote Bäume, Sträucher oder Pflanzen werden von Pilzen besiedelt ..., und der Zweck ist klar:
Zersetzen!

Pilzsporen gibt es in unzähliger Anzahl, natürlich auch in der Luft, wie Bakterien und deren Dauerform, die Bazillen.

155

Schimmelpilze, gefährliche Krankmacher

„Unser Johannes (8), ist hyperaktiv"

Praxisbeispiel:

„Ich brauche unbedingt einen Termin", so Frau E. am Telefon. „Unser Johannes macht uns noch alle total verrückt. Der Nervenarzt meint, er sei hyperaktiv, und er will ihm jetzt Psychopharmaka geben. Aber bevor ich ihm das gebe, möchte ich noch einmal zu Ihnen kommen."

Einige Tage später erscheint Frau E. mit ihrem Sohn Johannes (8) in der Praxis. Ich frage mich erst einmal, wer von den beiden eigentlich hyperaktiv ist: Mutter oder Sohn?

Frau E. scheint sehr aufgeregt und redet unaufhörlich wie ein Wasserfall. Johannes redet mit, schreit seine Mutter zeitweise an, korrigiert sie, will recht haben, das sei doch gar nicht so, das sei doch anders, und diese schreit zurück.

Nach einer langen Zeit des Zuhörens, in der ich beide stumm beobachte, unterbreche ich diesen emotionalen Aggressionskreisel, der sich anscheinend zwischen Mutter und Sohn so seltsam hochgeschaukelt hat.

Mir scheint es notwendig, die beiden erst einmal voneinander zu trennen. So frage ich Johannes, ob er nicht ein bisschen mit dem Ergometer Trainer fahren möchte, während ich mich mit seiner Mutter unterhalte. Das Gespräch sei für ihn doch sicher langweilig. Johannes wollte sofort. Ich brachte ihn in den Nebenraum, er setzte sich auf das Fahrrad und ich erklärte ihm

156

die Funktionen, und schon raste er los, völlig begeistert, sodass ich Angst um die Elektronik bekam. Dann ließ ich ihn allein. Frau E. erwartete mich schon und wollte sofort wieder loslegen und mir wieder das gesamte Leidens- und Sündenregister von Johannes erzählen ..., aber ich bremste und bat sie, von vorn zu beginnen, damit eine Übersicht entstehe.

„Der hat einfach einen Schwarm Hummeln im Hintern"

Ich fragte wie üblich. „Wunschkind?" „Ja, was denken Sie denn?" (patzig!). „Wie war die Schwangerschaft?" „Normal, wie bei den anderen auch!" (Frau E. hat vier Kinder). „Wie war die Geburt?" „Ganz gut. Johannes kam schon fast blau auf die Welt; er hatte die Nabelschnur um den Hals. Der Nervenarzt vermutet, dass hier die Ursache zu suchen ist. Aber dann nach kurzer Zeit war alles gut." „Stillen?" „Ja, ca. 6 Monate." „Probleme in dieser Zeit?" „Nein, keine." „Wie ging es mit der Entwicklung des Johannes weiter?" „Er hat immer viel gebrüllt, wollte nie richtig essen, hatte immer wieder Husten und sehr häufig Schnupfen. Ich war mit ihm oft wegen des vielen Hustens beim Kinderarzt. Zeitweise waren die Ohren entzündet, zeitweise die Mandeln. „Bekam Johannes dafür Antibiotika?" „Ja, häufig", so die Mutter.

„Im ersten Lebensjahr begannen dann diese Hautausschläge. Allergisches Ekzem, sagte der Arzt, und im Frühjahr begann bei Johannes der Heuschnupfen ..., und von da an ging es mit ihm eigentlich drunter und drüber. Auf das hatte er reagiert, auf das und das. Ich bin vor lauter Probieren fast verrückt geworden."

„Was ist eigentlich mit den anderen Kindern?", wollte ich wissen. „Die sind auch alle irgendwie allergisch, jeder auf seiner Ebene - nur unsere Marion, die Älteste nicht oder besser nicht mehr. Seitdem sie vor drei Jahren aus dem gemeinsamen Kinderzimmer ausgezogen ist, da geht es ihr wesentlich besser. Aber Johannes ist von allen Kindern der Schlimmste.

Er ist ein unruhiger Kerl, ein Zappelphilipp, keine Minute gibt er Ruhe, weder beim Essen, noch in der Schule, noch bei den Hausaufgaben. Der hat einfach einen Schwarm Hummeln im Hintern und macht uns alle noch total verrückt. Ich war mit ihm schon bei x Ärzten und bei einigen Heilpraktikern, und das hat uns alle eine Stange Geld gekostet: Homöopathie, Bachblüten, Akupunktur, Elektroakupunktur, alles haben wir schon versucht.

Dann dachten wir, er sei vergiftet und haben ihn auf Umweltgifte und Amalgam testen lassen, auch alle Amalgamplomben entfernen lassen.

Ich bin schon ganz durchgedreht, und Johannes ist auch öfter so aggressiv zu mir, lässt sich nichts gefallen und legt sich mit jedem an. Außerdem schläft er schlecht."

Und nun weint Frau E. „Nun, wir waren mit Johannes beim Nervenarzt. Dieser hat uns für die Hyperaktivität leichte Psychopharmaka angeboten. Aber ich will ihm das Zeug nicht geben. Johannes ist doch nicht nervenkrank!", - so die Mutter.

Gestörte Darmflora und starker Schimmelpilzbefall

Plötzlich erscheint Johannes in der Tür und fragt: „Was heulst du denn schon wieder?" –, worauf Frau E. aufspringt und ihm eine schmiert. Johannes sagt lakonisch: „fragen wird man ja wohl noch einmal dürfen" – und leise dazu „Du blöde Kuh", dreht sich um und geht wieder Fahrrad fahren. Mein Gott, denke ich bei mir, die brauchen ja alle Familien-Psychotherapie – da hat sich ganz schön was aufgestaut.

Ich frage die Mutter, ob bei Johannes schon einmal eine Stuhl-probe untersucht worden wäre. „Was hat denn das jetzt mit meinem hyperaktiven Kind zu tun?" –, so Frau E. misstrauisch. Ich erkläre es ihr, so gut es geht. Ja, Stuhlgang habe Johannes mehrmals am Tag (na, so denke ich, das passt auch zu ihm). Süßigkeiten? Ja, so Frau E., pfundweise, besser kiloweise.

Nach einigen Tagen ist der Stuhlbefund da: schwer gestörte Darmflora mit Candidabefall und hoher Schimmelpilzbefall im Sputum (Speichelprobe).

Als Frau E. den Befund hört, fällt sie aus allen Wolken. „Das hätte ich nicht geglaubt", sagt sie, „da hat ja noch nie einer hingeschaut." Wir machen nun eine breitangelegte Kur gegen die Pilze in der Lunge und eine große Regeneration der gestör-ten Darmflora, dazu Lymphentgiftung, Mineralstoffhaushalt in Ordnung bringen usw. (siehe Therapiehinweise).
Hinter den Betten im Kinderzimmer...

„Johannes wird wirklich ruhiger", sagt nach 4 Wochen begeistert die Mutter. „Er ißt jetzt auch besser, aber irgendwie ist er noch nicht in Ordnung."

Ich habe da einen Verdacht, der sich schon mehrfach bei anderen Patienten bestätigt hat. Ich frage, mit wem der Johannes im Zimmer zusammenwohnt.

„Mit dem Wolfgang, der zwei Jahre jünger ist und der kleinen Magdalena", so Frau E., „aber die schläft oft bei den Eltern. Und die Marion ist seit drei Jahren, wie schon gesagt, unter das Dach gezogen. Und bei der", so erzählte Frau E. „am Anfang, war auch Allergie da und die ist jetzt weg."

Und der Wolfgang?, frage ich. „Der ist ähnlich unruhig wie Johannes", so Frau E.

Ich frage Frau E., wann das Haus gebaut wurde, in dem sie wohnen.

„Das Haus", so Frau E., „haben wir von den Großeltern geerbt und umgebaut." „Ist Wasser oder Wald in der Nähe?" frage ich. „O ja", so Frau E., „ein kleiner Weiher, aber ein Stück weiter weg." Ich frage weiter: „Sind eventuell Schimmelpilze in der Wohnung?" Frau E. fährt mich direkt an: „Na hören Sie mal, ich halte doch alles sauber."

Frau E. bekommt von mir nun sehr vorsichtig, damit sie sich nicht angegriffen fühlt, sehr viel Information und den Hinweis, dass Schimmelpilze oft mit Sauberkeit absolut nichts zu tun haben, sondern mit der Haussubstanz, der Umgebung und dem Wohnort. Schimmelpilze sitzen erfahrungsgemäß häufig in älteren Häusern in den Ecken, hinter den Schränken, unter den Tapeten, in Ritzen oder Kacheln, in Fliesen usw., gern im Bad, auch in der Küche, in der Blumenerde usw.

Ich bitte Frau E. trotzdem, im gesamten Haus, insbesondere im Kinderzimmer alles abzurücken und nach Schimmelpilzen zu forschen -, denn woher kommen sonst die Pilze bei Johannes im Hals-/Rachenraum, und wir wissen, dass sie massiv das Nervensystem reizen und auch Allergien provozieren.

Am gleichen Abend noch klingelt in der Sprechstunde das Telefon. Frau E. ist ganz aufgeregt. „Herr Weichert", so sagt sie, „Sie hatten recht. Hinter den Betten und dem Schrank im Kinderzimmer ist alles grün von Schimmelpilzen."

Na, da hatten wir ja die Ursachen für die seltsamen ständigen Erkrankungen aller Kinder und für die sog. Hyperaktivität des Johannes.

Jetzt hieß es aber für das Ehepaar E., das ganze Haus fachmännisch entpilzen und sanieren lassen.

Heute nach gründlicher Haussanierung und breit angelegter, naturheilkundlicher, mikrobiologischer Therapie geht es der gesamten Familie wieder gut.

Husten, Bronchitis und Asthma durch Schimmelpilzgifte

Schimmel ist die Allgemeinbezeichnung für den weißen, grünen oder schwarzen wattigen Flaum, durch den sich der Pilz erst zeigt.

Schimmelpilze können oft sehr schnell ganze Flächen überwuchern, wenn die Lebensbedingungen für sie günstig sind. Die Schimmelpilzgattung **Aspergillus** ist ein artenreicher Kleinpilz, der auf der einen Seite unter bestimmten Bedingungen ein sehr schwerwiegender Krankheitserreger sein kann, auf der anderen Seite in der Biotechnologie zum Herstellen von Enzymen und Antibiotika benutzt wird.

Schimmelpilze können auch uns Menschen besiedeln, bevorzugt immunschwache, kranke Menschen und wieder Kinder, insbesondere kleine Kinder mit noch wenig Abwehrkraft.

Da ihre Sporen oft in der Luft sind, besiedeln sie häufig - meist unerkannt! - die Lungen und erzeugen nach außen das Symptomenbild der chronischen Bronchitis oder des chronischen Asthmas, auf das dann auch meist behandelt wird.

Einige meiner kleinen und großen Patienten wurden, bevor sie zu mir kamen, über Jahre auf chronisches Asthma behandelt.

Diese mussten über Jahre mit Cortisonspray als Herzstütze inhalieren. Sie wurden auf Kuren geschickt und standen unter dem oft schlimmen, psychischen Druck, zeitweise keine Luft mehr zu bekommen bzw. nie mehr gesund zu werden.

Die mikrobiologischen Untersuchungen zeigten jedoch als Ursache der sog. Bronchitis bzw. des Asthmas Candida- bzw. Schimmelpilzbefall in der Lunge und fast immer auch gleichzeitig im Darm.

Schimmelpilzgifte belasten Leberstoffwechsel

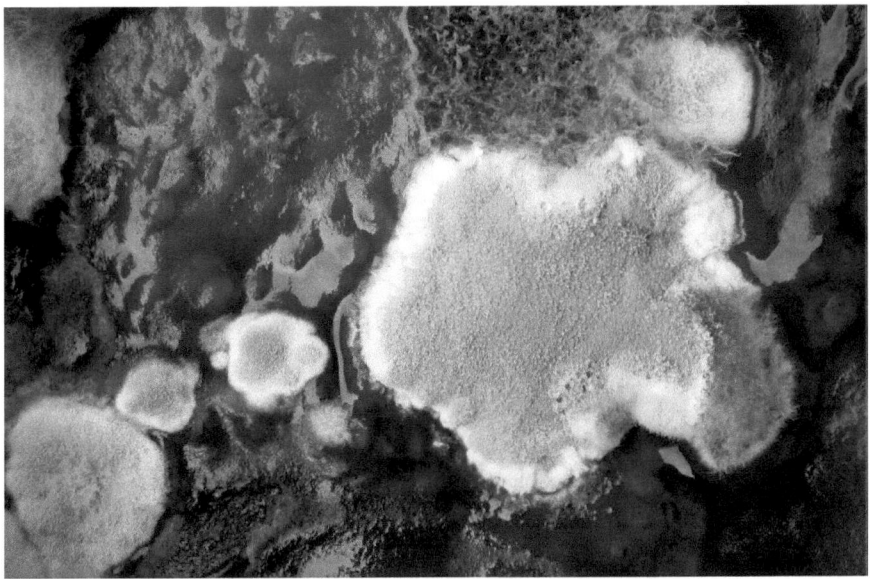

Wenn sich Schimmelpilze im Darm ansiedeln können (auch in der Lunge), dann bilden sie oft ein Wurzelgeflecht (Myzel), mit dem sie die Schleimhaut überwuchern.

Mit ihren aggressiven Enzymen können sie durch das Gewebe des Darms in andere Organe oder in die Blut- oder Lymphbahnen einbrechen.

Mit ihren Giften lösen sie oft unsichtbar schwere Belastungen in der entgiftenden Leber aus.

Ein häufiger - meist unbekannter - Schutzmechanismus gegen die Schimmelpilzgifte aus dem Darm ist, dass die Leber den Fett- bzw. Cholesterinspiegel erhöht (um damit die Gifte zu binden), der dann trotz bester Therapie nicht mehr auf normal zurückgeht.

Schimmelpilze belasten kindliches Nervensystem

Dass Schimmelpilze mit ihren giftigen Ausscheidungen bei Kindern insbesondere das Nervensystem schwer belasten und der kleine und große Patient mit Müdigkeit, Schlappheit, Leistungslosigkeit, oft rasenden Kopfschmerzen, Appetitlosigkeit, Schlafstörungen oder völlig überreizt und Hyperaktiv reagiert auch daran wird oft zu wenig gedacht.

Dass Schimmelpilze und deren Gifte auch das Herz belasten oder gar krankmachen können, wer denkt schon daran?

Der blöde und faule Olaf (12)

Praxisbeispiel:

Eines Tages standen beide bei mir in der Praxis. Die Mutter war am Ende ihrer Kraft, und sie erzählte unter vielem Weinen die ganze Odyssee ihres Kindes.

Olaf war in der Schule und daheim müde, matt, leistungslos, oft überreizt und zu nichts zu motivieren.
Deshalb wurde er von seinen Klassenkameraden für blöd und von seinen Eltern für faul angesehen. Er machte unlustig seine Hausaufgaben und war sehr oft infektanfällig.

Nachdem die Mutter insbesondere auf Druck der Schule Olaf mehrfach von Fachärzten hat untersuchen lassen, sich aber nichts feststellen ließ und einige Zeit versucht wurde, mit Tabletten Olaf zu helfen - auch das wieder ohne jeglichen Erfolg -, so ging die Mutter mit Olaf zu einer Heilpraktikerin.

Olaf bekam dort über ein Jahr klassische, homöopathische Therapie. Aber immer wenn man meinte, jetzt gehe es wieder bergauf, nach einem neuen Mittel mit einer neuen Potenz, kam bald danach wieder der Rückfall in das alte Muster.
Olafs Mutter ließ es daraufhin bei einem Arzt für Naturheilkunde mit Akupunktur und begleitender Bachblütentherapie versuchen.

Erst ging es wieder bergauf, dann nach einiger Zeit wieder das alte Ergebnis. Daraufhin wechselte sie mit Olaf wieder zu einem anderen Arzt für Naturheilkunde in der nächsten Stadt, der mit elektrischen Schwingungen und Nosodentherapie arbeitete. Nach 10 teuren Sitzungen (die Kasse übernahm diese Therapie nicht), gab Olafs Mutter auf, weil kein Erfolg in Sicht war.

Psychologin: Olaf ist psychisch gestört - Mutter ist schuld

Allerdings meinte der Arzt, wenn die Therapie nicht anschlage, dann werde das sicher psychisch sein, und nun begann eine neue Odyssee:
Hausarzt, Facharzt, Kasse, Antrag auf Genehmigung einer Psychotherapie für Olaf.

Olaf begann nach einiger Zeit bei einer Psychologin mit einer Spiel-, Mal- und Gesprächstherapie in der nächstgrößeren Stadt, wohin Olafs Mutter jede Woche einmal mit ihm 60 km fahren musste. Olaf ging gern zu dieser Psychologin, aber an seinem Zustand besserte sich nichts.

Allerdings, so erzählte die Mutter, machte sie sich nun nach einem Gespräch mit der Psychologin selbst schwere Vorwürfe und Schuldgefühle. Denn die Psychologin hat mit ihr "herausgearbeitet", dass Olafs Mutter nach der Geburt viel zu früh arbeiten gegangen ist und Olaf damit viel zu wenig Liebe bekommen habe.

Deshalb sei Olaf nun ein eher seelisch gestörtes, introvertiertes Kind mit Anlagen zu depressiven Schüben, so wie sie ihn in den Einzeltherapien erlebe.

Olafs Mutter nahm die Aussagen der Psychologin sehr ernst und sie wollte nun ihrerseits alles daransetzen, damit diese kindlichen Defizite, die ja durch "ihre Schuld" entstanden sind, bei Olaf ausgeglichen und in Ordnung gebracht wurden.

Nach einigen Monaten, als auch die Psychologin bemerkte, dass sich an Olafs Zustand kaum etwas änderte und die Mutter immer unruhiger wurde, beratschlagte man, evtl. eine Kontrolluntersuchung bei einem Nervenarzt.

Dieser verordnete nun nach Abklären von Gehirnströmen und Doppleruntersuchung, die unauffällig waren, leichte stimmungsaufhellende, psychische Mittel.

Als aber Olaf nach einiger Zeit von der stimmungsaufhellenden Therapie noch müder, schlapper, leistungsloser wurde, geriet die Mutter wieder in helle Verzweiflung.

Außerdem wurde Olaf jetzt wieder infektanfällig.

Von mir danach befragt, klagte Olaf über massives Bauchweh, Stuhlverstopfung und schlimmen Blähungen, was in all den Behandlungen vorher NIE ein Thema war.

Schimmelpilzbefall im Darm

Die mikrobiologische Untersuchung zeigte:
Olaf hatte ein schwer gestörtes mikrobiologisches Ökosystem (Schadflora) und hohen Schimmelpilzbefall im Darm, dabei als Folge davon natürlich eine hohe Leber- und Nervenbelastung durch die Schimmelpilzgifte, d. h. massive Ökostörungen durch alle Systeme, wie eine Kettenreaktion.

Olavs naturheilkundliche Therapie:

6 Monate   Adiclair susp. oder Moronal 3 x 1 Pipette, strikte antimykotische Therapie,

- **Lactobact Premium 1x2**
- **Kapseln für Darm-Symbioselenkung,**

- **Entgiftung über die Nieren, Lymphsystem, Leber,**

- **Konstitutionstherapie,**

- **Auffüllen der Minerale, Spurenelemente und Vitamin-situation und**

- **strenge Ernährungsumstellung auf naturheilkundliche Ernährung**

- **und weg mit den Süßigkeiten**

Durchschlagender Erfolg

Die Mutter sagte: *Ihr Sohn sei seit einiger Zeit wie ausgewechselt: aktiv, lebendig, schlafe und esse gut, und auch die Lehrer in der Schule lobten ihn.*

Übrigens: Olaf war vor seiner Krankheit ein Liebhaber von großen Mengen von Süßigkeiten (die ja auch die Lieblingsspeise von Pilzen sind), Süßigkeiten, die ihn jetzt nach der antimykotischen Therapie nicht mehr interessierten.

Und noch dazu:

Olafs Eltern haben eine Landwirtschaft!

Sein Lieblingsort zum Spielen war die Scheune, d. h. Gras, Heu, Tiere und das bedeutet täglich geradezu ein Baden in Schimmelpilzsporen.

Diese Geschichte soll Ihnen als Eltern Mut geben, bei ähnlich gelagerten Problemen einmal anders zu denken und naturheilkundlich, ganzheitliche, mikrobiologische Therapien einzusetzen.

Hohe Immunbelastung durch Schimmelpilzgifte

Alle Pilze, auch Schimmelpilze, haben - wie die Bakterien - die gleichen krankmachenden Mechanismen:

a) Zersetzen
b) Ausscheidungsgifte
c) Zerfallsgifte

Besonders gefährlich sind für den kindlichen Organismus die **Aflatoxine.**

Sie provozieren das kindliche Immunsystem zu massiven Abwehrreaktionen, sonst erkrankt aufgrund der Gifte der zu schützende Organismus.

Oft wird dieser Giftreiz zum **Überreiz** und das Immunsystem beginnt nun heftig um sich zu schlagen und das bedeutet:
Allergien. Durch die hohe Immunbelastung im Darm entstehen an anderer Stelle des Organismus nun Immundefizite, z. B. im Hals-/Rachenraum (oder Lunge) und das Kind wird (immer wieder) infektanfällig.

Beim Einatmen von Schimmelpilzsporen können sich diese im gesamten Hals-/Rachenraum ansiedeln. Das kann als Symptom das Vollbild der chronischen Nasennebenhöhlen- oder Stirnhöhlenentzündung ergeben (chron. Sinusitis), die in der Regel (weil hier fast immer Bakterien als Erreger vermutet werden), erst einmal mit Antibiotika therapiert wird.

Besonders aufpassen sollte man, wenn eine solche Stirnhöhlenentzündung insbesondere nach Cortison- und Antibiotikatherapien immer wiederkommt, wie bei der 15-jährigen Martina.

Martina (15), seit zwei Jahren immer wieder Antibiotika wegen Stirnhöhlenentzündung

Praxisbeispiel:

Martina war 15 Jahre alt und stand kurz vor dem Schulabschluss, als sie mit ihrer Mutter in meine Praxis kam.

Seit 2 Jahren litt Martina an chronischer Stirnhöhlenentzündung.
Sie bekam vom Arzt dafür immer wieder Antibiotika verordnet, was auch kurzfristig immer wieder half.

Gleichzeitig klagte Martina über Verdauungsprobleme, Blähungen, Unverträglichkeit von Speisen und sie habe einen Dauerschnupfen.

Auch die Ohren seien oft "wie zu" und zeitweise habe sie Entzündungen in der Bindehaut der Augen.
Gleichzeitig habe sie diese unguten, oft roten und juckenden Hautprobleme, die auf keine Therapie richtig ansprechen.

Da Martina sehr ehrgeizig in der Schule war, was auch die Mutter bestätigte, vermutete ich erst einmal eine typische Stress-Infekt-Kette aufgrund ihrer psychischen Belastung, bis ich die Laborergebnisse von Stuhl, Hals-/Rachenraum, Nasensekret und Scheide in der Hand hatte.

Diese zeigten:

- Die Darmflora von Marina war massiv gestört
- gleichzeitig hoher Candidabefall,
- ebenso in der Scheidenflora (aber hier war Martina völlig symptomlos!).

- Der Rachenabstrich zeigte mäßigen Candidabefall,

- Im Nasensekret war hoher Schimmelpilzbefall, und zwar vom Schimmelpilz Aspergillus niger.

Bei diesem Befund konnten die gutgemeinten Antibiotika natürlich nicht helfen.

Beim Nachfragen, woher die hohen Pilzbelastungen kämen, erzählte mir Martina, sie sei eine leidenschaftliche Reiterin.

Sie verbringe ihre ganze Freizeit im Pferdestall, hatte dort viel Kontakt mit Heu, mit Futter, mit den Pferden

(Also sie "badete" jeden Tag geradezu in Schimmelpilzsporen).

Neurodermitis:

Pilze sind oft unsichtbare Allergieauslöser

Eine weitere unsichtbare Falle für die Gesundheit unserer Kinder lauert, wenn ihre sensiblen Ökosysteme immer wieder mit **Schimmelpilzen, deren Giften und mit ihren unsichtbaren Sporen in Kontakt kommen, was dann zu allen möglichen allergischen Reaktionen führen kann.**
Das kindliche Immunsystem wehrt sich gegen die zersetzenden Pilze und deren giftige Ausscheidungen, indem es immer mehr schützende Immunglobuline entwickelt.
(Was Immunglobuline sind, erfahren Sie im nächsten Kapitel).

Aber:
Irgendwann einmal ist das Immunsystem dann so gereizt, dass es Freund von Feind nicht mehr unterscheiden kann, und es schlägt nur noch wild um sich.

Denn es gibt so viele Stoffe, die Ähnlichkeiten auf den Kennungen ihrer Zellmembranen zeigen, wie die Schimmelpilze und ihre Gifte: z. B. Hausstaubmilben, Katzenhaare, Weizen, Milch, Eier usw., und plötzlich oder nacheinander entwickelt das Kind eine Kette von Allergien wie:

- **Ekzeme der Haut,**
- **allergische Ekzeme,**
- **Neurodermitis, evtl. Psoriasis oder**
- **Heuschnupfen, auch**
- **Lebensmittelunverträglichkeit usw.**

Aber noch viel schlimmer sind die sehr häufigen (sehr undurchsichtigen) Symptome bei Kindern, die als Allergien überhaupt nicht erkannt werden, nämlich die sogenannten:

173

Maskierten (versteckten!) Allergien.

Das sind allergische Reaktionen, die unsichtbar durch schmerzhaftes Anschwellen und entzündlicher Reaktion in der Darm- oder Lungenschleimhaut ablaufen.

Nach außen zeigt sich allerdings ein anderes Symptomenbild, z. B. das der chron. Bronchitis oder das des Asthmas bronchiale oder die typischen Verdauungsstörungen, die meist nicht so ernst genommen werden…

- **mit Unwohlsein,**
- **Unverträglichkeit von Speisen,**
- **Durchfällen oder Verstopfungen,**
- **und den typischen Bauchwehsituationen unserer Kinder.**

Diese werden aber als allergische Reaktionen oft nicht erkannt, sondern unter dem nach außen gezeigten Symptomenbild häufig über Jahre erfolglos therapiert…

Meist geht das mit einem gesundheitlichen Auf und Ab für das Kind einher, wie ich es häufig bei meinen kleinen Patienten erlebe, plus der Hilflosigkeit und Ohnmacht der Eltern.

Wichtig:
Bei jeder Form von Allergie sollte als allererstes immer an den gestörten Darm gedacht werden, denn hier sind meiner Erfahrung nach, fast immer die Ursachen zu finden.

TEIL 11

Parasiten:

Lästige Quälgeister, Oft böse Krankmacher

Parasiten:

Lästige Quälgeister, oft böse Krankmacher

Parasiten sind kleine Tiere, welche unseren menschlichen auch tierischen/pflanzlichen Organismus überfallen und diesen für ihre Zwecke benutzen.

Parasiten sind Schmarotzer, welche Auf, IN oder VON dem besetzten Körper leben und diesen als Nahrung und zu ihrer eigenen Arterhaltung und Vermehrung missbrauchen. Dabei können sie auch Krankheiten übertragen.

Denken Sie dabei an typische Parasiten, wie Mücken, Zecken, Flöhe, Läuse, Milben, Maden- und Bandwürmer, und andere… "die uns zum Fressen gernhaben."

Wo kommen die Parasiten her?

Das kann wohl niemand so genau sagen. Man vermutet, dass sich Parasiten in der Evolution - neben der uns bekannten Entwicklung von Zellen, Bakterien, Pilze, Viren usw. - mitentwickelt haben, weil diese "vom großen Kuchen" auch etwas abhaben wollten.

Für unseren Organismus, oft auch für unsere Tiere, sind sie unangenehme oft krankmachende Quälgeister, denn sie saugen unser Blut, und sie übertragen dabei oft Krankheiten (wie: **Zeckenstiche oft Borrelien und FSME – Viren** übertragen).

In Afrika erkranken/sterben jährlich circa 800.000 Menschen an **Malaria.** Der Auslöser sind eine Vielzahl kleinster Parasiten namens Plasmodien, welche durch einen Mückenstich auf ihren Wirt, also auf Menschen, übertragen werden.

Im Mittelalter übertrugen Rattenflöhe das **Bakterium Jersinia Pestis** auf uns Menschen. Diese entwickelten sehr schnell **die Pest.** Der Stich des Rattenflohs kostete also der Hälfte der europäischen Bevölkerung das Leben.

Würmer – oder besser Wurmeier - gelangen oft über befallene Lebensmittel, intensiven Tierkontakt oder verunreinigten Spielplatz-Sand in den kindlichen Verdauungstrakt und entwickeln sich dort zu ausgewachsenen Würmern.

Kinder werden bevorzugt von kleinen Madenwürmern befallen, ztw. auch von Spul- oder Bandwürmern.

Diese sind die häufigsten Würmer bei Kindern. Da Kinder mit allem spielen, alles und sich gegenseitig anfassen, vieles in den Mund nehmen, haben sie oft die kleinen und klebrigen Wurmeier an den Fingern und sie verschlucken diese.

Im Darm entwickeln sich die Eier zu Würmern, welche dort von unserer Nahrung leben. Diese wandern zum Afterausgang und sie legen dort (meist nachts) wieder tausende von ihren Eiern ab.

Weil das meist juckt, kratzen die Kinder häufig am After. Auch Nasenjucken, blaue Augenringe, Bauchweh, Stuhlprobleme, Essunlust, Schlafstörungen können Zeichen von Wurmbefall sein..

In jedem Fall lasse ich immer bei jeder! Stuhluntersuchung von Kindern auch auf Würmern bzw. Wurmeiern untersuchen... und... häufiger als geglaubt, wird das Labor fündig.

Zur Therapie bekommen die Kinder einen Saft, welcher die Würmer und Wurmeier abtötet, zur Sicherheit 3-5 x im Abstand von 3 Wochen...weil immer noch Wurmeiner da sein können, welche sich schnell wieder entwickeln... bzw. das Kind schon wieder von anderen Kindern oder von **Haustieren (Hunde, Katzen, Hamster, Wellensittiche usw.)** neu infiziert sein kann.

Deshalb, bei positivem Wurm – Befund, unbedingt mit den Haustieren zum Tierarzt gehen.

Wichtig:

Gerade unsere Haustiere sind häufiger von Würmern befallen als man glaubt. In jedem ihrer Kothäufchen z.B. im Garten, können sich Tausende von Wurmeiern befinden, welche dort monatelang überleben und vom Wind oder von anderen Tieren im Fell herumgetragen werden und sich das Kind so beim Streicheln wieder mit Wurmeiern infiziert.

Sollte Ihr Kind an Allergien leiden (Husten, Kratzen, Hautausschläge usw.) dann denken sie bitte an auch an **Hausstaub- oder Bettenmilben.**

Hier oft Bettwäsche , Schlafanzug usw. mit 90 Grad waschen und ... keine Haustiere mit ins Bett nehmen.

TEIL 12

Das letzte Wort hat immer

unser

Immunsystem

Das kindliche Immunsystem:
lebensrettend – lebenserhaltend

Das letzte Wort hat immer unser Immunsystem

Ganze Büchereien kann man heute mit dem Wissen um unser Immunsystem füllen, denn Wissenschaft und Forschung entdecken immer weitere neue Details.

Da die Gesundheit unserer Kinder von der Aufmerksamkeit und Schlagkraft ihres Immunsystems abhängig ist, kann es für Sie als Eltern sehr sinnvoll sein, sich mit der Arbeitsweise des Immunsystems Ihres Kindes etwas vertraut zu machen.

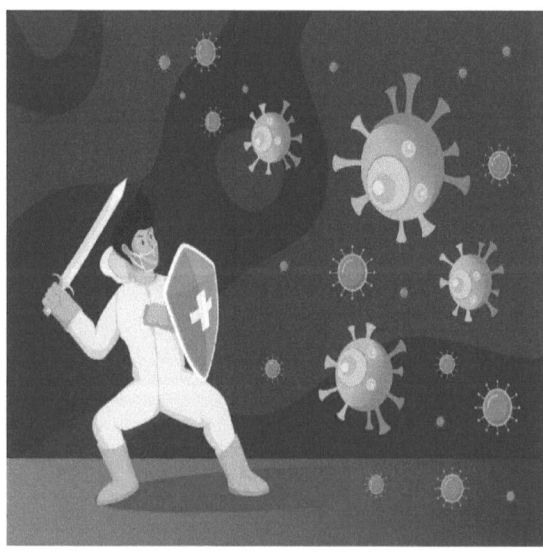

Von Anbeginn des Lebens auf dieser Erde haben sich Lebewesen mit anderen Lebewesen auseinandersetzen müssen, denn das Gesetz der Natur zeigt, ein Tier frisst das andere weil es Hunger hat und zur Arterhaltung.

Somit werden meist unerfahrene Jungtiere, alte und kranke Tiere Beute von hungrigen, gesunden und vitalen Räubern oder Feinden.

Auch das ist eine Art Bio-Recycling und gehört - grausam oder nicht - zu dieser Natur dazu (schließlich fressen, pardon essen

180

wir auch Fleisch). Ob immer nur zu unserer Arterhaltung, das ist fraglich.

Die unsichtbare Welt der Mikroorganismen

Eine andere Form von "Räubern", oft weitaus gefährlicher, in unvorstellbarer Zahl, oft hochaggressiv und für unser menschliches Auge unsichtbar,
lauern seit Anbeginn der Schöpfung auf unseren Organismus, nämlich ganz bestimmte, mikroskopisch kleine Arten von

1. Bakterien, 2. Pilzen, 3. Viren und 4. Parasiten.

Sie haben die Fähigkeit, ihren Wirt, den sie überfallen, - also unseren menschlichen Organismus - krank werden zu lassen und/oder ihn zum Zweck ihrer eigenen Arterhaltung zu töten.

Wir nennen diese Bakterien, Pilze, Viren usw. **pathogen, d. h. krankmachend.**

Damit nun insbesondere diese krankmachenden Bakterien, Pilze, Viren, Parasiten auch abgewehrt werden, so hat die Natur im Laufe der Evolution im tierischen bzw. menschlichen Organismus ein immer präziser arbeitendes Immunsystem entwickelt, welches die Fähigkeit hat, abzuwehren, zu verteidigen oder selbst anzugreifen, um Angreifer, d. h. Krankheitserreger zu töten.

Dabei darf es keine Gnade kennen, so wie in der Natur selbst. Es heißt: Du oder ich, fressen oder gefressen werden, Leben oder Tod.

Freund oder Feind?

Unsere körpereigenen Abwehrzellen müssen als oberste Aufgabe lernen, alle Zellen ihres eigenen Organismus zu schützen und diese nicht fälschlicherweise anzugreifen.

Jede von außen kommende fremde Zelle, d.h. Bakterien, Pilze, Viren, Pollen, Staub usw., betrachten unsere Abwehrzellen immer als feindlich.

Somit ist die Aufgabe unserer Abwehrzellen dreigeteilt:

- **körpereigene Zellen: dürfen nicht angegriffen werden**

- **harmlose, nicht krankmachende Stoffe, z. B. aus der Natur, wie Pollen, nicht krankmachende Bakterien, Hefen, natürliche Esswaren usw. fallen unter den Begriff der sog. Immuntoleranz und provozieren keine Abwehr, aber eine gewisse Achtungshaltung.**

- **Krankmachende Bakterien, Pilze, Viren, auch schädliche Schwebstoffe in der Luft, Sporen, Toxine in der Nahrung, aber insbesondere die Gifte durch Rauchen usw. müssen gnadenlos vernichtet werden, damit der zu schützende Organismus gesund bleibt.**

Kleine und große Abwehrzellen (Fresszellen)

Unser Immunsystem teilt sich in zwei große Aufgabengebiete:

- **allgemeine Abwehr und**

- **spezifische Ein – Feind - Abwehr**

Zur allgemeinen Abwehr gehören **unsere kleinen weißen Blut-körperchen,**

die sog. Leukozyten, auch Fresszellen genannt.

Diese patrouillieren ständig im gesamten Organismus. Es sind sehr achtsame Immunzellen. Da alle Zellen unseres Körpers von Blut bzw. Lymphe umspült werden, schwimmen sie im Blut- und Lymphstrom.

Sie haben ihren Namen bekommen, weil sie sich sofort auf jeden Feind stürzen, sich wie Quallen über diesen darüberstülpen, ihn mit ihren aggressiven Enzymen in ihrem Innern in Kontakt bringen und ihn so in seine Bestandteile auflösen.

Im Normalfall (kein Infekt) befinden sich in einem Tropfen Blut ca. 5 000 Leukozyten, die im Infektfall schnell auf 10 - 15 - 30 000 Abwehrzellen pro Tropfen Blut ansteigen können.

Auch wenn diese Zahlen im Moment sehr groß klingen mögen, so muss man daran denken, das Bakterien z. B. nur in Größen-ordnungen von Millionen gleichzeitig auftreten und diese sich un-ter guten Bedingungen alle 20 Minuten weiter verdoppeln, d. h. vermehren können, so das in dieser Gegenüberstellung 5 000

Abwehrzellen pro Tropfen Blut sehr wenige "Frontsoldaten" darstellen.

Im Infektfall aktivieren unsere kleinen Fresszellen ihre großen Brüder,

die sog. Makrophagen.

Das sind große Fresszellen, die normalerweise nicht im Blut, sondern im Gewebe patrouillieren.

Werden sie aber durch Lockstoffe aktiviert, so werden sie zu äußerst schnellen und hochaggressiven Gegnern, die sich sofort auf jeden Feind stürzen und ihn in der gleichen Art und Weise wie ihre kleineren Brüder vernichten, nur mit noch größerer Kraft.

Irgendwann einmal in der Entwicklung des Immunsystems muss aber das Abwehrsystem mit den kleinen und großen Fresszellen nicht mehr ausgekommen sein, sodass unser Immunsystem ein weiteres, noch weit effektiveres, noch schlagkräftigeres System dazu entwickelte: das Ein – Feind - Abwehrsystem.

Denn zwischen den sich schnell vermehrenden krankmachenden Kleinstlebewesen und unseren normalen Fresszellen kann im Infektfall zahlenmäßig sehr schnell ein riesiges Ungleichgewicht entstehen…

was dann den Tod bedeuten kann.

Das T – Zell - System

T-Zellen sind die Spezialisten unserer Abwehr mit übergeordneten Aufgaben.

Sie bilden gleichzeitig bildlich gesprochen **den Generalstab der Abwehrzellen (T-Helfer-Zellen)** und das Immungedächtnis, das alle Feinde wiedererkennen kann, mit denen es je Kontakt hatte **(T-Memory-Zellen).**

T-Suppressor-Zellen sind dafür zuständig, dass nach einer Abwehrschlacht das hochgerüstete Immunsystem wieder auf seinen Normalzustand zurückgeführt wird.

T-Killer-Zellen sind die panzerbrechenden Waffen des Immunsystems. Es sind ganz bestimmte T-Zellen, welche die Feinde, auf die sie spezialisiert sind, mit Sicherheit abtöten.

Das Problem des Krebskranken ist es z. B., dass meist zu wenige aktivierte Killerzellen da sind, welche die Krebszellen abtöten können.

Die Krankheit Aids z. B. ist deshalb kaum bekämpfbar, weil das Aids-Virus genau das T-Zell-System des Immunsystems befällt.

Deshalb bricht bei Aids-Infizierten das Immunsystem entweder langsam aber sicher oder schnell in sich zusammen, so das viele Aids-Kranke am Ende ihres Lebens häufig an einer banalen bakteriellen Infektion oder an einer generalisierten Pilzinfektion sterben, weil ihr Immunsystem keine Abwehrkraft mehr hat, wie übrigens bei so manchen Krebskranken nach einer Chemotherapie.

Bevor T-Zellen jedoch als aktive Immunzellen eingesetzt werden, müssen sie "in die Schule" des T-Zell-Systems, nämlich in die Thymusdrüse, die sich bei uns Erwachsenen seit ca. unserem 12. bis 15. Lebensjahr in eine Art Fettkörper zurückgewandelt hat.

Bei unseren Kindern - bis ca. zu ihrem 10. Lebensjahr – ist die Thymusdrüse der Schulungsort des Immunsystems (T ist nämlich abgeleitet von Thymus!).

Was Hänschen nicht lernt, lernt Hans nimmermehr ..., sagt der Volksmund.

Beim T-Zell-System als General- und Leitsystem unserer Abwehr stimmt das ganz genau. Ohne ein schlagkräftiges T-Zell-System gerät die Abwehr unseres Kindes und des späteren Erwachsenen in einen oft problematischen Zustand. Die Folgen sind häufig sichtbar:

Wichtig:
Da die meisten unserer Kinder aufgrund von Impfungen kaum mehr ihre Kinderkrankheiten bekommen (dürfen), sie aber auf der anderen Seite viel zu häufig bei sog. banalen Infekten mit Antibiotika und Fiebersenkern, teilweise auch mit anderen chemischen Arzneimitteln behandelt werden, so hat das kindliche Immunsystem oft kaum mehr die Chance, Krankheitserreger und deren krankmachende Mechanismen richtig kennenzulernen, Krankheiten voll zu durchleben und sie naturgemäß zu bekämpfen und zu beenden.

Somit fehlen dem kindlichen Immunsystem die Immunerfahrungen für später ..., und das Kind hat meist noch 70 bis 80 Jahre vor sich.

186

Durch diese Therapien hat das kindliche Immunsystem kaum die Chance, aktiv Abwehrkräfte aufzubauen.

Die Erfahrung hat gezeigt:

ein Kind, welches mit Einsatz chemischer Arzneimittel immer wieder schnell "gesundtherapiert" wird, dessen Immunsystem also kaum die Chance hatte, Krankheiten zu durchleben, Krankheitserreger und deren Krankheitsmechanismen kennen zu lernen und damit Abwehrkräfte aufzubauen, ist ein potentiell kränkelnder bis kranker Erwachsener, was in der Praxis insbesondere bei vielen Patienten ab dem 40. Lebensjahr deutlich wird.

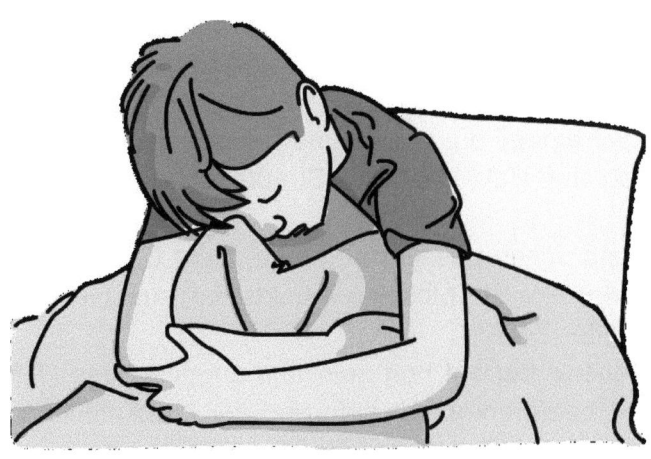

Das B - Zell-System: Schützende Immunglobuline

Stellen Sie sich doch bitte einmal folgende Situation vor: Sie gehen auf der Straße zusammen mit vielen anderen Menschen. Plötzlich stürzen sich ein, zwei, drei oder mehr Geheimagenten, die Fotos von Ihnen in der Hand haben auf Sie, klammern sich an Sie und halten Sie fest, sodass Sie nicht mehr weiterkommen.

Das ist der erste Teil der Arbeit der Abwehrzellen des B-Zell-Systems, einen Feind wie anhand eines sehr persönlichen Fotos wiederzuerkennen und ihn erst einmal festzuhalten und zu blockieren.
Der zweite Teil ist dann, Fresszellen anzulocken, welche dann den erkannten und blockierten Feind vernichten.

Die B-Zellen (auch B-Lymphozyten oder Immunglobuline genannt), gehören zur zweiten Säule der spezifischen Ein – Feind - Abwehr.
Auch sie müssen, wie die T-Zellen, bevor sie ihren Feind angreifen und blockieren können, erst einmal mit ihrem Feind Kontakt haben und diesen kennen lernen, und das geht so:

Nehmen wir einmal an, unser Kind hat das allererste Mal in seinem Leben eine Hals-Rachen – Streptokokken Infektion.

Bildlich gesprochen passiert nun folgendes: Ein weißes Blutkörperchen bringt ein Streptokokken Bakterium zum General der Abwehr (T-Helfer-Zelle).
Dieser General befragt nun sein Immungedächtnis (T-Memory-Zelle), und beide erkennen aufgrund der krankmachenden Wirkung dieses Bakteriums seine Gefährlichkeit.
Sofort werden nun die weißen Blutkörperchen als sog. Frontsoldaten auf 10-, 15-, 20 000 pro Tropfen Blut erhöht, und zusätzlich wird das T-, aber insbesondere das B-Zell-System aktiviert.

Jede Zelle hat seine eigene Kennung

Zusätzlich muss man wissen: Jeder pflanzliche, tierische oder menschliche Organismus besteht aus einer ungeheuren Anzahl von Zellen, die sich zu verschiedenen "Arbeitsgemeinschaften" zusammengefunden haben, zum Zweck, einem übergeordneten Organismus und seiner Gesamtheit zu dienen.
Alle Zellen sind (wie ein Fußball) von einer Außenhaut umgeben, der sogenannten Zellmembran.

Wichtig: Alle Zellmembranen des gleichen Organismus tragen auf ihrer Außenhaut die gleiche Kennung.

Das ist wie ein einmaliger Daumenabdruck, der auf unseren menschlichen Zellen ein- bis dreihundert Billiarden Mal 100 % identisch vervielfältigt wurde und nun auf der Außenhaut einer jeden Zelle haftet.
Das faszinierende dabei ist: **Jedes Lebewesen hat auf allen seinen Zellen seine eigene Kennung.** Natürlich haben auch alle Bakterien eine eigene Kennung, an denen sie unsere Immunzellen wiedererkennt. Ebenso ist es bei anderen Krankheitserregern wie z. B. Pilze und Viren.

Bevor die Abwehrzellen unseres Immunsystems als Soldaten eingesetzt werden, müssen sie erst einmal den gemeinsamen Daumenabdruck (Kennung) der Zellen des eigenen zu schützenden Organismus kennenlernen.

Das bedeutet für die eigenen Immun- oder Abwehrzellen strengstes Angriffsverbot.
Im Gegenzug heißt das automatisch: Jede andere Zelle mit einer anderen Kennung als die des eigenen Organismus, ist entweder in der Immun-Toleranz oder muss vernichtet werden.

Immunglobuline - wie Schlüssel und Schloss

Diese Immunzellen unseres T- und B-Zell-Systems müssen als Ein - Feind - Abwehr auch die Kennungen der Feinde, die es immer wieder abzuwehren gilt, erst einmal kennen lernen.

Sie müssen im Lauf der kindlichen Entwicklung des Immunsystems alle für diesen Organismus feindlichen Stoffe, wie z. B. Chemie im Wasser, in der Luft, in den Nahrungsmitteln, pathogene Bakterien, Pilze, Viren usw. kennen lernen.

Sie nehmen dann von jeder Kennung der einzelnen Zellen symbolisch gesprochen einen Gipsabdruck. Dieser wird dann im Immungedächtnis abgespeichert. Nach diesem Gipsabdruck werden aktivierte T-Zellen oder schützende Immunglobuline angefertigt, die wie Schlüssel zum Schloss der Feinde passen.

Der Zweck dieses Vorgangs ist sehr sinnvoll. In unserem Beispiel sind die Angreifer Streptokokken. Nach einem Erstkontakt mit ihnen werden die Abdrücke ihrer Zellmembranen vom Immunsystem übernommen. Danach werden schützende Immunglobuline angefertigt, die dann an die Kennung der Streptokokken bzw. an deren Ausscheidungsgifte andocken, Fresszellen anlocken und die Streptokokken vernichten.
Sind die Kennungen unserer Feinde erst einmal im Immungedächtnis gespeichert, so können sie noch nach Jahren anhand ihres Abdrucks sofort von unserem Immunsystem identifiziert werden.

Unser Immunsystem ist dann in der Lage, einmal registrierte Erreger sehr schnell zu vernichten.

190

Die wichtigen 7 - 10 Tage

Allerdings gibt es bei der Herstellung der schützenden Immunglobuline für unser Immunsystem nach dem Erstkontakt mit einem Feind oder Erreger ein Problem, welches im Krankheitsfall zu einem schwerwiegenden Problem für das Kind werden kann:

Zum Herstellen der spezifischen Immunglobuline braucht das Immunsystem eine Zeit von ca. 7 - 10 Tagen, die u. U. über das Leben oder den Tod des Kindes entscheiden können.

Denken Sie hier bitte einmal ganz kurz an das, was ich vorher von der Pest schrieb. Ich sagte, die meisten Patienten starben innerhalb von 3 - 5 Tagen.

Das bedeutet: wenn ein Mensch das erste Mal mit den Pestbakterien in Kontakt kam und die Pestbakterien sich rasend vermehrten, sie gleichzeitig mit ihren Giften das Nervensystem hochgradig belasteten, aber das Herstellen der schützenden Immunglobuline 8 - 10 Tage dauerte, dann war der krankmachende Mechanismus des Pestbakteriums schneller als das Immunsystem, ehe es seinen stärksten Immunschutz bereitstellen konnte.

In einer solchen Situation ist das allgemeine Abwehrsystem, die weißen Blutkörperchen, nicht stark genug, diesen krankmachenden Prozess der Pestbakterien schnell genug zu Ende zu bringen.

Somit mussten die meisten der befallenen Menschen sterben.

Heutzutage wird nun bei bakteriellen Infekten oder Infektionen relativ schnell Antibiotika eingesetzt, um dem noch nicht schlagkräftigen Immunsystem des Kindes zu helfen, die bakteriellen Attacken zu überstehen.

Aber völlig hilflos ist unser Immunsystem in diesen Tagen, bis die schützenden Immunglobuline angefertigt worden sind, auch nicht.

Es setzt neben der Abwehr mit den kleinen und großen Fresszellen zusätzlich zur Überbrückung dieser Zeit eine weitere wichtige Waffe ein:

Fieber.

Teil 13

Fieber schützt
den kindlichen Organismus

Fieber schützt
den kindlichen Organismus

Häufig rufen mich Mütter in Alarmstimmung in der Praxis an: Mein Kind hat (schon wieder) Fieber (siehe Praxisbeispiel 1).

Anstatt nun über Fieber froh zu sein, welches ja gerade den kindlichen Organismus schützt und ihm hilft, mit bakteriellen und viralen Infekten, auch Pilzen fertigzuwerden, so wird Fieber häufig - insbesondere von jungen und noch unerfahrenen Müttern - als etwas sehr Schlimmes angesehen, als etwas Bedrohliches, welches sofort mit allen Mitteln bekämpft werden muss.

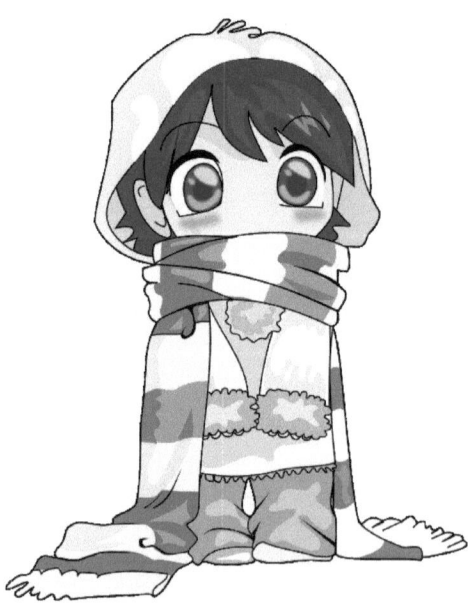

Dabei ist Fieber eine normale, wenn nicht sogar die beste Reaktion unseres Immunsystems.

Wenn rheuma- oder krebskranke Patienten in die Praxis kommen, dann ist immer eine meiner Fragen:

Wann haben Sie das letzte Mal Fieber gehabt?
Die Antwort ist meist hilfloses Schulterzucken oder "so ungefähr vor 20 Jahren" oder "als Kind".

Und genau das ist das Problem vieler chronisch Kranker. Da sie kein Fieber mehr haben, ist ihr Immunsystem nur noch ungenügend in der Lage, mit Krankheiten umzugehen.

In naturheilkundlichen Kliniken wird sogar versucht mit künstlich erzeugter Fiebertherapie Krebs zu bekämpfen.

D. h., wenn etwas heilt, dann Fieber.

Fieber löst folgende Reaktionen im kindlichen Organismus aus:

- Unter Fieber wird der gesamte Organismus besser durchblutet. Somit können unsere Abwehrzellen wesentlich schneller und besser ihren "Einsatzort" erreichen. Ebenso werden tote Feinde, totes Zellmaterial, zerstörtes Gewebe usw. schneller abtransportiert.

- Fieber öffnet die Zellzwischenräume, sodass Abwehrzellen schneller und besser durchkönnen.

- Fieber aktiviert die Produktion eigener "Abwehrsoldaten", d. h. unter Fieber steigt die Anzahl der weißen Blutkörperchen sehr schnell von 5- auf 10-, 15-, 20 000 und darüber.

- Gleichzeitig werden mit Hochdruck die B- und T-Abwehrzellen, d. h. die schützenden Immunglobuline produziert.

Und nun noch etwas sehr Wichtiges:

- **Fieber verändert das "wohlige" Lebensmilieu von Bakterien, Viren, Pilzen. Es lässt diese mikroskopisch kleinen Krankheitserreger "müde" werden.**

- **Ihre Aggressivität und ihre Vermehrungsfreundlichkeit lassen dadurch merklich nach. Dadurch gewinnt unser Immunsystem Zeit für die Produktion seiner T- und B-Abwehrzellen.**

Erhöhte Temperatur - Kinder reagieren anders

Gerade bei Kindern ist die Reaktion auf Krankheiten und Vorstufen von Krankheiten wesentlich anders als bei uns Erwachsenen.

Das Immunsystem des Säuglings und Kleinkindes muss nämlich lernen, sich mit einer Unsumme von verschiedenen Bakterien, Viren, Chemie aus der Umwelt und diversen Nahrungsmittelzusatzstoffen auseinandersetzen, solange, bis es diese entweder toleriert oder abwehrt.

Die Erfahrung zeigt nun, das gerade Säuglinge und Kleinkinder bei dieser massiven und permanenten Auseinandersetzung ihres Immunsystems mit all diesen Erregern und Fremdstoffen aus ihrer Umgebung recht schnell, oft sogar heftig eine wesentlich höhere Temperatur erreichen als ältere Kinder oder gar wir Erwachsenen, die diese Reaktion oft überhaupt nicht mehr kennen.

Einfachste Erkältungen z. B. Auseinandersetzungen mit Viren bei Husten, Schnupfen usw. können bei Kleinkindern schon Temperaturanstiege zwischen 39 - 41 Grad zeigen, sogar über mehrere Tage, was aber nicht unbedingt gleich Anlass zu großer Besorgnis sein muss.

Das kindliche Immunsystem kämpft eben gerade auf sehr hohem Niveau und es lernt so für sein späteres Leben.

Hier heißt es oft, erst einmal Ruhe bewahren, abwarten und von Kinderarzt abklären (lassen), worum es sich eigentlich handelt.

Wie viele besorgte Mütter habe ich in der Praxis erlebt, deren Kinder heute hohes Fieber hatten und am Tag darauf war alles wieder normal.

Kinder haben sogar die Fähigkeit ihre Temperatur aufgrund von heftiger körperlicher Bewegung zu erhöhen (sog. kinetisches Fieber), was völlig harmlos ist.

Noch einmal: Nicht jede Erhöhung der Körpertemperatur bei Kindern ist automatisch ein Krankheitsprozess!

Temperaturerhöhungen und Fieber sollten wir unseren Kindern gönnen und nicht immer gleich bekämpfen. Das kindliche Immunsystem trainiert jetzt für seine spätere Gesundheit.

Sollte das Fieber über mehrere Tage hoch sein, dann heißt das sofort vom Kinderarzt abklären lassen..

Gönnen Sie Ihrem Kind das Fieber

Fieber ist also unter bestimmte Bedingungen (Infektionen, Entzündungen, bei bestimmten Krankheiten, auch Immunstress usw.) eine ganz normale Reaktion des kindlichen Organismus.

Denken Sie bitte nicht nur an das Fieber Ihres Kindes, sondern auch an Formen wie Wundfieber, rheumatisches Fieber, Nervenfieber usw., also alles Reaktionen unseres Immunsystems, zum Zweck, wieder Gesundheit herzustellen.

Natürlich kann (ich betone kann!) eine übersteuerte Wärmereaktion oder ein zu empfindliches Nervensystem insbesondere bei

Säuglingen und Kleinkindern auch einmal einen Fieberkrampf auslösen, aber ich habe das in meiner langjährigen Praxis bisher nur einmal erlebt… Nur 1x!!!

Nicht jedes Kind bekommt aufgrund von Fieber gleich Fieberkrämpfe. Und nicht jedes Kind, das einmal einen Fieberkrampf hatte, bekommt diesen beim nächsten Fieber wieder.

Bitte hier keine Panik bei jedem Fieber des Kindes heraufbeschwören.

Natürlich kann - und wird - Fieber unseren Kindern zusetzen, klar.
Trotzdem wird Fieber, von jedem Kind ganz anders empfunden, als von den häufig sehr besorgten Eltern.
Und nicht jede kurzzeitige Temperaturerhöhung rechtfertigt aus meiner Sicht den oft allzu schnellen Einsatz von fiebersenkenden Mitteln.

Mein Tipp

Wenn Ihr Kind krank ist und Fieber haben sollte, bleiben sie erst einmal cool!

Gönnen Sie Ihrem Kind sein Fieber, auch wenn es für alle lästig ist. Denn Kinder brauchen Fieber!

Fieber bedeutet Schutz und Begleitung durch die Krankheit. Und… eine komplett durchgemachte Krankheit bedeutet für das Kind jahrelangen Immunschutz gegen Erreger.

Und… oft kann man erleben, wenn Kinder eine Krankheit naturgemäß durchleben durften, dass sie danach geradezu einen Entwicklungs- oder Reifeschub machen.

Naturheilkundliche Fiebertherapie für Ihr Kind

Naturheilkundliche Fiebertherapie heißt nicht, Fieber zu bekämpfen, sondern dem Organismus in seinem Kampf zu helfen mit dem Fieber zusammenzuarbeiten.

Ehe Sie für Ihre Kinder zu chemischen Fiebersenkern greifen, empfehle ich Ihnen nun einige alte, gut bewährte Hausmittel:

1. Machen Sie bei Fieber Ihrem Kind sofort mit handwarmem Kamillentee oder lauwarmem Wasser Einläufe zur intensiven Darmreinigung.

Unter Fieber gibt es nämlich meist keinen Stuhlgang mehr. Nahrungsabfälle bleiben so im Darm liegen und werden von den Bakterien immer weiter zersetzt. Das bedeutet im Darm Gärung, Blähungen, Bauchschmerzen, Leber- und Immunbelastungen, die der Organismus gerade jetzt im Infektfall absolut nicht brauchen kann.

Gleichzeitig bedeutet Darmreinigung Entgiften. Viele Krankheiten beginnen nämlich ursächlich im Darm, und somit werden ein Großteil der Erreger aufgrund der Einläufe ganz natürlich ausgeschieden.

2.   Danach u. U. kalte Wadenwickel machen.

3.   Das Kind braucht Ruhe, was nicht unbedingt Bettruhe heißen muss.

4.   Das Kind hat unter Fieber keinen Appetit, also kein Essen hineinbetteln! Denn Fieber schaltet das Hungerzentrum ab. Ernährung ist während des Fiebers unwichtig.

Aber: Dem Kind viel zu Trinken anbieten! Denn das Kind schwitzt, auch wenn man es nicht sieht.

Säuglinge muss man zum Trinken nötigen. Diese trocknen sonst geradezu aus. Hier Vorsicht! Lebensgefahr... und sofort zum Kinderarzt. Leichte Kleidung, sonst Wärmestau!

Geben Sie Ihrem Kind als Therapie:

Probiotika: z.B. Lactobact für Kinder 1 - 2 Kapseln
(diese öffnen und Inhalt in Wasser einrühren)
Das sind lebendige Bakterien für die Stabilisierung des Immunsystems über die Darmflora (siehe Kapitel: Gesunde Darmflora - Training für's Immunsystem).

Homöopathie:

Aconitum comp. Fa. Wala, (Mittel der ersten Wahl bei hohem Fieber = über 39)

Apis/ Belladonna. Fa. Wala (Mittel der zweiten Wahl bei mäßigem Fieber unter 39)

Lachesis comp. Begleitmittel

Ferrum-phosph. D6 Schüsslermittel –
hervorragendes Begleitmittel bei kindlichen Infekten, immer
mit dazugeben

Chamomilla D6
Kindermittel; beruhigt das kindliche Nervensystem

Danach erst Mittel für die Krankheit selbst geben - wenn das
dann überhaupt noch notwendig sein sollte.

Normalerweise kommt man mit dieser gezielten homöopathischen Therapie bei den normalen, bakteriellen, auch viralen Infekten unserer Kinder wunderbar aus, wenn es sich
nicht um schwere Erkrankungen handelt

Wenn das Kind krank ist, braucht es viel Nähe und Wärme

Man sollte gerade Kindern, wenn sie krank sind, ihre Individualität lassen.

Sehr häufig ist sichtbar, dass Kinder, auch wenn sie Fieber haben, zwar müde und etwas schlapp sind, sie aber trotzdem nicht ins Bett, sondern spielen wollen.

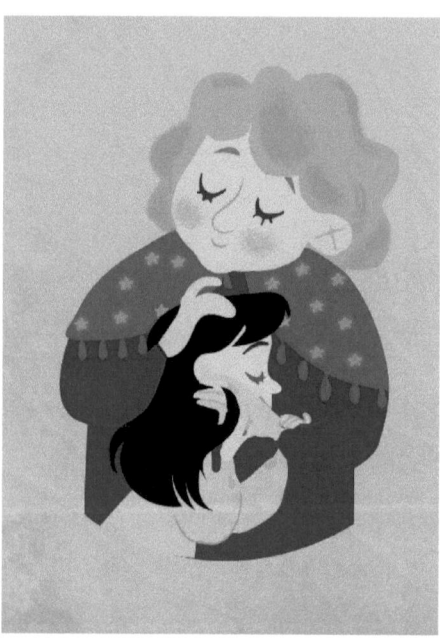

Lassen Sie ihr Kind spielen. Es weiß oft viel besser was ihm gut tut, als so manche gutmeinende, überbehütende Mutter – oder Großmutter.

Deshalb quälen Sie bitte Ihr Kind nicht ins Bett.

Es gibt auch Kinder, die unter Fieber quengeln und insbesondere wenn sie klein sind, die Nähe und den Kontakt der Eltern suchen.

Gönnen Sie sich und Ihrem Kind die Zeit seiner Krankheit - auch wenn Sie besorgt sind. Krankheit bedeutet für das kindliche Immunsystem Lernen, für den kindlichen Organismus Entwicklung… und das tut seiner kindlichen Seele so gut! **Geben Sie Ihrem Kind nun sehr viel Nähe und Wärme. Es braucht jetzt seine Eltern.**

Krankheitsphasen schaffen zwischen Eltern und Kind einen besonders engen Kontakt - und Vertrauen.

TEIL 14

Gesunde Darmflora: Wichtig für das kindliche Immunsystem

Praxisbeispiel: Scharlach

Gesunde Darmflora –
Wichtig für das Immunsystem

Erkenntnisse aus der wissenschaftlichen Forschung zeigen uns heute: **Die Schlagkraft unseres Immunsystems hängt ganz wesentlich von der Gesundheit der mikrobiologischen Ökologie des Darms und seiner Bakterienfloren ab.**

Dazu einige wichtige Informationen in Kürze:

Wir nehmen heute mit Sicherheit an, dass die Prägung unserer Abwehrzellen und Immunglobuline zu ca. 60 - 80 % im reichlich vorhandenen Lymphgewebe **unseres Darms** geschieht.

Dazu brauchen unsere Abwehrzellen aber die positive Stimulierung von Lactobazillen, Bifidobakterien usw., also der gesunden, stabilen und vitalen Flora in unserem Darm.

Auch andere Bakterien und Darmkeime, auch Pilze, sowie solche Keime, welche vorübergehend den Darm passieren, dienen dem Immunsystem als Trainingspartner, denn gegen jeden Keim, gegen alle Inhaltsstoffe von Nahrungsmitteln, gegen jeden chemischen Stoff in den Nahrungsmitteln, den das Immunsystem noch nicht kennt, fertigt es sofort schützende Immunglobuline an, die es IM Darm "kennenlernt".

Somit kommt gerade unserem Darm, den Darmbakterien und dem Lymphgewebe als Prägungsstelle für schützende Immunglobuline eine ungeheuer wichtige Aufgabe zu!

Gestörte Darmflora: Hohe Belastung des Immunsystems

Sollte jedoch die Mikro – Bio - Ökologie des Darms einmal gestört werden, und sich dadurch fremde Bakterien, Pilze oder Parasiten mit ihren giftigen Ausscheidungs- und Zerfallstoxinen einnisten, so bedeutet das für unser Immunsystem, dass es gegen diese Keime, gegen deren Ausscheidungs- und Zerfallsgifte schon an der Grenze der Darmschleimhaut ein massives Abwehrbollwerk von großen und kleinen Fresszellen aufbauen und eine Vielzahl von verschiedensten Immunglobulinen bereitstellen muss.

Bleiben diese Öko - Störungen und die damit verbundenen Fehlbesiedlungen der kindlichen Darmflora lange Zeit unerkannt, so lauert hier eine Dauer-Belastung für das kindliche Immunsystem, was einem Immundauerstress gleichkommt.

Da das Immunsystem in einem solchen Fall mit der gesamten Schlagkraft seiner Abwehr auf all die Fremdkeime und Toxine im Darm konzentriert ist, verliert es als Folge davon insbesondere im Nasen- Ohrenbereich und Hals-, Rachen- und Bronchialbereich, häufig bei Mädchen und Frauen auch im Blasen- und Genitalbereich an Schlagkraft.

Dadurch haben fremde Erreger, aber auch körpereigene Bakterien, die normalerweise "brav" auf der Schleimhaut sitzen, nun die Chance, krankmachend zum Angriff überzugehen, da sie nicht mehr vom Immunsystem in Schach gehalten werden!

Wie zum Beispiel beim Scharlach:

Praxisbeispiel:

"Mein Kind hat schon wieder Scharlach"

Eines Tages rief mich Frau B. in der Praxis an. Sie erzählte mir, ihre Tochter Beate (11 Jahre) sei schon wieder krank.

„Ich verstehe die Welt nicht mehr", so Frau B., „denn Beate hat nun schon zum dritten Mal Scharlach".

Frau B. erzählt, *„ich bin schon ganz verzweifelt, denn dieses Auf und Ab mit unserer Beate zieht sich nun schon über zwei Monaten hin. Auch muss Beate wegen des Scharlachs immer wieder längere Zeit von der Schule daheimbleiben und ich muss schauen, wie ich das mit meiner Arbeit und den anderen Kindern wieder organisiere.*

Wir alle in der Familie sind schon ganz verzweifelt", so Frau B.

„Angefangen hat das alles vor ca. 9 Wochen.

Beate wurde plötzlich krank. Scharlach war die Diagnose des Kinderarztes. Da Scharlach eine Infektionskrankheit ist, musste Beate von der Schule daheimbleiben.

Sie hatte auch ziemlich hohes Fieber und bekam vom Arzt sofort Antibiotika und fiebersenkende Mittel verordnet."

Erklärung der Scharlach - Therapie:

Antibiotika-Therapie: Angst vor Nacherkrankungen:

Der Erreger des Scharlachs, ein Bakterium aus der Gruppe der **betahämolisierende Streptokokken mit dem Namen Streptokokkus pyogenes,** geht, nachdem er den Hals-/Rachenraum befallen hat, sehr schnell zum Angriff über.

Wenn das Kind nun mit diesem Erregertyp das erste Mal in Kontakt kommt, so dauert es die beschriebenen 7 - 10 Tage, bis das kindliche Immunsystem gegen diesen speziellen Erreger seine schützenden Immunglobuline bereitstellen kann.

Bis dahin muss nun das kindliche Immunsystem als Überbrückung, mit seinen kleinen und großen Fresszellen kämpfen. Zusätzlich setzt es als stärkste Waffe in dieser Zeit Fieber ein.

Es kann sein, dass es nun dem Kind wegen der hohen Fieber-Belastungen nicht sehr gut geht, aber das kommt darauf an und ist von Kind zu Kind sehr unterschiedlich.

Scharlach wird deshalb sehr kritisch betrachtet, weil der Erreger sehr unangenehme oder folgenschwere Nacherkrankungen provozieren kann, denn die Ausscheidungen und Zerfallsprodukte (Toxine) des Scharlacherregers können sich u. U. in der Hirnhaut, in den Gelenken, in den Nieren, im Herzmuskel oder gar in den Herzklappen anlagern.

Da unser Immunsystem diese fremden Toxine im Organismus nicht dulden darf, könnte es passieren, dass hier nun die seltenen aber befürchteten Scharlach Nach- oder -Folgeerkrankungen eintreten können, wie z. B. **Meningo-Enzephalitis (Hirnhautentzündung), Arthritis (Gelenkentzündungen), Nephritis**

(Nierenentzündungen), Endo-Myokarditis (Herzmuskel- oder Herzinnenhautentzündung).

Um dem vorzubeugen, setzen die meisten Ärzte bei der Diagnose Scharlach sofort ein Antibiotikum ein, um die Erreger schon im Beginnstadium der Krankheit zu vernichten. Aber:

Konflikt: Antibiotika verzögert Gesundwerden des Kindes

Häufig passiert nun folgendes: Durch den hilfreichen Antibiotikaeinsatz werden die Erreger schnell vernichtet und das Kind fühlt sich wieder gesund.

Da nun der Reiz für das Immunsystem fehlt, gegen die Erreger schützende Immunglobuline aufzubauen, wird dieser Prozess abgebrochen und der Vorgang wird vom Immunsystem wie eine normale Entzündung beendet.

Das Kind gesundet - scheinbar! Es geht dann weiter in die Schule oder in den Kindergarten.

Bald danach kann es jedoch passieren, dass das Kind wieder vom gleichen Erreger befallen wird, denn gerade im Kindergarten bzw. in Klassenräumen sind immer Erreger des gleichen Typs zu finden.

Und oft ist noch der gesamte Organismus von der vorhergehenden Krankheit geschwächt. Da das Immunsystem nun gegen diesen Erregertyp keine schützenden Immunglobuline bereitstellen kann, beginnt nun die Scharlacherkrankung wieder von neuem.

Man darf auch zusätzlich noch davon ausgehen, dass das Immunsystem nicht alle Scharlacherreger abgetötet hat.

So können sich nach der Antibiotikabehandlung überlebende Bakterien sehr schnell wieder vermehren, und wenn ihre Zahl wieder groß genug ist, von sich aus selbst wieder krankmachend wirken. Auch so entwickelt das Kind wieder Scharlach. Daraufhin wird wieder mit Antibiotika therapiert.

In wieder anderen Fällen hat das Immunsystem des Kindes schon bei ganz anderen Infektionen, welche gar nicht deutlich als Scharlach sichtbar wurden, die entsprechenden schützenden Immunglobuline gegen Streptokokken hergestellt.

Sind aber einmal schützende Immunglobuline gegen Scharlacherreger da, so bekommt unser Kind nie mehr das Krankheitsbild des Scharlachs.

Der gleiche Erreger hat jedoch die Möglichkeit, auch wenn die Immunglobuline da sind, durchaus noch eine eitrige Mandelentzündung zu bewirken, aber nie mehr das Vollbild des Scharlachs.

Als oft unbemerkte Nebenwirkung stört oder zerstört jedoch das Antibiotikum in dieser Therapiephase unsichtbar das mikrobiologische Ökosystem des kindlichen Darms.

Wichtig:
Häufig entstehen aufgrund der unbemerkten Ökostörungen durch das bakterientötende Antibiotikum zeitverzögerte Folgeerkrankungen, z. B.
die ewigen Bauchwehsituationen unserer Kinder, Infektanfälligkeit, Mittelohrenzündungen, chronische Bronchitis bzw. Schlafstörungen, Zappelphilipp - Verhalten bis Hyperaktivität,
Dinge, die dann selten mit der vorhergehenden Antibiotikatherapie in Zusammenhang gebracht werden.

Geben Sie Ihrem Kind das Antibiotikum des Kinderarztes und dazu im 4 - stündigen Wechsel:

Probiotika: z.B. Lactobact für Kinder 1 - 2 Kapseln (diese öffnen und Inhalt in Wasser einrühren, mit diesem Bakterienwasser kräftig gurgeln, dann hinunterschlucken)
Das sind lebendige Bakterien für die Stabilisierung des Immunsystems über die Darmflora (siehe Kapitel: Gesunde Darmflora - Training für's Immunsystem).

Homöopathie:

Aconitum comp. Fa. Wala, (Mittel der ersten Wahl bei hohem Fieber)

Apis/ Belladonna. Fa. Wala (Mittel der zweiten Wahl bei mäßigem Fieber)

Lachesis comp. Begleitmittel

Ferrum-phosph. D6 Schüsslermittel –
hervorragendes Begleitmittel bei kindlichen Infekten, immer mit dazugeben

Chamomilla D6
Kindermittel; beruhigt das kindliche Nervensystem

Teil 15

Krank durch Viren

Krank durch Viren

Um das Thema "Infektanfälligkeit bei Kindern" abzurunden, hier eine kurze, aber wichtige Einführung zum Thema "Viren".

Viren sind nämlich die häufigsten Erreger der Krankheiten unserer Kinder.

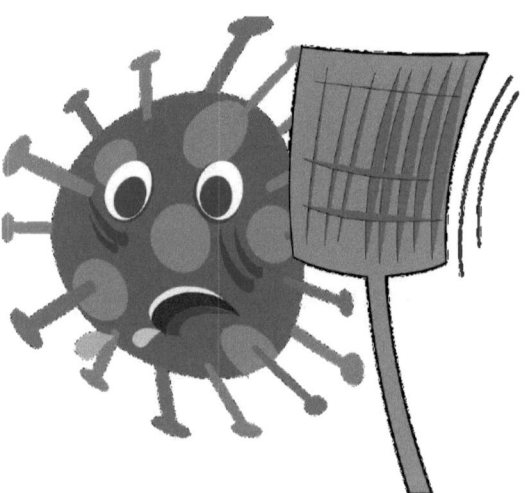

Ich habe das Thema Viren ganz bewusst am Ende des Kapitels über unser Immunsystem eingeordnet, denn Viren sind ganz anders als Bakterien oder Pilze.

Viren gehören nicht zu den Lebewesen.

Sie haben einen völlig anderen krankmachenden Mechanismus und sie stellen damit einen ganz anders gearteten Reiz auf unser Immunsystem dar.

Gerade deshalb kann es wichtig sein, sich dieses Kapitel gut durchzulesen, damit Sie hinterher auch virale Infekte Ihrer Kinder gut verstehen können.

Was die Evolution sich bei der Schaffung von Viren gedacht hat, lässt sich nur erahnen. Forscher sagen, dass Viren "Urpartikel" des Lebens sind, die in ihrer damaligen Entwicklung stehengeblieben sind, die sich nicht weiterentwickelt haben oder: Mutationen... nur von wem und wozu?

Viren haben, wie jede Zelle, auch einen genetischen Code zu ihrer eigenen Vererbung (DNS/RNS). Sie unterscheiden sich aber zwingend von Bakterien und allen anderen Lebewesen dadurch, dass sie:

- **keinen eigenen Stoffwechsel haben,**

- **sie nehmen keine Nahrung auf,**

- **sie verbrennen diese nicht,**

- **wandeln diese nicht in Bau- und Energiestoffe um,**

- **sie haben keine Ausscheidungen.**

Deshalb siedelt man Viren als Zwischenglied zwischen Lebewesen und toter Materie an.

Von ihrer Größe sind die meisten Viren noch wesentlich kleiner als unsere kleinsten uns bekannten Bakterien (die ja selbst einen sehr hoch entwickelten und komplizierten Stoffwechsel haben - Sie erinnern sich?).

Da Viren an keinen Stoffwechsel gebunden sind, keine Energieversorgung Wärme/Kälte, auch keine richtigen Organe besitzen, können sie als eine Art lebende Materie auch kaum sterben, d. h., sie können unter widrigsten Umständen leben und überleben.

Nur zu ihrer Vermehrung, da benötigen sie eine tierische, pflanzliche oder menschliche Wirtszelle, die dann auch noch für sie Viren vermehren (MÜSSEN!)... denn...

Viren sind Schmarotzer und Parasiten

An ihrem Zielort angekommen, dringen Viren in die pflanzliche, tierische oder menschliche Zelle ein. In dieser Zelle interessiert sie nur der genetische Code: die Erbbotschaft der Zelle selbst.
Ihre Arbeit ist es nun, mit ihrer eigenen Erbbotschaft die Erbbotschaft der befallenen Zelle auf sie selbst zu programmieren, so dass die Wirtszelle danach - wie nach einer vorgenommenen Gehirnwäsche - nach dem Code des Virus funktioniert.

Die Folge ist:
Die Wirtszelle arbeitet nun nicht mehr für den pflanzlichen, tierischen oder menschlichen Organismus, sondern diese ist nun nach der Umprogrammierung des Virus selbst zum Virus geworden.
Das Virus benutzt nun als Parasit seinen Wirt, d.h. unsere menschliche Zelle, welche ihm nun Wärme, Nährstoffe, Baustoffe usw. zur Verfügung stellt, und diese fertigt nun nach dem genetischen Code des Virus nur noch Viren an...
Klingt utopisch...nicht wahr! Viren sind Parasiten, die ihre Wirtszellen „versklaven", missbrauchen und zerstören.

Ihre Art sich zu vermehren, erscheint geradezu unbegreiflich: sie werden oft durch die Luft als Tröpfcheninfektionen oder über den Speichel (Schmusen, Geschlechtsverkehr) als Schmierinfektionen usw. übertragen.

Interessant dabei ist die sich immer wieder bestätigende Beobachtung, dass bestimmte Viren zu ihrer Vermehrung auch ganz bestimmte Orte bzw. Organe des menschlichen, tierischen oder pflanzlichen Organismus bevorzugen.

Wir kennen heute weit über 400 verschiedene Virenarten, die unsere menschlichen Zellen zum Zweck ihrer eigenen "Arterhaltung" überfallen und uns als "Ihren" Wirt missbrauchen.
Unterschiedlichste (oft schlimme) Krankheiten sind das Produkt der Abwehrschlacht unseres Immunsystems gegen diese Parasiten.

Katz- und Maus-Spiel mit unserem Immunsystem

Das Problem ist:
Solang dieser Prozess der Virenvermehrung IN der menschlichen Zelle abläuft, können die virusbefallenen Zellen von unserem Immunsystem kaum als befallen erkannt und bekämpft werden.

Denn von außen hat die menschliche Zelle immer noch die gleiche Kennung. Sie wird also von den patrouillierenden Immunzellen nicht als befallen erkannt.

Aber unsere Immunzellen suchen wie die sprichwörtlichen Spürhunde. Sie wissen, dass der Organismus mit Viren befallen ist, aber sie wissen noch nicht, WO sich diese aufhalten.

Sind die Zellen in ihrem Innenraum mit den produzierten Viren bis obenhin voll (Viren sind wesentlich kleiner als menschliche Zellen), so platzen sie plötzlich auf und sterben ab, was natürlich Krankheit bedeutet.

Da ein Organismus nie von einem Virus, sondern von vielen Millionen von Viren gleichzeitig überfallen wird und dieser parasitäre Prozess in allen befallenen Zellen gleichzeitig verläuft, platzen nun die befallenen Wirtszellen zu Millionen auf und sie setzen fast gleichzeitig Milliarden von Viren frei.

Die neuen Viren schwimmen danach mit dem Blut und in der Lymphflüssigkeit im Organismus herum und sie suchen sich schnell wieder neue Zellen, in die sie eindringen, sich darin verstecken können, um weitere Virenvermehrungen vorzubereiten.

Aber nun geht unser Immunsystem mit allen Abwehrzellen heftig zum Kampf über, was meist von außen an schlagartig hohem Fieber erkannt werden kann.

Die meisten Kinderkrankheiten werden von Viren erzeugt

Da Viren immer plötzlich in sehr großen Zahlen auftreten und immer wieder menschliche Zellen durch Zwangsarbeit zu einem völlig veränderten Lebens- und Arbeitsverhalten zwingen, fallen dann diese menschlichen Zellen für den menschlichen Organismus komplett aus, was u. U. Störung oder auch massive Krankheit bzw. den Zusammenbruch eines Organs bedeuten kann (siehe z. B. EBOLA- Fieber, eine lebensbedrohliche Viruserkrankung, Hepatitis B oder C).

Gleichzeitig brauchen die befallenen Zellen aber zum Herstellen neuer Viren immer wieder die Baustoffe und Betriebsstoffe von ihrem Wirt.

Zusätzlich scheiden die befallenen Zellen ihre veränderten Stoffwechsel-Abfallprodukte der Virenproduktion aus, welche für den Organismus oft echte Toxine darstellen.

Die Folgen sind oft mehr als dramatisch: Die Pflanze, das Tier, wir Menschen erkranken oft schwer oder manchmal auch tödlich an diesen zerstörerischen Parasiten (denken Sie bitte an EBOLA).

Dadurch, das auch die Viren (wie Bakterien und Pilze) zu ihrer Vermehrung unterschiedliche Orte (Organe) befallen, dabei eine unterschiedliche Aggressivität zeigen, erzeugen die verschiedenen Virenarten als Immunantwort darauf auch unterschiedliche Krankheiten, die oft alles andere als harmlos sind:

Kinderkrankheiten

Virusbefall im Hals-/Rachenraum erzeugt bei unseren Kindern oft Fließschnupfen und Augenwässern. Wenn die Viren absteigen, erzeugen sie oft Husten, oft auch heftige Bronchitis.

Auch das schmerzhafte Anschwellen der Lippe als Herpes wird von Viren erzeugt.
Grippeviren können sogar weltweite Epidemien auslösen, oft mit Hunderten von Toten, (meist ältere, abwehrschwache Menschen).

Kinderkrankheiten wie Windpocken, Masern, Mumps, Röteln, Dreitagefieber

sind von Viren ausgelöste Erkrankungen, die insbesondere das Kind befallen, weil das Kind für diese Viren noch keinen eigenen Immunschutz besitzt. Das sind Infektionskrankheiten mit hoher Durchseuchungsrate, welche typischerweise lebenslange Immunität hinterlassen.
Da die Auseinandersetzung mit diesen speziellen Viren in den Lebensanfang, also die Kinderzeit fällt, werden diese Krankheiten Kinderkrankheiten genannt.

Sie stellen zwar eine ziemliche Belastung für den kindlichen Organismus dar, der aber gerade deshalb, weil das kindliche Immunsystem im Gegensatz zu vielen Erwachsenen auf sehr hohem Niveau kämpfen kann, normalerweise gut damit fertig wird. Der Preis dafür ist meist lebenslanger Immunschutz gegen diese viralen Erreger, die einen erwachsenen Menschen ohne diesen Immunschutz aus der Kindheit schwer krank machen können.

Und gegen Viruserkrankungen gibt es kein Arzneimittel... außer Impfen.

Da Viren die Tendenz haben völlig unerwartet zu mutieren, sind diese völlig unberechenbar.

Zurzeit, 2023, (vielleicht auch als Corona-Nacherkrankung) belästigt unsere Kinder ein RS-Virus, ein respiratorisches Synzytial-Virus, welches störende bis schwere Ateminfektionen auslösen kann. Symptome: Schnupfen, trockener Husten, Niesen, Halsschmerzen; bei Beteiligung der unteren Atemwege: Fieber, beschleunigte Atmung, Rasselgeräusche beim Atmen, Husten mit Auswurf.

Dr. Herbert Shelton schreibt dazu:
„Was gemeinhin als Grippe bezeichnet wird, ist eine der wirksamsten Methoden unserer Natur zur Wiederherstellung unserer Gesundheit.
Es wurde auch nie ein Heilmittel gegen die Viruskrankheit Grippe gefunden, denn die Grippe selbst ist das Heilmittel."

Sind Sie irritiert? Er meint:
Das einzige, was unseren Kindern gegen Viren helfen und sie am Leben erhalten kann, ist evtl. Impfen, aber unbedingt die

Schlagkraft ihres eigenen Immunsystems, dem wir aus der Erfahrung her zutrauen dürfen, dass es diesen Kampf in der Regel gewinnt.

Rückblick in die Geschichte:

Viruserkrankungen: früher oft tödlich

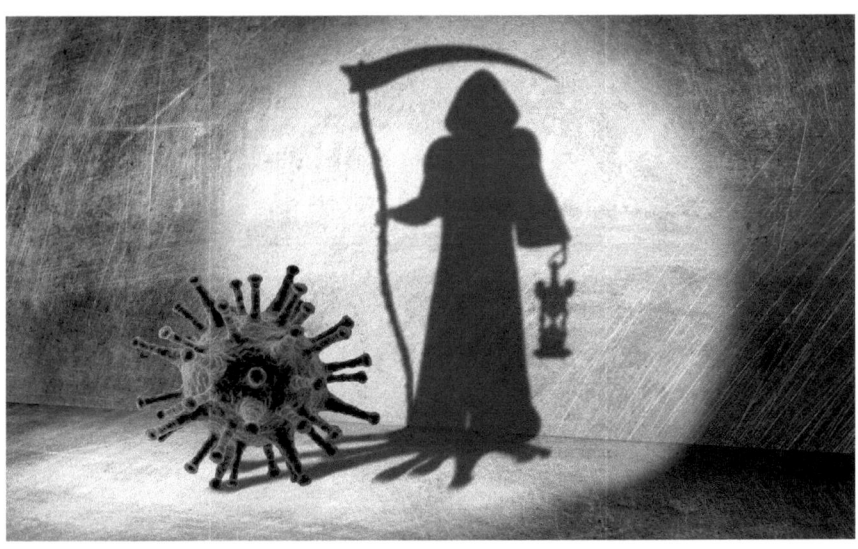

Viruserkrankungen können allerdings auch heimtückisch sein.

Denken Sie bitte an die **Tollwut.**

Von Tollwut befallene Tiere ohne vorhergehende Impfung, die einen Immunschutz gegen diesen Virus hervorruft, **enden fast immer tödlich,** was auch für einen vom Tollwutvirus befallenen Menschen stimmt. (Jäger, Forstarbeiter usw.)

Polio

Noch um die Jahrhundertwende erkrankten viele Kinder an **Polio (Kinderlähmung)**, ein Virus, welches **Nerven- und Muskellähmungen auslöste.**

Pocken

Vom 16. bis in unser Jahrhundert gab es eine hochansteckende Virus-Infektionskrankheit, die in regelmäßigen Abständen mit hoher Sterblichkeit der befallenen Menschen auftrat:
Die Pocken.
Wieder waren ihre Opfer insbesondere Kinder, Kranke und Greise. Allein im 18. Jahrhundert starben ca. 60 Mill. Menschen; über 1/5 davon waren Kinder, allein bei uns in Europa an den Pocken.

Im 16. Jahrhundert wurden die Pocken von den Spaniern in Südamerika und im 17. Jahrhundert von den Engländern in Nordamerika bei den Ureinwohnern eingeschleppt. Gerade unter diesen gab es unzählige Opfer, weil deren Organismus die Pocken nicht kannte und keinen Immunschutz dagegen hatte.

Der Krankheitserreger der Pocken ist ein äußerst widerstandsfähiges Virus, das in Tröpfcheninfektionen von Mensch zu Mensch übertragen wird.
Gegen die Pocken gibt es wie bei allen anderen Virenerkrankungen kein wirksames Mittel, außer Impfen.

Die Grippe

Die echte Grippe, auch Influenza genannt, ist eine – durch Viren verursachte – Infektionskrankheit, die zu hohem Fieber, starken Kopf- und Gliederschmerzen und zu einem trockenen Reizhusten führen kann. Im Unterschied zur Erkältung ist bei der Grippe der gesamte Körper betroffen.

Grippeviren sind weltweit verbreitet und sie können sich schnell verändern. Grippe wird durch Tröpfchen, Niesen, Husten oder Sprechen übertragen.

Die Spanische Grippe...

war eine Influenza-Pandemie, welche durch einen ungewöhnlich virulenten Abkömmling des Influenzavirus verursacht wurde und die sich zwischen 1918 und 1920 in drei Wellen verbreitete und zwischen 20 Millionen und 50 Millionen Menschenleben forderte. Die Schätzungen reichen bis zu 100 Millionen.

Damit starben an der Spanischen Grippe mehr Menschen als im Ersten Weltkrieg durch Kriegshandlungen (ca. 17 Millionen Tote). Insgesamt sollen etwa 500 Millionen Menschen infiziert worden sein.

Eine Besonderheit der Spanischen Grippe war, dass ihr vor allem 20- bis 40-jährige Menschen erlagen, während Influenzaviren sonst insbesondere Kleinkinder und alte Menschen gefährden. Das Erregerreservoir bildeten Wasservögel, eventuell auch Schweine-Influenzaviren.

Varianten verursachten 1977/1978 den Ausbruch der Russischen Grippe und 2009 den der „Schweinegrippe"-Pandemie. Die Asiatische Grippe (1957) und die Hongkong-Grippe (1968) basierten zwar auf anderen Virentypen, der überwiegende Anteil stammt jedoch vom Virus der Spanischen Grippe, weswegen sie noch im Jahre 2006 als „Mutter aller Pandemien" bezeichnet wurde. (aus Wikipedia)

Corona

Wer kann nach alledem was wir in den letzten Jahren an Wahrheiten, Vorstellungen oder Unwahrheiten vonseiten sogenannter Fachleute hörten und über uns ergehen lassen mussten, wer kann schon an diesem Thema Coronaviren und Impfen vorbeigehen… zumal das ja auch unsere Kinder und Jugendlichen betrifft.

Man hat uns ja auch täglich, ja geradezu stündlich in Fernsehsendungen, Bildern, sogenannten Reportagen und Talkshows, mit den neuesten Zahlen von Erkrankten, überlasteten Krankenhäusern und schrecklich vielen Toten so richtig eingeheizt oder besser aus Angst für das folgende Impfen gefügig machen wollen.

…und - so denken viele - wer weiß das schon alles besser als das Fernsehen, deren Sender und Mitarbeiter, welche von unseren Rundfunkbeiträgen und von der Regierung (Steuergeldern) finanziert werden.

Da heißt es: *„Die ständige Impfkommission Stiko empfiehlt die Corona Schutzimpfung für alle Kinder und Jugendlichen ab einem Alter von 5 Jahren sowie für Kinder von 6 Monaten bis 4 Jahren mit erhöhtem Risiko für einen schweren Covid-19 Verlauf."*

… die armen Eltern, die das entscheiden sollen. Aber ich möchte Ihnen Mut machen:

„Das letzte Wort hat nicht das Corona Virus, sondern das Immunsystem Ihres Kindes"… und auch keine Covid Impfung.

Wichtig ist natürlich, dass die Öko-Systeme Ihres Kindes stabil sind.

Eintritt in den Kindergarten:

Herausforderung für das kindliche Immunsystem

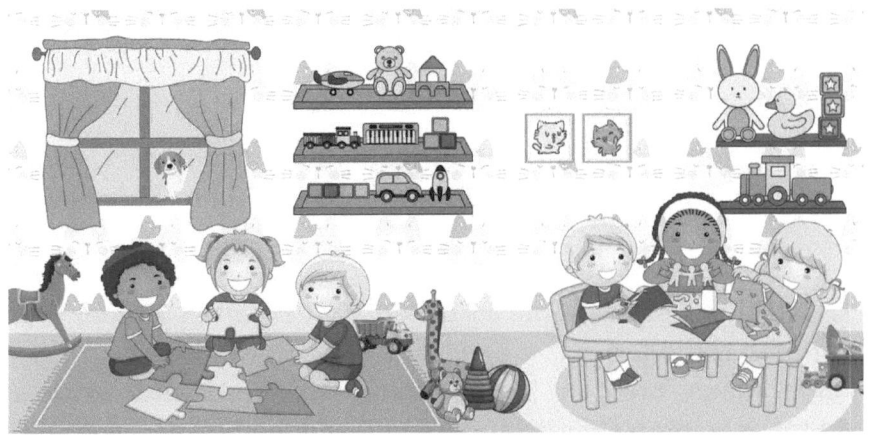

Viele Eltern kennen das genau, worüber ich nun schreibe:
Wenn Ihr Kind in den Kindergarten kommt, beginnt für Ihr Kind meist erst einmal eine Periode verschiedenster Krankheiten.

Klar, das Kind war die ersten drei Jahre meist in häuslicher Umgebung. Sein kindliches Immunsystem hat in der Zwischenzeit alle Bakterien und Viren kennengelernt, welche sich in seiner Lebensumgebung befinden und es hat dagegen Abwehrkräfte entwickelt.

Vielleicht war ihr Kind sogar schon einige Male krank, weil es sich heftig mit den Erregern aus seiner Umgebung auseinandersetzen und diese bekämpfen musste.

Gut so, so lernte sein Immunsystem sich zu wehren und immer stärker zu werden... denn es wartet der Kindergarten und anschließend die Schule.

...und das sind die großen Herausforderungen für das kindliche Immunsystem.

Denn dort, wo viele Kinder auf engstem Raum zusammen sind, ist die Raumluft „eine richtige Suppe" aus den verschiedensten Bakterien und Viren, welche jedes Kind ausatmet.

Hinzu kommen Tröpfchen- und Schmierinfektionen, denn Kinder fassen sich ja gegenseitig und auch ihre Spielzeuge an.

Zusätzlich gibt es heute in vielen Kindergärten Kinder aus anderen Nationen.
Auch diese bringen „ihre" Bakterien, Viren und andere Keime aus ihren Heimatländern mit, welche bei uns nicht unbedingt bodenständig sind.

Auch damit müssen sich nun die Immunsysteme aller Kinder gegenseitig auseinandersetzen...

und da werden Kinder häufig einmal krank sein müssen, bis die Immunsysteme
ALLER Kinder
ALLE unterschiedlichen Krankheitserreger
ALLER Kinder stumm oder aktiv durch Krankheitsprozesse kennengelernt haben.

Das gleiche gilt später noch einmal beim Schuleintritt...

Und danach dürfen wir darauf vertrauen, dass Ihr Kind schon einen guten und stabilen Immunschutz aufgebaut hat

TEIL 16

Impfen

Impfen

Ich habe das oft erlebt: Wenn es um die Gesundheit ihrer Kinder geht, dann wurde in meiner Praxis kein Thema stärker kontrovers diskutiert wie das Impfen.
Oft herrschten hier allerdings falsche Vorstellungen oder unvollkommenes Wissen.

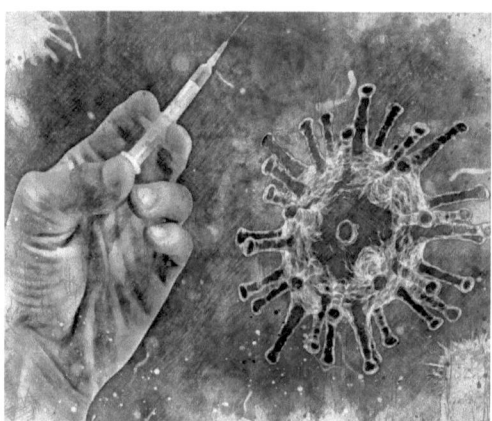

Impfen – und wie es dazu kam:
Im Jahr 1790 beobachtete der englische Arzt Edward Jenner, dass Menschen, welche sich bei den wesentlich leichter verlaufenden **"Kuhpocken"** angesteckt hatten, niemals die tödlichen Pocken bekamen.

Jenner entwickelte nun aus der Lymphflüssigkeit von Kälbern, welche vorher an Kuhpocken erkrankt waren, den ersten Impfstoff (damals Vakzine genannt = von lat. Vacca = die Kuh).

Wie funktioniert Impfen?

Damit wir gesund bleiben, hat unser Körper ein sehr präzise arbeitendes Immunsystem entwickelt. Immer muss es bereit sein, **Bakterien, Viren, Pilze, Fremd- oder Giftstoffe abzuwehren.**
Je nach Art des Erregers werden spezielle Abwehrzellen und Abwehrstoffe gebildet.
Diese sind genau auf den krankmachenden Erreger zugeschnitten und können ihn sehr gezielt und nachhaltig bekämpfen.

Was passiert bei einer Impfung?

Der Impfstoff enthält abgeschwächte oder tote Krankheitser-reger, gegen die das Immunsystem Abwehrstoffe bildet.

Abgeschwächte Impfstoffe werden bei der **Immunisierung ge-gen Masern, Mumps, Röteln und Windpocken** verwendet.

Totimpfstoffe setzt man bei der Impfung gegen **Grippe (In-fluenza), Keuchhusten (Pertussis) und Kinderlähmung (Po-lio)** ein.
Oft kann es bis zu einigen Wochen dauern, ehe sich ein voller Immunschutz aufgebaut hat. Zeitweise sind Teilimpfungen nötig ehe sich ein kompletter Immunschutz aufgebaut hat.

Für Impfempfehlungen ist in Deutschland die Ständige Impfkommission (STIKO) am Robert Koch-Institut zuständig.
Derzeit werden 15 Impfungen empfohlen.
*Empfohlene Standardimpfungen **im Baby- und Kleinkindalter** (teil-weise mit späteren Auffrischungen): **Kinderlähmung (Poliomyelitis), Tetanus, Diphtherie, Keuchhusten (Pertussis), Hib (Hämophilus in-fluenzae b), Hepatitis B.***

Masern, Mumps, Röteln - Windpocken (Varizellen) – Meningokok-ken, C - Pneumokokken, Rotaviren.

***Bei Kindern und Jugendlichen** von 9 bis 14 Jahren, Humane Papillo-maviren (HPV). **Ab 60 Jahre:** Gürtelrose (Herpes zoster), Grippe (In-fluenza) - jährliche Impfung.*

Quelle: Ständige Impfkommission (STIKO) am Robert Koch-Institut, Berlin, 2023

227

Wichtig:
Obwohl Impfen für viele zu einem sehr fraglichen Thema geworden ist, so kann der Logik, dass wir gegen Viren und die großen viralen Infektionskrankheiten kein Medikament entgegenzusetzen haben...
außer Impfen.
Und dem kann nicht widersprochen werden.

Aber gerade heute wird oft sichtbar, das Impfen nicht unbedingt lebenslangen Immunschutz bedeuten muss:
Literatur: Impfen, das Geschäft mit der Angst (Dr. G. Buchwald) und Impfen, Irrtum oder Lüge (Simone Delarue.)

Polio (Kinderlähmung) **und Tetanus** (Wundstarrkrampf) empfehle auch ich grundsätzlich den Eltern, ihre Kinder unbedingt impfen zu lassen.
Ob allerdings die Kinderkrankheiten unbedingt weggeimpft werden müssen, bedarf der persönlichen Entscheidung.
Ich selbst habe es häufig erlebt, dass junge Eltern ihre Kinder Kinderkrankheiten ohne vorheriges Impfen komplett durchleben lassen, auch mit Wissen des Kinderarztes und mit naturheilkundlicher homöopathischer Begleitung, was den Kindern grundsätzlich guttat.
Keines der Kinder trug irgendwelche Schäden davon, weil sie die Krankheiten naturgemäß durchmachen durften - so wie wir früher auch.

Aber:
Die Grundvoraussetzung für den Kampf gegen Viren ist ein vor der Impfung gesundes Kind mit einem schlagkräftigen Immunsystem

Michael (3), seit 6 Monaten schlimme Durchfälle

Impfen löste eine Kettenreaktion von Krankheiten aus

Praxisbeispiel:

Dass die heute üblichen Praktiken, Kinder in ihrer Säuglings- und frühkindlichen Entwicklungszeit mehrfach, noch dazu mit Kombi-Impfstoffen zu impfen, nicht gerade unproblematisch sind, soll der nachfolgende Praxisfall aufzeigen. Das gilt insbesondere da, wo der Impfstoff auch noch auf ein Kind trifft, das sowieso „kränkelt", also nicht immunstabil ist. Hier können Impfungen eine Kettenreaktion von Krankheiten auslösen, wie bei Michael:

Seit der Geburt kränklich

Frau E., Michaels Mutter, ist 36 Jahre alt. Mir scheint, sie macht sich um die Gesundheit ihres Kindes weniger Sorgen als die Großmutter, die mit mir am Telefon dringend diesen Praxistermin vereinbart hat und die nun mit dabei ist.

Die Mutter erzählt: Michael, jetzt 3 Jahre alt, sei ihr erstes Kind. Es gehe ihm schon seit der Geburt nicht gut. Er esse sehr schlecht, schlafe sehr schlecht, sei weinerlich und wenig „gut zu haben".

Mein Blick auf Michael zeigt ein sehr blasses Kind, etwas spitz im Gesicht, mit tiefliegenden Augen und blaumarmorierten Augenrändern – was erfahrungsgemäß bei Kindern immer auf Darmstörungen hindeutet. Er kuschelt sich auf dem Schoß der Großmutter, die sich liebevoll mit ihm beschäftigt.

229

Durchfälle nach Impfung

Frau E. erzählt weiter, Michael habe seit ca. 6 Monaten immer wieder schlimme Durchfälle.

Danach gefragt, was ihrer Meinung nach diese Durchfälle ausgelöst haben könne, berichtet sie: Michael sei vor 6 Monaten mit der Kombi-Impfung Diphtherie, Tetanus, Keuchhusten und Influenza geimpft worden. Einen Tag danach begannen die Durchfälle, oft mehrmals am Tag, die seit 6 Monaten nicht zu stoppen sind.

WICHTIG:
Durchfälle sind erst einmal einfach betrachtet ein „Reinigungsprozess" des Körpers, um in gesundheitlichen Krisenfällen immunbelastende „Giftstoffe" aus dem Darm loszuwerden.
Da das Verdauungssystem bei vielen Kindern sehr sensibel ist, reagiert es unter Umständen auf Nervenreize und Immunbelastungen wie: Zahnen, Fieber, Infekte, Impfen usw. mit Durchfällen.

Aber: Andauernde Durchfälle sind keine Bagatelle.

Sie belasten Kinder oft schwer - je kleiner diese sind, desto schlimmer (ohne hier im Moment auf die verschiedenen Ursachen einzugehen).
Durchfälle bedeuten immer hohen Wasserverlust aus den Körperreserven. Darin gelöst befinden sich wertvolle Mineralstoffe (Elektrolyte), die plötzlich dem Herzkreislauf- und Nervensystem fehlen.

Austrocknung des Körpers mit Kreislaufschwäche führen, insbesondere bei kleinen Kindern, sehr schnell zu lebensbedrohlichen Situationen.

Fieber und schweres Krankheitsgefühl nach der Impfung

„Michael hatte am Tag nach der Impfung, wie auch bei den vorhergehenden Impfungen, hohes Fieber bekommen und ein schweres Krankheitsgefühl", so die Mutter.

Gleichzeitig kamen noch Essunlust, Schlafunruhe, blasses Aussehen und blaue Ringe unter den Augen dazu. Immer wieder kamen vom ihm die Klagen über Bauchweh. Er wollte von der Mutter herumgetragen werden, mit ihr ins Bett und kuscheln. Ansonsten war/ist er weinerlich und quengelig.

WICHTIG: Der Sinn des Impfens soll sein, dass das kindliche Immunsystem so früh als möglich gegen bestimmte Krankheiten (Seuchen, Kinderkrankheiten usw.) auf lange Zeit schützende Immunglobuline - (Immunschutz) aufbaut.

Das wird durch einen bewusst herbeigeführten Kontakt (Impfen) mit den abgetöteten Erregern bzw. Zellfragmenten von krankmachenden Viren oder Bakterien dieser Krankheiten provoziert.

Mit dem Impfstoff werden diese in den Körper des Kindes gebracht. Je nach Stabilität des kindlichen Immunsystems, gibt es nun eine mehr oder weniger heftige Abwehrreaktion gegen diese Erreger.

So wird das immunstabile Kind kaum, das immunschwache Kind oft mit Fieber u.U. auch mit Krankheitsgefühl darauf reagieren.

Impfen: oft alles andere als harmlos

Ob allerdings unsere Kinder gegen die **typischen Krankheiten ihrer Kindheit (Röteln, Masern, Mumps, Windpocken, Keuchhusten)** unbedingt geimpft werden müssen, (noch dazu als Kombi-Impfung), das ist für mich fraglich.

Meiner Erfahrung nach würden Kinder diese Krankheiten eigentlich zu ihrer Entwicklung brauchen. Für wirklich fragwürdig halte ich jedoch „moderne" Impfungen wie z.B. gegen Zecken, Hepatitis B und Influenza.

(siehe dazu das Buch Dr. G. Buchwald: Impfen, das Geschäft mit der Angst).

Wichtig für viele Eltern wäre:
Das Nutzen - Risiko des Impfens sollte vom behandelnden Kinderarzt mit den Eltern vor dem Impfen für jedes einzelne Kind gründlich abgeklärt und an den individuellen Gesundheits- bzw. Entwicklungsstand des Kindes angepasst werden.

Die Kritik:

Die heute üblichen Impfpraktiken, mit programmierten Impfterminen, meist ohne Aufklärung und Mitspracherecht der Eltern, werden von diesen oft als eine Art Entmündigung ihrer Elternkompetenz und gleichzeitig als eine Art "Vergewaltigung" für ihr Kind empfunden, wie Frau E. empört erzählt.

Kinderarzt: „Das ist doch alles nur Zufall"

Frau E. berichtet weiter, dass sie und die Großmutter in großer Sorge mit dem kranken Kind daraufhin wieder beim Kinderarzt waren. Dieser nahm aber die Sorgen der beiden „Mütter" wenig ernst. Er erklärte ihnen, so etwas komme bei Kindern immer wieder einmal vor und höre von allein wieder auf. Das habe aber alles mit dem Impfen nichts zu tun. Das sei alles nur Zufall.

Am folgenden Wochenende habe sie einen Notarzt holen müssen, weil Michael immer noch so hohes Fieber gehabt hat. Dieser habe irgendeinen Infekt vermutet und für das Kind fiebersenkende Zäpfchen und einen antibiotischen Saft verordnet.

Wegen der Durchfälle und unerklärbaren Fieberschübe sei sie in den folgenden Monaten mit ihrem Kind immer wieder beim Kinderarzt gewesen. Dieser habe immer wieder neue Medizin verordnet, mehrfach ein immer anderes Antibiotikum.

Als Michael überhaupt nicht gesund wurde, habe sie in Absprache mit ihrer Mutter verärgert den Arzt gewechselt.

Der neue Arzt veranlasste Blut- und Urinuntersuchungen, machte auch Ultraschalluntersuchung des Bauches von Michael, alles ohne Befund. Auch Stuhluntersuchungen auf Pilze und Salmonellen waren negativ.

„Man müsse abwarten", meinte dieser und verordnete ein weiteres Antibiotikum. Beide „Mütter" hatten nun genug von der Schulmedizin und sie kamen zu mir in die Praxis.

Kein Wunschkind und nicht gestillt

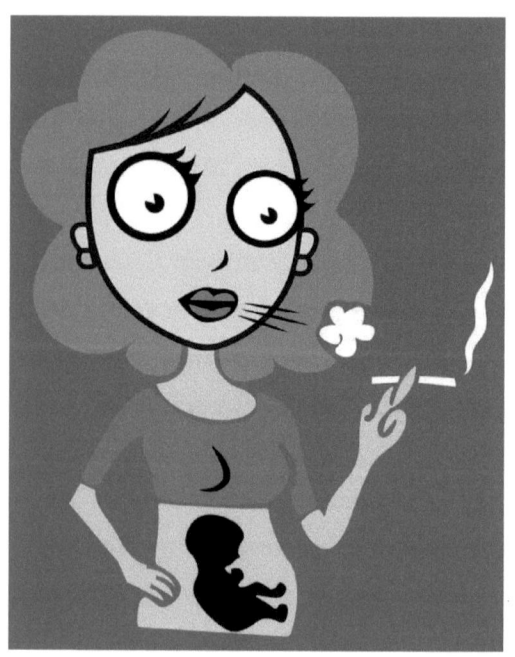

Danach befragt, sagt Frau E., Michael sei kein Wunschkind, sondern sozusagen ein „Verkehrsunfall" mit einem Mann, mit dem sie ein kurzes Verhältnis hatte.

Die Schwangerschaft wäre relativ normal gewesen, die Geburt allerdings sehr anstrengend.

Weiter erzählt die Mutter, sie sei starke Raucherin und habe es auch während der ganzen Schwangerschaft nicht geschafft aufzuhören und weitergeraucht.

Das arme Kind!

Keine Zeit zum Stillen:

Auf das so wichtige Stillen angesprochen erzählt Frau E., sie habe Michael NICHT gestillt. Auf meine verwunderte Frage warum nicht, antwortete sie, sie habe keine Zeit zum Stillen gehabt. Sie sei Alleinerziehende und habe deshalb gleich nach der Geburt wieder in die Arbeit gehen müssen.

Das Kind habe ihr während der Woche ihre Mutter abgenommen, die so scheint mir, zu dem Kind ein sehr enges Verhältnis aufgebaut hat.

Kunstnahrung kann keine Muttermilch ersetzen

Weil das Stillen fehlte, hat das Kind also von Anbeginn seines Lebens statt gesunder Muttermilch "Kunstnahrung" aus Gläsern bekommen.

WICHTIG:
Muttermilch ist durch nichts zu ersetzen. Sie ist die einzig wichtigste Nahrung für Säuglinge. Sie enthält alles was ein Säugling für seine Entwicklung braucht: Mineralstoffe, Spurenelemente, Vitamine, verschiedene Zucker, Fettbausteine, und alle Nahrungseiweiße (Proteine), die im Gegensatz zu den Kuhmilcheiweißen keine Allergien auslösen.

Außerdem enthält Muttermilch die Abwehrzellen und schützende Immunglobuline der Mutter selbst, die dem Kind erst einmal „Nestschutz" geben, bis sein eigenes Immunsystem schlagkräftig genug geworden ist.

Verdauungsstörungen und heftige Blähungen

Auf meine Frage, wie Michael die Gläschennahrung vertragen habe, antwortete Frau E., er habe von Anfang an unter heftigen Blähungen gelitten und deshalb sehr viel geschrien.

Er habe die Füßchen immer wieder krampfend an den Bauch gezogen, oft gespuckt und er wäre oft nächtelang nicht zu beruhigen gewesen.
Michael sei ein Brüll- und Schreikind gewesen, was die Mutter mit einem gewissen Ärger erzählt, denn so meinte sie, andere Kinder machen doch auch nicht immer ein „solches Theater".

WICHTIG: Babynahrung ist ein Mix aus verschiedenen (Natur)-Stoffen, Vitaminen und Minerale usw. Aber sie ist kein Ersatz für die Vollwertigkeit der Muttermilch.

Deshalb passiert es immer wieder, dass das sensible Verdauungssystem von Säuglingen diese Kunstnahrung nicht so gut verträgt... und abwehrt.

Meiner Erfahrung nach haben nicht gestillte Kinder häufig auch seelische Defizite. Ihnen fehlt ein halbes Jahr Saugen, also das wichtige Mutterbrusterlebnis, also Nähe, Wärme, Körperkontakt und Zuwendung, was ich mir auch bei Michael durchaus vorstellen kann.

„Stillen ist mehr als nur Nahrung".

Nicht gestillt: Infektanfällig durch gestörte Darmflora
Ich erkläre der Mutter, dass Michael aufgrund meiner Erfahrung mit vielen anderen Kindern, die auch nicht gestillt wurden, mit Sicherheit ein gestörtes Öko - System in seinem Darm hat.

WICHTIG:
Die Hauptkeimart der Darmflora **des Stillkindes sind Bifidobakterien**, welche die Muttermilch gut verdauen können. Sie sorgen mit ihrem Säuerungsstoffwechsel dafür, dass sich keine Schadkeime ansiedeln können und dass das kindliche Immunsystem „trainiert" und stabilisiert wird.

Die Praxiserfahrung bei **nicht gestillten Säuglingen, welche nun mit Kindernahrung gefüttert werden,** zeigt immer wieder, dass sich bei diesen Kindern oft eine nicht babygerechte Darmflora aufbaut, die schon nach einigen Wochen dem Stand einer Erwachsenen - Misch - Flora entspricht, was natürlich von der Natur her nicht vorgesehen und deshalb für das Kind sehr belastend ist.

Häufig haben sich dann in diesem fehlbesiedelten Kinderdarm krankmachende Bakterien, oft auch Pilze angesiedelt, die sich das Kind - zu allem Überfluss - auch noch aus der Geburtsklink mitgebracht haben kann.

Die unsichtbaren Folgen davon sind **Gärungs- und Fäulnisprozesse im Dünndarm des Säuglings und Kleinkindes,** mit schweren Verdauungsstörungen, Spucken, Blähungen und Krämpfen dazu, die dem Kind schwer zusetzen.

Bei Erwachsenen spricht man bei dieser Symptomenkette von einem Reizdarmsyndrom.

Bei Kindern werden diese schlimmen Belastungen für den kindlichen Organismus von Behandlern als sog. „Trimenon Kolik" (Koliken der ersten 3 Monate) verharmlost und bagatellisiert.

Eine weitere Folge dieses gestörten Öko - Systems ist die hohe Belastung des kindlichen Immunsystems, welche das Kind schon zu Beginn seines Lebens infekt- und/oder allergieanfällig macht.

Die Mutter erzählt weiter, Michael sei seit Beginn seines Lebens ein sehr unruhiges Kind gewesen und später ein hyperaktives Kind geworden.

WICHTIG:
Krankmachende Bakterien in unserem Darmsystem, evtl. auch noch Candidapilze, belasten mit ihren toxischen Ausscheidungen nicht nur das Stoffwechsel- und Immunsystem des Kindes, sondern „überreizen" auch ständig das kindliche Nervensystem.

Die Folgen sind: das Kind ist unruhig, wie getrieben, hektisch, hyperaktiv und schlaflos, außerdem ist nie richtig Appetit da.

Süßigkeiten statt gesunder Ernährung:

Nach Michaels Appetit gefragt erzählt mir Frau E., Michael sei schon immer ein schlechter Esser gewesen. Das einzige, was er gut akzeptiert habe, sei gesüßte Ernährung und nichts anderes.

Ich erkläre daraufhin der Mutter, dass Süßigkeiten für Kinder – oder auch gesüßte Ernährung – eine sehr problematische Nahrungsform sind.

Wenn kleine Kinder beginnen Naschwerk und Süßigkeiten zu essen oder gesüßte Ernährung bekommen, dann verweigern sie im Gegenzug meist gesunde Ernährung wie Gemüse, Obst, Brot usw., so zeigt es die Erfahrung.

Aber: Haben sie sich erst einmal an den Süßgeschmack gewöhnt, so sind sie an eine gesunde Ernährung, die sie eigentlich brauchen würden, kaum mehr heranzubringen.

Süßigkeiten wirken auf den kindlichen Organismus oft wie ein Suchtmittel.

WICHTIG:
Die Falle: Dem kindlichen Organismus fehlen nun mehr und mehr die wichtigen Vitamine, Mineralstoffe, Spurenelemente und Vitalstoffe usw. aus der gesunden Vollwerternährung.
Die unsichtbaren Folgen: Stoffwechsel-, Entwicklungs- und Immunstörungen!

Zucker: Vitamin- und Mineralräuber

Oft baut sich nun sehr schnell ein Teufelskreis auf: Gerade Mütter fallen dann in eine Art Hilflosigkeit, sozusagen: Was soll ich denn machen? Wenn mein Kind kein Gemüse, Obst, Vollwerternährung usw. will, dann „fällt es doch vom Fleisch". Damit das Kind überhaupt noch etwas isst und nicht so viel Terror macht, bekommt es eben die süße Ernährung, die es doch mag.

WICHTIG:
Die Falle: Zucker ist ein Vitamin- und Mineralstoffräuber.
Die Folgen: Dadurch werden das kindliche Verdauungssystem, die Leber, der kindlich-empfindliche Stoffwechsel und das Nervensystem des Kindes belastet.

Zucker: „Futter" für krankmachende Bakterien und Pilze
Gleichzeitig bekommen durch den Zucker gerade die krankmachenden Bakterien und Pilze im Darm des Kindes beste Lebensbedingungen.

Sie werden damit geradezu „gefüttert" und gezüchtet.

WICHTIG:
Die unsichtbare Anwesenheit von krankmachenden Bakterien und Pilzen und ihre krankmachenden (toxischen) Ausscheidungen belasten das sich gerade in der Entwicklung befindliche Immunsystem des kleinen Kindes in seinem Darm schwer.

Die Folge: Dieses kindliche Immunsystem kann sich nun kaum mehr um seine eigentlichen Abwehraufgaben kümmern.

Zucker provoziert Infektanfälligkeit und Allergien

Die typischen Folgen:
Das Kind wird nun infektanfällig mit Mittelohr- und Mandelentzündungen, oft auch Bronchitis.
Eine weitere Folge: Durch die Toxine werden direkte oder indirekte Allergien provoziert.

Und nun das auch noch: Neurodermitis

Dass meine Erfahrungen richtig sind, bestätigt Frau E. sofort. Sie erzählt, Michael habe sehr schnell nach der Geburt Milchschorf am Kopf bekommen, was erfahrungsgemäß immer ein Vorbote einer beginnenden Allergie ist, oft Vorzeichen von Neurodermitis oder Heuschnupfen.

Schon nach zwei Monaten, so Frau E., begannen bei Michael Hautausschläge, Rot und aufgequollen, für Michael anscheinend sehr schmerzhaft, denn er hat viel gekratzt und geschrien. Mein Blick auf die Kniekehlen, Armbeugen und den Hals bei Michael bestätigen: typisch Neurodermitis!...und das seit 3 Jahren!

„Wir waren auch mehrfach beim Hautarzt und haben verschiedene Cremes und Badezusätze bekommen. Das war ein ewiges Auf und Ab, aber eigentlich ist es bis heute nie richtig besser geworden", so Frau E.

Mittelohr- Mandelentzündungen und Antibiotika

Auch Mittelohr- und Mandelentzündungen hatte Michael mehrfach in seinen ersten Lebensjahren... wieder geradezu typisch, wenn Kinder keine gesunde Darmflora aufbauen können... und für die Entzündungen bekam er vom Kinderarzt immer wieder Antibiotika... und daraufhin bekam er wieder Fieber. (Der typische Infektkreislauf... Das arme Kind!)

„Michael ist ein ewig kränkelndes Kind", so die Großmutter. „Wenn jemand in seiner Umgebung nur niest, ist er sofort krank.
Wie soll er da jemals in den Kindergarten gehen?", fragt sie besorgt.

WICHTIG:
Die gutgemeinten Antibiotika töten nicht nur die krankmachenden Bakterien im Hals und in den Ohren. Sie (zer)-stören immer wieder das ohnehin schon gestörte Öko - System des kindlichen Darms.

In einem solchermaßen gestörten Ökosystem Darm werden als Folge krankmachende Bakterien und Pilze mit ihren toxischen Ausscheidungen geradezu „gezüchtet". Die weitere Folge sind immer stärkere Immunbelastungen.

Das äußere Erscheinungsbild dieser Ökostörungen sind Infektanfälligkeit und Allergien, auch Durchfälle, Essunlust und oft ein kränkelndes bzw. krankes Kind.

Stuhluntersuchung zeigten die wahren Hintergründe

Damit genau diese unsichtbaren Probleme nun endlich einmal gründlich abgeklärt werden, bitte ich die Großmutter eine Stuhlprobe und einen Hals - Rachenabstrich von Michael abzunehmen und diese sofort an ein Speziallabor für Mikrobiologie zu senden. Für mich ist insbesondere **der Zustand der gesamten Darm- und Hals - Rachen Flora** wichtig und nicht irgendeine isolierte Untersuchung z.B. auf Candidapilze und Salmonellen.

Als mir nach einigen Tagen der mikrobiologische Befund vorlag, hat er nicht nur meine Vermutungen und Erfahrungen grundsätzlich bestätigt, er war eine Katastrophe:
Die wichtigen Lactobazillen und Bifidobakterien des Dünndarms waren fast nicht mehr messbar.
Stattdessen war der Dünndarm nun mit krankmachenden Kolibakterien, Clostridien, Klebsiellen und Candidapilzen besiedelt.
Diese sind - als Folge der Ökostörungen durch die vielen Antibiotika - aus dem Dickdarm in den Dünndarm hochgewandert und sie haben diesen überwuchert ! ! !

Auch der Hals/Rachenabstrich zeigte starke Besiedlung mit Candidapilzen.

Hier lagen also die wahren Ursachen für Michaels ständiger Krankheit.

... und weg mit den Süßigkeiten:

Meine erste Therapieempfehlung an die Mutter ist, dem Kind unbedingt die Süßigkeiten wegzunehmen und Michael endlich auf gesunde Ernährung umzustellen.

Frau E. quittiert meinen Rat mit einem hilflosen Blick gegen die Decke und zu Michael hin, der im Moment (hyper)- aktiv in der Praxis herumrannte, auf meinem Schreibtisch herumkramt, das Spielzeug herumwirft und keine Ruhe beim Spielen zeigt.

Mein gut gemeinter Rat an Frau E. war auch, doch zu versuchen, das Rauchen sein zu lassen, was ihr sichtbar nicht passte. Mit einer verräucherten Luft und Wohnung, provoziere sie geradezu die Allergie des Kindes, so erkläre ich noch einmal.

Die notwendige Therapie:

- **1. Das Beseitigen der gestörten Darmflora**
- **2. der Aufbau einer gesunden Säuerungsflora des Dünndarms und**
- **3. Stabilisierung des darmeigenen Immunsystems:** **z.B. mit Lactobact für Kinder:** Präparat mit den wichtigsten Lactobazillen und Bifidobakterien

- Für die **Candidapilze: Adiclair Susp.** 3 x ½ Pipette
- Für den **Dickdarm: Mutaflor Suspension 1 x 1**

- Für die Lymphentgiftung, Konstitution und Infektanfälligkeit: Fa. Wala Homöopathie:

Lachesis comp., Globuli
Apis-Belladonna comp. Globuli
Roseneisen-Graphit Globuli, je 3 x 5

Spenglersan Kolloide: T, K, G Tropfen
2 x 3 Tropfen im tägl. Wechsel einmassieren.

Für den Vitamin + Mineralhaushalt:
- Fa. Kattwiga: **Calc. phosh. comp.** (Syn.21) Tabl. 3 x 3
- Für die Vitamindefizite:
Ortho - Immun Junior 1 x tägl. 1 Beutel

Bei Schlafstörungen: Fa. Wala Homöopathie:
Avena comp. + Valeriana comp. Je 3 x 5

Zur **Entgiftung der Impfung:**
Thuja C 200 1 x 5 Globuli alle 14 Tage 3x

Die Mutter war sehr erstaunt

Am Ende der Behandlung war Frau E. sehr erstaunt von der ganzheitlichen Therapie.
„So gründlich und ausführlich hat mir das noch nie ein Arzt erklärt - und das ist alles so logisch", so Frau E. Sie hatte eigentlich erwartet, so wie es die Patienten normalerweise von

245

ihren Behandlern gewohnt sind, auch von mir ein paar „schnelle Pillen" für ihr Kind zu bekommen.

Ganz erfreut war die Großmutter, die sich schon lange mit Naturheilkunde beschäftigte.
Diese hatte mich sehr genau verstanden. Da Michael sowieso bei der Oma aufwächst, wird diese die Therapie konsequent durchziehen.

Was Fr. E. sehr nachdenklich machte, war mein Hinweis an sie als Mutter, dass Kinder insbesondere im Kleinkindalter, unbedingt die Mutter brauchen, denn Frau E. ging heute noch Arbeiten und überließ das Kind aus finanziellen Gründen mehr oder minder ihrer Mutter.

Hier hätte nie geimpft werden dürfen

Dass bei dieser Krankheitsvorgeschichte, bei dieser Summe ungünstigen Zusammenhänge, Impfen für ein Kind wie Michael zu
einer Katastrophe werden kann, wäre bei gründlichem Abklären
vorhersehbar gewesen.

Ich denke mir: Hier hätte nie geimpft werden dürfen. Man darf sogar noch froh sein, dass bei einem so immunschwachen Kind wie
Michael, das Impfen nicht auch noch bleibende Schäden auslöst
bzw. hinterlässt.

WICHTIG:

**Diese komplexen Zusammenhänge zwischen ungünstiger
Ernährung, Störungen der komplizierten Mikro - Bio - Ökologie des kindlichen Darmsystems, der Belastungen durch
Bakterien, Pilze und deren Toxine, der damit zusammenhän-
genden Belastung des kindlichen Immunsystems, auch der
störenden Wirkung von chem. Arzneimitteln wie Fiebersenkern und Antibiotika und der hohen plötzlichen Immunbelastung durch Impfen - werden leider von Behandlern bei der
heute üblichen Massenabfertigung von Patienten viel zu wenig beachtet.**

**Gerade die typischen symptomorientierten Unterdrückungs-
und Antimittel -Therapien sind ein weiteres Problem, dass
Kinder wie Michael in Krankheitsketten festgehalten oder
noch schlimmer, immer mehr hineingetrieben und nicht
mehr gesund werden können, ...
wie dieses Praxisbeispiel zeigt.**

Heute geht es Michael wieder gut:

Die Großmutter rief mich mehrfach im Abstand von14 Tagen an und berichtete mir, Michael ginge es langsam immer besser.

Er sei viel ruhiger geworden, esse plötzlich gut, schlafe gut und habe endlich eine gesunde Gesichtsfarbe bekommen. Auch der Stuhlgang sei endlich normal, sogar die Haut sei viel besser geworden.

Dieser Praxisfall ist nun fast ein Jahr her. Michael geht jetzt in den Kindergarten.

Bis auf 1 x Scharlach, den Michael ohne Antibiotika, aber mit bewährter naturheilkundlicher Therapie ohne Probleme überstanden hat, ist Michael jetzt ein aufgewecktes und immunstabiles Kind geworden, zur Freude beider „Mütter".

Ich frage mich:

Was wäre wohl aus Michael bei den üblichen Therapien geworden?

TEIL 17

Kindgerechte Ernährung:

Süßigkeiten
machen unsere Kinder krank

Süßigkeiten machen unsere Kinder krank

Lucas (12), übergewichtig und ständig krank

Praxisbeispiel:

Eines Tages erscheint Frau D. (38), Landwirtin, in der Praxis mit ihrem Sohn Lucas. Sie sagt mir schon bei der telefonischen Anmeldung, Lucas sei immer wieder krank. Immer wieder habe er Hals- Rachenentzündungen und immer wieder bekäme er Antibiotika dafür. Da sie von meinen ganzheitlichen Therapien gehört habe, möchte sie es jetzt sozusagen mit mir versuchen.

Frau D. sitzt mir erwartungsvoll gegenüber, ihr Sohn, eher apathisch, in einem anderen Sessel. Mein erster Eindruck: Frau D. hat massives Übergewicht. Alles an ihr scheint irgendwie schwammig. Das Gesicht ist leicht aufgedunsen. Aber, so sagt sie, sie müsse von früh bis abends als Bäuerin schwer arbeiten im Haus, Hof, Feld, Stall usw., was ich ihr sofort glaube, denn ich kenne den bewundernswerten Arbeitseinsatz von Bäuerinnen mit häufig 12 bis 14 Stunden Arbeit auf dem Bauernhof sehr genau und keinen Tag Freizeit, kein Samstag, Sonntag und keinen Urlaub.

Ihr Sohn Lucas hingegen sitzt träge da, starrt Löcher in die Luft und... auch er hat massives Übergewicht. Die Mutter erzählt von den Ketteninfekten, die sich durch das Leben ihres

Sohnes ziehen. Polypen und Mandeln sind schon lang her-
ausoperiert worden, und trotzdem sind immer wieder diese
Angina-Situationen da, die vom Kinderarzt immer wieder mit
Antibiotika behandelt werden.

Ich frage wie üblich: Wunschkind? Ja, unbedingt. Der Hof soll
doch weiter existieren. Schwangerschaft? Darüber, so Frau D.,
hatte ich kaum Zeit nachzudenken, denn die Stall-, Hof- und
Feldarbeit war bis zum letzten Moment wichtig.

Die Arbeit der Mutter war wichtiger als die Familie

Wie war die Geburt? Schrecklich, so Frau D. Ich war allein.
Mein Mann hat mich nur schnell zur Klinik gefahren, er wollte
nicht dabei sein, wollte das nicht sehen. Außerdem wartete
daheim die Stallarbeit... eine Kuh war gerade beim Kalben.

Ich frage Frau D., wie es ihr dabei gehe, wenn sie nun daran
denkt ... und sie weint sofort.

Mehr Informationen zu diesem Thema scheinen nicht nötig.

Typisch, denke ich. Ich habe Bäuerinnen zeitweise in der Psychotherapie, die oft von schlimmen Arbeitsüberlastungen, hohem seelischen Druck und oft völlig gefühlsmäßigem Unver-
ständnis für ihre eigenen persönlichen Bedürfnisse und ihre
weibliche Seele, insbesondere von ihren Ehemännern berichten,
aber noch viel mehr von den Schwiegereltern, wenn sie einge-
heiratet haben. Mir scheint, die Hauptsache ist, sie funktionieren wie eine Maschine, möglichst lang, gesund und perfekt.

Stillen? Ja, soweit es die Arbeit zugelassen habe. Ansonsten habe sie abgepumpt und die Schwiegermutter hat dem kleinen Lucas das Fläschchen gegeben. Aber lang konnte sie nicht stillen. Und so habe sie bald begonnen zuzufüttern.

Frau D. wundert sich über diese Fragen. Sie sei doch wegen Lucas Hals da. Ich erkläre ihr nun, wie wichtig das Erkennen der Hintergründe dieser Krankheitsketten sei.

Das hat mich ja noch nie ein Behandler gefragt, so Frau D. etwas gereizt. Sie will damit sagen: mach hin, ich habe keine Zeit, ich muss wieder heim, der Stall, Hof usw. wartet... und als Frau D. weitererzählt bestätigt sich jetzt sofort meine Vermutung. Sie habe Angst vor der Schwiegermutter daheim, die ihr wieder unterstellt, wenn sie weg ist, sie drücke sich um die Arbeit (arme Frau D.!).

Zum Abnehmen in die Klinik

Lucas, so die Mutter, sei schon sehr früh ein pummeliges Baby gewesen, aber immer kränklich. Erst waren es Mittelohrentzündungen, dann mussten die Polypen raus, und immer wieder Mandelentzündungen... und immer wieder Antibiotikatherapien.

Dann hieß es, die Mandeln müssen raus. Danach folgten Hals-Rachenentzündungen (Seitenstrangangina) und immer wieder Husten, Schnupfen und Infektanfälligkeit und Antibiotikatherapie.

In der Schule habe Lucas große Schwierigkeiten, er sei eher ein mittelmäßiger Schüler. Er werde wegen seiner Figur von den

Mitschülern oft verspottet, was seine Lust in die Schule zu gehen, auch nicht gerade fördert.

Mit 9 Jahren hatte Lucas schon 85 Kilo, und er musste in eine spezielle Abnehmklinik für Kinder, wo er in 6 Wochen 12 Kilo verlor. Aber jetzt, mit 12 Jahren, ist er wieder bei 88 Kilo angekommen und der Hals macht wie eh und je Probleme.

Ich frage nun Lucas selbst nach Stuhlgang, Blähungen, Afterjucken usw., der mir kaum antwortet. Nun muss Frau D. ihren Sohn fragen, der eher widerwillig antwortet.

Ja, er hat oft tagelange Stuhlverstopfungen, viele Blähungen und ständig Bauchweh !!!

Zu süß, zu fett, zu viel

Ich frage Frau D. nach der Ernährung ihrer Familie. „Was Sie alles wissen wollen"?, so sofort ihr Kommentar.

Aber ich bleibe bei meiner Frage, denn ich vermute, Frau D. weiß nun genau, was jetzt kommt und sie wehrt deshalb erst einmal ab.

In der Früh, so die Mutter, gibt es Marmeladenbrote oder Honigbrötchen, dazu Milch oder meist Kaba. Brote in die Schule mag Lucas nicht mitnehmen, sondern nur Müsliriegel, Kinderschokolade, Knabberzeug usw. oder er kauft sich etwas, weil ihm die Schwiegermutter, die Oma, Geld mitgibt, wenn die Mutter das nicht selbst tut.

Bei der Großmutter im gleichen Haus haben nämlich die Kinder ein wahres Süßwarenlager und wenn es an das Essen geht, haben die Kinder meist keinen Hunger.

Sie sagen dann, sie waren vorher bei der Oma, gegen die sich Frau D. nicht zu wehren getraut. Mittags gibt es dann meist Fleisch, Schweinefleisch, weil "ein leerer Sack eben nicht steht", sagt ihr Mann.
Und die Schwiegereltern verlangen das auch von ihr. Dazu gibt es dann häufig Knödel, Nudeln, Kartoffeln oder Kraut, oft die von den Kindern verlangten süßen Mehlspeisen. Und weil die Kinder es mögen, zum Nachtisch häufig Pudding usw.

Am Nachmittag gibt es meist Kaffee und Kuchen und für die Kinder Kekse oder Süßigkeiten von der Oma. Abends gibt es die Reste vom Mittag aufgewärmt, dazu meist Wurst, Schinken, Käse, Brot usw.

Ich frage Frau D. nach Obst, Gemüse, Salat usw. Ja, ja, so Frau D., aber das mögen die Kinder überhaupt nicht, da gäbe es immer wieder Theater. Ich empfehle Frau D. nun dringend, als Grundvoraussetzung eine naturheilkundliche Therapie für Lucas, die wir eingehend besprechen, unbedingt mit Ernährungsumstellung.
Dazu empfehle ich Literatur, wie z. B. Dr. Bruker: "Unsere Nahrung, unser Schicksal," - Dyomon: "Fit for live" - Schuh: "Tatort Küche" usw., damit sie sich einmal mit Ernährung beschäftigt.

Allerdings bekomme ich den Eindruck, dass Frau D. meine Aus-
führungen über Ernährung nicht sonderlich interessieren …, na,
wen wundert es. Irgendwo muss ja auch ihr Übergewicht herkommen.

Massive Störung der kindlichen Ökosysteme

Da ich bei ihrem Sohn Lucas massive Störungen und Blockaden
in den Ökosystemen vermute, bekommt auch Frau D. von mir
ein Stuhlröhrchen und einen Rachenabstrich für das mikrobiologische Labor mit, auch die Bitte, auf regelmäßigen Stuhlgang und genügendes Trinken bei Lucas zu achten.

Aber bitte, keine Cola, keine Limo wie bisher, sondern nur noch
Mineralwasser und Tee.
Lucas muss unbedingt auf Normalgewicht runter. Er ist jetzt
schon so aufgeschwemmt wie seine Mutter, aber im Gegensatz
zu ihr, welche den ganzen Tag über schwer arbeiten muss, ist
er völlig antriebslos.

**Trägheit, Fernsehen, Computerspiele bei gleichzeitig hohem
Konsum von Süßigkeiten und massivem Ablehnen jeder gesunden Ernährung… das macht ihn krank.
Auch sein Immunsystem verliert immer mehr an Schlagkraft,
was ständige Infektanfälligkeit zur Folge hat.**

**Die Stuhluntersuchung von Lucas zeigte:
massiv gestörte Darmflora und hoher Candidapilzbefall.**

Nur, ob die besorgte Mutter es in diesem festgefahrenen bäuerlichen Familiensystem schafft, sich in der Ernährung gegen Schwiegermutter und ihren Mann durchzusetzen, auch gegen ihren eigenen Sohn, ich zweifle sehr daran. Trotz besten Willens.

Ich vermute: Solange dieses System so stehenbleibt und sich nichts ändert, wird Lucas wohl noch lange krank sein.

Kindgerechte Ernährung:

Süßigkeiten machen krank

Es geht nun hier nicht etwa darum, Eltern oder insbesondere Müttern, was die Ernährung ihrer Kinder betrifft, ein schlechtes Gewissen einzureden, nach dem Motto: „meine Kinder sollen nun fanatische Naturköstler werden."

Es geht überhaupt nicht hie und da einmal um das Eis, um das Stück Schokolade oder den Müsliriegel für unser Kind.

Es geht darum nicht zuzulassen, dass Kinder sich mit krankmachender Süßernährung ständig den Bauch vollstopfen.

Um gleich das immer wiederkehrende Argument auszuschalten: „Man kenne da jemanden, der isst täglich kiloweise Süßigkeiten, rauche täglich 50 Zigaretten, trinke täglich seine Flasche Schnaps und sei bis ins hohe Alter glücklich und sehr gesund." Schön für diesen Menschen - den es nicht geben kann… denn ein solcher läge schon lange am Friedhof.

Es geht um die Verantwortung für mein Leben und für das Leben meiner mir anvertrauten Kinder; die anderen sollen machen, was sie wollen.

Aber kein Elternteil sollte sich um die Verantwortung für die Gesundheit seiner Kinder und was später einmal daraus werden kann herummogeln, außer man steckt selbst den Kopf in den Sand, weil man z. B. selbst Supermarkt Wohlstandsernährung und Süßigkeiten liebt... wie die Mutter von Lucas.

Das wird für die Gesundheit dieses Kindes schwerwiegende Folgen haben. Auch wenn das Kind dabei gesund bleiben sollte, (was ich nicht glaube), so hat das Kind doch gelernt, diese Form der Ernährung später an seine eigenen Kinder weiterzugeben... und nun sind diese wieder krank, z. B. allergiekrank und infektanfällig usw.
Wir Eltern sollten lernen mitzudenken..., und zwar nicht nur an das "Jetzt", sondern auch an die Hypothek, die wir unseren Kindern - durch zu viel Gutmeinen und zu viel Nachgeben - in ihr Leben legen (auch mit Weitblich auf später)...

Denn Kinder sind dumm (klar ist Süß toll)... aber wir tragen für sie, für ihre Gesundheit und was einmal aus ihnen werden wird - die Verantwortung.

Süßigkeiten:
Auseinandersetzung mit Kind und Umwelt wichtig

Freilich bedeutet das oft Auseinandersetzungen, insbesondere wenn unsere Kinder etwas älter geworden und u. U. der Zuckersucht verfallen sind. Dann ist es nicht mehr einfach, sie davon wegzubringen.

Bei Jugendlichen ist das kaum mehr möglich. Deshalb sollte der Grundstein zu einer gesunden Ernährung, mit der Folge gesunder Ökosysteme und damit stabiler Gesundheit, so früh als möglich gelegt werden.

Klar: Das bedeutet u. U. immer wieder Auseinandersetzung mit dem Kind, insbesondere dann, wenn es Süßigkeiten mag und naturgemäße Ernährung nicht mag.

Aber dieser "Kampf" lässt sich mit einiger Konsequenz, mit Überzeugungsarbeit und einigen Tricks durchaus im positiven Sinn für alle gewinnen. Wesentlich problematischer ist da oft der "Kampf" mit der Außenwelt.

Auch die klare Auseinandersetzung mit der oft "so gutmeinenden Umwelt" ist dazu wichtig, z. B. dem Zuckerbonbon an den Kassen in den Geschäften und die Kekse, Gummibärchen, Bonbons und Schokolade, Überraschungseier usw. von Onkeln und Tanten.

Wichtig:
Aber besonders wichtig ist oft die konsequente Abgrenzung zu den Großeltern, die, was Süßigkeiten angeht, häufig völlig uneinsichtig sind.
Sie unterlaufen oft rücksichtslos den guten Willen der Eltern für eine gesunde Ernährung ihrer Kinder mit viel "gutmeinenden" Süßigkeiten, Keksen usw.
Ihr Argument ist dann oft: Kinder brauchen Süßes, das schadet doch nichts.
Die Großeltern können es so gut meinen, wie sie wollen. Sie tragen ja für die Kinder und deren Gesundheit und Zukunft auch keine Verantwortung.
Auch müssen sie es oft nicht mit durchleben und -leiden, wenn die Kinder als Folge dieser Unvernunft wieder krank sind. Machen Sie ihnen das unmissverständlich klar.

Brauchen Kinder wirklich Süßigkeiten?

Millionen Tonnen von **hochgradig ökosystembelastenden, vitaltoten, suchtmachenden, isoliertem Industriezucker** werden täglich auf unserer Welt hergestellt und insbesondere in unseren westlichen Industrieländern zu Süßigkeiten verarbeitet..

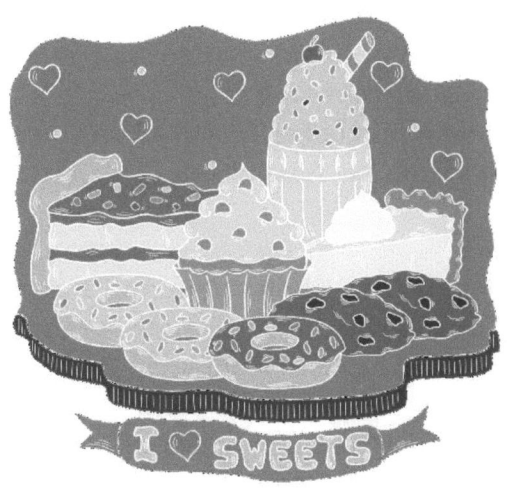

Die Zuckerindustrie versucht nun allen Menschen, denen die naturgemäßen Abläufe im Körper unbekannt sind einzureden:
Zucker sei wichtig und gesund.

Menschen brauchen Zucker, so wird gesagt. Das sind geschickt ausgestreute Halbwahrheiten.

Diese dienen schlussendlich den Süßliebhabern, ihren eigenen Hunger auf Süßigkeiten zu rechtfertigen.

Gleichzeitig wird damit Müttern indirekt ein schlechtes Gewissen eingeredet, das sie ihren Kindern, z. B. an der Kasse des Supermarktes, so etwas „Schönes" wie Süßigkeiten für ihr Kind vorenthalten.

Die Tatsache ist: Selbstverständlich brauchen wir Menschen, brauchen Kinder als Energie- und Baustoffträger Zucker... oder besser komplexe Kohlenhydrate.

Denn:
Unser Körper braucht KEINEN weißen, vitaltoten, isolierten, stoffwechsel- und ökosystembelastenden Industriezucker... den man heute auch noch versteckt in fast allen Lebensmitteln findet.

Der kindliche Organismus braucht für seine Entwicklung Kohlenhydrate, also Vollkornprodukte, in denen naturgemäß (durch den Prozess der Photosynthese) vitalstoffreiche, lebendige Mehrfachzucker gespeichert sind.
Aus diesem natürlichen Mehrfachzucker fertigt dann unser Organismus - durch enzymatische Abspaltung - wertvolle Glucose (Traubenzucker).

Dieser Prozess, der enzymatischen Abspaltung und Aufbereitung z.B. im Brot, von Mehrfachzucker zu Glucose braucht jedoch einige Stunden Zeit. So wird dem kindlichen Organismus kontinuierlich Glucose zur Verfügung gestellt.

Die kindlichen Ökosysteme werden dadurch nicht mit Glucose überschwemmt wie beim Konsum von Süßigkeiten mit viel Industriezucker!
Das Insulinsystem wird nicht überreizt! Unterzuckersituationen gibt es nicht!

Unterzuckerfalle und überreiztes Insulinsystem

Ganz anders beim Konsum von weißem Industrie- oder Haushaltszucker: Da Süßigkeiten wie Kekse, Kuchen, Schokolade, Kakao, Nutella, Marmelade, Gummibärchen, Bonbons usw., auch Limo, Cola usw. aus hohen Anteilen von vitaltotem hochkalorienreichen Industriezucker bestehen, wird dieser teilweise schon im

Mund von den Speicheldrüsen verdaut und ins Blut aufgenommen.

Daraufhin schüttet unsere Bauchspeicheldrüse eine hohe Menge von Insulin aus, denn ohne dieses Hormon, ohne diesen Botenstoff, kann Zucker von den Zellen nicht aufgenommen und verarbeitet werden.
Dabei bedeutet: Viel Zucker (Süßigkeiten) = viel Insulin = hohe Verbrennung!
Nun hat das Kind sehr viel Verbrennungsenergie in den Zellen. Aber wohin nun damit? Gleichzeitig belastet Zucker die Vitalenergie. Das Kind ist oft unruhig, oft auch überreizt.

Viel Zucker = viel Insulin = hohe Verbrennung heißt aber auch: bald ist kein Zucker mehr da, weil er verbrannt wurde. Die Zellen verlangen nach mehr Zucker und…. die Verbrennung stoppt! Der Insulinspiegel baut sich nun sehr schnell wieder ab ..., und das Kind gerät an die Grenzen des Unterzuckers.

Natürlich könnten die Ökosysteme - insbesondere die der Leber- nun ihre Glucose - Speicher öffnen, denn unser Gehirn braucht als alleinigen Energieträger dringend Glucose - und Glucose-Armut = Unterzucker bedeutet Lebensgefahr.

Bevor das passiert, stößt der Organismus erst einmal Stress-Hormone aus und das Kind bekommt nun wieder Heißhunger auf Süßes. … und alles beginnt wieder von vorn.

Dieses Hin und Her mit den Süßigkeiten, dieses Auf und Ab mit dem Insulinspiegel, diese Sucht nach Süßem aufgrund der immer wieder zuschnappenden Unterzuckerfalle, dieser Mechanismus wird oft ins Erwachsenenalter mitgenommen.

Es kann später zu einem Suchtverhalten werden, z.B. für späteres Rauchen, Alkohol und Drogenkonsum.

Dabei reagieren dann Kinder oft schon wie Raucher oder Alkoholiker mit Aggression, mit Quengeln, mit ungut sein, wenn man versucht, ihnen ihre geliebten Süßigkeiten wegzunehmen oder diese wenigstens einzuschränken.

Süßigkeiten machen dick

Die vielen Süßigkeiten können bei unseren Kindern zu einer weiteren Gesundheitsfalle werden. Man weiß nur nicht genau, in welchem Alter des Lebens diese zuschnappen wird ..., aber eines ist sicher: ... sie wird!
Dazu fallen mir sofort eine ganze Reihe meiner weiblichen Patientinnen (auch Mütter) ein, die oft mit mäßigem, zeitweise mit gewaltigem Übergewicht in die Praxis kommen.

Diese haben oft kräftige Schwimmreifen um den Bauch, ein schwammiges aufgedunsenes Gewebe, einen dicken, schwammigen Po und viel zu dicke Unterschenkel, dazu noch ein aufgedunsenes Gesicht.
Das hier ein fehlernährtes, vitamin-, mineral- und vitalarmes, verwässertes und überfettetes Bindegewebe vorliegt aufgrund eines hochbelasteten, oft blockierten Stoffwechsels, liegt auf der Hand.

Aber: Die Folgen sind meist bitter
Bluthochdruck, massive Herzbelastungen, Arteriosklerose, Cholesterinerhöhung, Harnsäureerhöhung, Gelenk-, Kopf-, Rheumaschmerzen, müde, matt, leistungslos usw., und häufig kaum mehr Freude am Leben, d.h. Depressionen.

Bei Männern ist oft genau das Gleiche sichtbar, nur diese kommen meist sehr spät in die Praxis.

Da wird dann von den Betreffenden oft von schweren Knochen geredet, von Hormonstörungen und das ja die Mutter schon so stark war ..., also, man sagt indirekt damit:

"Dafür, dass ich so bin, kann ich ja nichts".

Diese Patienten präsentieren mir dann eine äußerst arztreiche, oft auch klinikreiche Vergangenheit. Sie erzählen von allen möglichen Medikamenten, die bei ihnen (meist ohne jeglichen durchschlagenden Erfolg) über die Jahre ausprobiert wurden.

Sie berichten auch sehr unglücklich über viele Diätversuche, immer mit dem gleichen Ergebnis endend:
5 Kilo ab und nach drei Wochen wieder 7 Kilo herauf.

Wenn ich dann nach dem Wichtigsten, nämlich nach der Ernährung frage, so stehen mir meist bildlich gesprochen die Haare zu Berge:
Viel zu traditionell, viel zu viel, viel zu fett, viel zu süß, viel zu viel Fleisch, viel zu vitamin- und mineralstoffarm, zu vitalarm, oft zu wenig Obst, zu wenig Rohkost, zu wenig Gemüse.

Zeitweise passiert es mir, dass solche Patienten nie mehr wieder kommen, wenn ich als Grundvoraussetzung für eine naturheilkundlich ganzheitliche Behandlung eine Ernährungsumstellung vorschlage, ohne die ein Gesundwerden unmöglich ist.

Andere klagen, sie können nicht abnehmen, sie hätten es eh schon so oft versucht. Wieder andere werden ärgerlich: Warum hat mir das noch nie einer meiner Behandler erklärt?

Die Falle liegt in der Arbeitsweise unseres Organismus selbst. Wenn er immer diese vielen, ungesunden, schnell verbrennbaren Kohlehydrate hineingestopft bekommt, so sagt er ganz einfach:

„Spare in der Zeit, so hast du in der Not."

Er wandelt nun alles ZUVIEL an Süß = Kohlehydraten einfach in Fettzellen um und lagert diese langsam aber stetig ins Gewebe, in die Muskulatur, in die Organe und besonders böse, in die Blutgefäße ein... Herzinfarkt!

Eine schlimme Zeitbombe für die Gesundheit, vielleicht für die nächsten 30 - 50 Jahre.
Aber irgendwann schnappt die Krankheitsfalle zu... und dieser Prozess beginnt meist schon in der Kindheit!

Wichtig:
Wir Eltern legen also mit der Ernährung, die wir unseren Kindern anbieten oder zulassen, den Grundstein für die späteren Gesundheit oder Krankheit unserer Kinder! ! !

Süßigkeiten erzeugen auch Infektanfälligkeit und Allergien

Worüber Kinderärzte klagen, beginnt die langsame aber sichere Überfettung von Bindegewebe und Muskulatur schon sehr früh, oft schon bei kleinen Kindern.

Untrennbar damit verbunden ist die zunehmende Übersäuerung von Bindegewebe und Muskulatur.
Denn bei der enzymatischen Umwandlung und Aufspaltung von Zucker entstehen Säuren - Harnsäuren, die - wenn diese

zu viele werden - vom Körper aufgenommen, zu schweren Schmerzen im Körper, insbesondere in der Muskulatur und im Gelenksystem führen können.

Ein weiteres Dilemma ist: Kinder mit häufiger Süßernährung sind oft kaum für Gemüse, Obst und naturgemäße Ernährung zu begeistern.

Die Süß - Sucht will süß und nichts anderes als süß, und alles andere nur noch mit Widerwillen.
Wie sagte Frau A. im Praxisbeispiel 1 über ihre dauerkranke kleine Magdalena: „*Von Süßigkeiten da könnte die leben.*"
Hier lauern dann jahrelange Kämpfe mit dem Kind, wenn nicht frühzeitig auf eine gesunde und naturgemäße Ernährung geachtet wird.

Übersäuertes, verschlacktes, durch Süßigkeiten verfettetes kindliches Bindegewebe und kindliche Muskulatur sind irgendwann die Folgen, verbunden mit relativer Vitaminarmut, aber fast immer mit Mineralstoffarmut, Vitalitätsstörungen und Unlust auf Bewegung...
dafür aber Computersiele, Handy und Fernsehen.

Früher oder später bedeutet das eine Dauerbelastung für das Immunsystem.

Die Folgen liegen auf der Hand:

- **Das Kind wird lustlos, schlapp und infektanfällig.**

- **Es kränkelt und/oder erkrankt**
- **auch seelisch**

Im Kleinkindalter lauern dann:

- die Mittelohrentzündungen,
- später die Hals - Rachenentzündungen,
- auch Bronchitis oder Lungenentzündungen
- Und immer wieder die Antibiotikatherapien

Aufgrund der verkoppelten Störungen bzw. Blockaden der Ökosysteme und der gleichzeitig damit verbundenen Toxin - Belastung einer gestörten Mikrobiologie,

entstehen dann die immer stärker um sich greifenden Allergien, wie

- Heuschnupfen
- allergisches Asthma
- Allergien auf der Haut
- Neurodermitis

Nun wird ein neuer Problemkreislauf in Gang gesetzt: Alles, was das Ökosystem stört oder blockiert

wird nun an das größte Ausscheidungsorgan des menschlichen Organismus abgeschoben... an unsere Haut!

Teil 18

Allergien:

Neurodermitis...
Und die Kinder schreien,
kratzen sich wund und blutig

Allergien – Neurodermitis...

Kinder schreien, kratzen sich wund und blutig... denn die Haut reagiert gereizt.

Erst zeigen sich Hauttrockenheit, Hautunreinheiten, Hautrötungen, dann Ausschläge, dann Ekzeme... und die betroffenen Kinder schreien, kratzen sich wund und blutig.
Allergische Ekzeme, Neurodermitis, evtl. Psoriasis, die kaum mehr therapierbar sind und die große Therapieresistenz zeigen.... vermuten dann die Hautärzte.

Dafür werden nun Cremes, Salben und Badezusätze verordnet, die meist kaum helfen.
Wenn am Ende wieder nichts mehr hilft, wird mit Cortison therapiert ..., und endlich ist alles vorbei - Gott sei Dank!, (so denken viele Eltern im ersten Moment vielleicht erleichtert, aber sie befinden sich im Irrtum!).
Denn: Setzt man die Cortisonsalbe wieder ab, welche ja die natürliche Reaktion des Immunsystems blockiert, so ist nach ein paar Tagen alles wieder wie es war:
das Kind ist wieder krank, die Haut zeigt wieder Probleme, die Neurodermitis blüht wieder auf, das Kind schreit und kratzt sich wieder wund und blutig.

Das hier als wahre Ursachen massive Störungen des Öko - Systems Darm, insbesondere eine überreizte und evtl. sogar entzündete Darmschleimhaut die wahre Ursache sein kann, welche nun ihre Probleme an die äußere Haut weitergibt, verbunden mit einem um sich schlagenden Immunsystem, häufig auch aufgrund jahrelanger Übersüßernährung - welcher Behandler denkt schon daran?

Allergien, oft schon bei Säuglingen

Selbst bei Neugeborenen sind oft schon solche Allergien sichtbar, und die haben noch keine Süßigkeiten bekommen, werden nun vielleicht einige von Ihnen einwenden.

Schauen Sie sich bitte einmal die Eltern dazu an.

Ich stelle immer wieder fest, dass in einem solchen Fall die Anlage zur Allergie schon von einem der beiden Eltern oder sogar von beiden auf das Kind weitervererbt wurden ..., und durch unser Leben, durch unsere Lebensumstände, auch durch gutgemeinte Süßernährung, wird eine solche Anlage oft sehr schnell und heftig aktiviert.

Damit wir uns richtig verstehen: Süßigkeiten allein machen nicht krank, aber sie stören immer wieder die sensiblen Ökosysteme unserer Kinder und in der Folge werden Krankheiten erzeugt. Sie erinnern sich:

Ökostörungen insbesondere im Zusammenhang mit einer gestörten Mikrobiologie des Darms, haben oft schon Säuglinge und Kleinkinder (was in Laboruntersuchungen immer wieder beweisbar ist).

1. **Allergietherapie heißt an erster Stelle, die Nahrung unserer Kinder konsequent auf naturgemäße Ernährung umzustellen und ...**
2. **weg mit Zucker, Süßigkeiten, Weißmehlprodukten, Kuhmilch und Kuhmilchprodukte... !**
3. **und konsequente Darmtherapie mit Pro-Biotika !**

Süßigkeiten sind Vitamin- und Mineralstoffräuber

Weißer, d.h. isolierter Haushalts- und Industriezucker wirkt bei unseren Kindern aber nicht nur wie ein Suchtmittel... und viele Patienten berichten von immer wiederkehrenden Heißhungerattacken.

Kalorienreicher, vitaltoter und isolierter Industriezucker ist zusätzlich auch noch ein Räuber von Vitaminen, insbesondere der B-Vitamine, und hier wieder am stärksten des Vitamins B 1 im kindlichen Organismus, der sich ja gerade entwickelt.

Wie weise die Natur selbst ist, lässt sich daran ermessen, dass sie z. B. für den Prozess des Umwandelns vom Getreidekorn (gesunde natürliche Mehrfachzucker) zu Glucose (Traubenzucker) , auch alle Vitamine für die Verdauung gleich mitliefert, ebenso die Minerale, Spurenelemente und die Vitalität des lebendigen Korns, als gespeicherte Sonnen- und Lebensenergie.

Wlrd aber nur Haushalts- oder Industriezucker gegessen, der völlig leer ist von all diesen wichtigen Hilfsstoffen der Natur, so müssen die kindlichen Ökosysteme nun die fehlenden Vitamine, Minerale, Vitalstoffe usw. für die Zuckerverdauung wieder aus ihren eigenen Speichern herauslösen und bereitstellen.

Oft werden dadurch, ohne dass man dann sagen kann woher, Störungen in der kindlichen Verdauung und im kindlichen Stoffwechsel provoziert ...,
mit der Folge der ewigen unguten Bauch- und Kopfwehsituationen, zeitweise Übelkeit, und auf der Nervenebene:
Unkonzentriertheit insbesondere in der Schule, Schlafstörungen und Zappelphilipp Verhalten und Hyperaktivität..

Aber: Des Dramas noch nicht genug

Auch die wertvollen Mineralstoffe des kindlichen Körpers werden - wie seine Vitamine - zum Zweck der Verdauung des toten Industriezuckers   ge- bzw. verbraucht.

Statt nun unserem Kind zum Zweck des Zell- und Knochenaufbaus z. B. Minerale wie Calcium, Kalium, Magnesium usw. zuzuführen (was die naturbelassene Vollwerternährung ganz selbstverständlich tut), so werden bei der Verdauung und Aufspaltung von vitaltotem, isolierten Industriezucker sogar Mineralstoffe unnötiger Weise verbraucht, welche aber der kindliche Organismus dringend für seine eigene Arbeit brauchen würde.
Dieser ganze ungute Prozess wird meist noch begleitet und unterstützt durch viel zu viel Sitzen im Kindergarten, in der Schule, vor dem Fernsehapparat und hier häufig mit begleitendem Naschzwang.

Folgen: Oft Haltungsschäden, schwammiges Gewebe, Zahnbildungsstörungen und Karies.

Wen nimmt es unter dieser Sichtweise Wunder, wenn Kinderärzte, Schulkinderärzte immer lauter Alarm schlagen wegen:

Übergewicht, Haltungsschäden, schwammigen und aufgedunsenem Bindegewebe und schwacher Muskulatur?

Auch Zahnärzte weisen immer wieder darauf hin, dass die Zähne von Kleinkindern im Alter von 2 - 3 Jahren oft schon kariös sind. Das Argument mancher Eltern, die ersten Zähne fallen ja sowieso aus und bei den zweiten passen wir dann besser auf... das kann ich kaum glauben.

Die Folgen unserer Wohlstands- und Süßernährung:

Viele Kinder und Jugendliche müssen heutzutage jahrelang Zahnspangen tragen, um Zahnbildungsstörungen einigermaßen auszugleichen.
Was viele Eltern nicht wissen, ist: Zahnbildungsstörungen und Karies weisen schon sehr deutlich auf Stoffwechselstörungen im Zahnhaushalt und Knochenhaushalt des Kindes hin.

Gerade kindliche Zahnbildungsstörungen, Karies, Fäulnisbildung und bakteriellen Befall das Zahnfleisches und des harten Zahnschmelzes schon im frühen Kindesalter, sollten deutliche Alarmzeichen für Eltern sein, dass das Zusammenspiel von kindlicher Ernährung, Bakterienflora im Mund, Immun- und Stoffwechselsystem hier schon gestört ist.

Waren noch in früheren Zeiten Zahnbildungsstörungen der Kinder aufgrund von Unter- und Mangelernährung zwangsläufige Begleiter, so ist es heute die vitamin-, mineralstoff-, spurenelement- und vitalstoffarme, oft chemiebelastete Supermarkt- aber insbesondere die Süßernährung, bei gleichzeitig zu vielen Kalorien, Fett und Fleisch, oft wenig Obst und Gemüse.

Interessant dabei dürfte noch anzumerken sein, das gerade Forscher immer wieder feststellen, das Naturvölker, die sich noch mehr oder minder rein aus dem ernähren, was die Natur ihnen bietet, die also diese eben beschriebene Form der sog. Wohlstandsernährung nicht kennen, sehr oft herrliche, gesunde und vitale Gebisse zeigen ..., so lange, bis man sie an unsere Form der Ernährung gewöhnt.

272

Süßigkeiten machen Ökosysteme sauer

Man kann es nicht oft genug sagen: Was viele Menschen nicht wissen und auch nicht vermuten würden ist:
Bei der enzymatischen Aufspaltung der vielen Süßigkeiten, entstehen im Darm aus dem Zucker viele schädliche Säuren. Dauernder Zuckerkonsum macht also den Darm und den Stoffwechsel unserer Kinder sauer.

Zu viele Säuren im Darm bedeuten aber, dass der Darminhalt übersäuert. Der Säurebasenwert (pH-Wert) rutscht damit in den sauren Bereich ab (pH 5,5), der aber im oberen Dünndarmbereich um 6,5 liegen sollte.
Unter diesen Bedingungen können nun die Verdauungsenzyme aus der Bauchspeicheldrüse im kindlichen Darm nicht mehr richtig wirken.
Häufig reagieren dann Kinder mit seltsamen Verdauungsstörungen, mit Blähungen, Völlegefühl, Wechsel von Durchfall und Verstopfungen, zeitweise auch sauer riechende Stühle, alles auf sehr unbekanntem Hintergrund.
Gleichzeitig wird die gesunde Darmflora verändert.
Sie erinnern sich? Wie sagte der Biologe Louis Pasteur:

„Die Mikrobe ist nichts, das Milieu ist alles"
Um das Drama nun voll zu machen:

Nun bekommen in diesem sauren Milieu auch noch Mikroorganismen eine Lebenschance, welche unter gesunden Umständen hier nicht siedeln würden wie:

Säureliebende Candida-Pilze, aber noch viel schlimmer: Schimmelpilze verschiedenster Schimmelpilzfamilien.

Zeitweise sind diese auch noch vergesellschaftet mit säure-liebenden Fremdbakterien oder gar krankmachenden, d.h. pathogenen Schadbakterien, die sich nun in diesem über-säuerten Milieu wohlfühlen, sich ansiedeln und sich zum Leidwesen des kindlichen Organismus darin auch noch hef-tig vermehren ...,

welche nun - aufgrund ihres toxischen Stoffwechsels - das darmeigene Immunsystem reizen, was zu Entzündungen der Darmschleimhaut führen kann, (Folgen: Reizdarmsyndrom), welche dann ihr Problem an die äußere Haut weitergibt... und bald schlägt das Immunsystem zurück und das Kind be-kommt Hautausschläge, Jucken, Kratzen... Neurodermitis – also Allergien - und niemand weiß so recht, wo das alles her-kommt...
und das Kind schreit und kratzt sich blutig.

Die wichtigste Therapie:
Allergietherapie heißt an erster Stelle die Nahrung un-serer Kinder konsequent auf naturgemäße Ernährung einstellen - und ...
Sofort weg mit Zucker, Süßigkeiten, Weißmehlproduk-ten, Kuhmilch und Kuhmilchprodukte.
Beseitigen der gestörten Darmflora: Aufbau einer gesunden Säuerungsflora des Dünndarms und Stabilisierung des darmeigenen Immunsystems mit:

1. **Lactobact für Kinder:** Präparat mit den wichtigsten und lebensfähigen Lactobazillenstämmen
2. **Mutaflor Suspension 1 x 1** für den **Dickdarm**
3. **Adiclair Susp.** 3 x ½ Pipette für die **Candidapilze**

TEIL 19

Wohlstandsernährung...
macht
unsere Kinder krank

Wohlstandsernährung...

macht unsere Kinder krank

Ich habe in der letzten Vorosterzeit für 14 Tage mit einer 16-köpfigen Gruppe gearbeitet. Unser Thema war Heilendes Fasten: Entgiften, Entschlacken, Entsäuern von Körper, Seele und Geist.

Abnehmen war nicht unser Thema. Wir trafen uns jeden Abend zur Meditation, zum Gespräch und zum Erfahrungsaustausch.

Dabei erzählte ich anfangs sehr viel über die Funktionen unseres Körpers, über unsere Öko - und Energiesysteme, über Brennwerte und Vitalität von Nahrung usw., so, wie ich das teilweise auch hier in diesem Buch beschreibe.

Alle 16 Teilnehmer waren mehr oder minder "kleine Wirtschaftswunder", von der Lebenseinstellung und von der Figur her.

Am achten Fastentag war es dann (es wurde während der 14 Tage nur getrunken, nichts gegessen), als eine Teilnehmerin plötzlich sagte: *„Ich habe heute so richtigen Appetit auf eine Scheibe Vollkornbrot",* und sofort bestätigten zwei andere, ja, das sei plötzlich bei ihnen ähnlich.

Vollkornbrot war aber vorher nie in der Ernährung bei diesen Teilnehmern Thema. Im Lauf der nachfolgenden Tage wurde es noch viel besser. Plötzlich entstand Lust auf Rohkostsalat, auf Mohrrüben und immer wieder auf Vollkornbrot, aber nie auf Milch oder Milchprodukte geschweige denn auf Fleisch, schon gar nicht auf Fett... und...nie zeigte irgendjemand Lust auf irgendeine Form von Süßigkeiten, auf Kuchen, Schweinebraten, Knödel usw., ja sogar Zigaretten schmeckten plötzlich nicht mehr.

Die immer wieder sichtbare Erfahrung ist nämlich:

Wenn nach 8 - 10 Tagen der Organismus seine Ökosysteme, seinen Zellhaushalt, durch das Wegfasten von Wohlstandsschlacken, Fetten, Säuren usw. gereinigt hat,
dann entsteht wieder das Gespür für die natürlichen Bedürfnisse unseres Organismus.

Dieser war bei den meisten der Teilnehmer schon lange Zeit durch Stoffwechselblockaden aus unserer vitalstoffarmen, chemiebelasteten, oft viel zu süßen und zu kalorienreichen Wohlstands - Mischernährung mehr oder weniger blockiert.

Alle Teilnehmer aus diesem Kurs haben nach der Fastenkur radikal ihre Ernährung auf die wahren/intuitiven Bedürfnisse ihres Organismus umgestellt, die sie endlich wieder spüren konnten.

Alle haben zusätzlich ohne Probleme abgenommen, dieses Mal ohne diese - meist so sinnlosen Diäten -, die sowieso nie richtig funktionieren.

Alle fühlen sich bis heute noch wohl, waren seither kaum mehr krank und haben unter der intuitiven Ernährung quasi kein Kilo mehr zugenommen.

„Gesunde Ernährung für meine Kinder"
Praxisbeispiel:

Eine der Teilnehmerinnen erzählte mir später, sie habe nach dem Fastenkurs - aufgrund des für sie geradezu umwerfenden Erfolges - daheim die Ernährung für die gesamte Familie sehr langsam, aber deutlich auf naturgemäße Ernährung umgestellt.
Insbesondere in der Früh, mittags und nachmittags bietet sie ihren Kindern einen Obst – Rohkost – Vollwert – Vollkorn - Basar an, wo die Kinder selbst aussuchen und zusammenstellen dürfen, was sie essen möchten, auch das, was sie in die Schule für die Pausen mitnehmen.
Ich fragte die Kursteilnehmerin, ob das nicht alles mehr Arbeit mache. *„Oh, ganz im Gegenteil",* so die Frau, *„die Kinder suchen doch alles selbst aus und essen wirklich auch alles das, was sie sich ausgesucht haben. Sie meckern nicht mehr, sie sind seither viel ruhiger und ausgeglichener."*

Sie erzählte weiter:
„Natürlich war das am Anfang alles sehr schwierig.
Aber als ich und mein Mann, ohne die Kinder zu bedrängen, mit täglichem Vorbild vorangingen, auf der anderen Seite Marmelade, Süßigkeiten, Fertigmüsli, Schokoladencreme, Knabberzeug, süße Säfte usw. eben nicht mehr eingekauft wurden, andererseits eingeladene Kinder sich aber geradezu auf diesen Basar aus Frischobst, Trockenobst, Nüssen, Rosinen, selbstgebackenen Müsliriegeln usw. stürzten, da begannen auch langsam meine Kinder Zutrauen zu dieser für sie bisher fremden Form der Ernährung zu finden" ,

Belastete Ökosysteme

Unser Zellhaushalt, welcher insbesondere der Gewinnung von Energie- und Baustoffen für unseren Körper dient, ist in den Jahrmillionen der Evolution gewachsen, immer wieder erprobt, verfeinert und ausgereift worden.

Unsere bodenständige Ernährung war über Jahrtausende hinweg Getreide wie Dinkel, Hirse, Buchweizen, Hafer, Gemüse, Früchte aus Wald, Feld, Garten, auch evtl. Milch und Milchprodukte, wie Käse, zeitweise auch Fleisch, evtl. Fisch.

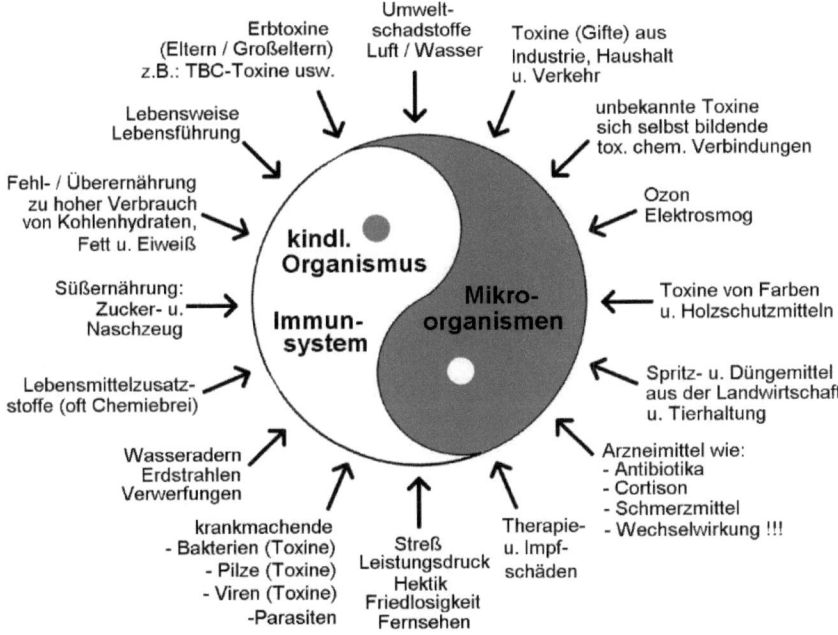

Die obige Abbildung möchte die Abhängigkeit des kindlichen Organismus und seiner Ökosysteme in Bezug zur heutigen Form der Ernährung und auf die Probleme unserer Umwelt verdeutlichen.

Heute haben unsere "alten" Ökosysteme (Verdauungssystem, Stoffwechselsystem, mikrobiologisches System, Blut - Lymph - System, Zellsysteme usw.) oft große Schwierigkeiten,

sich mit all den chemischen Zusatzstoffen auseinanderzusetzen, welche sich immer mehr in unseren Lebensmitteln finden lassen... und von den Belastungen aus der Umwelt, sei hier noch gar nicht gesprochen.

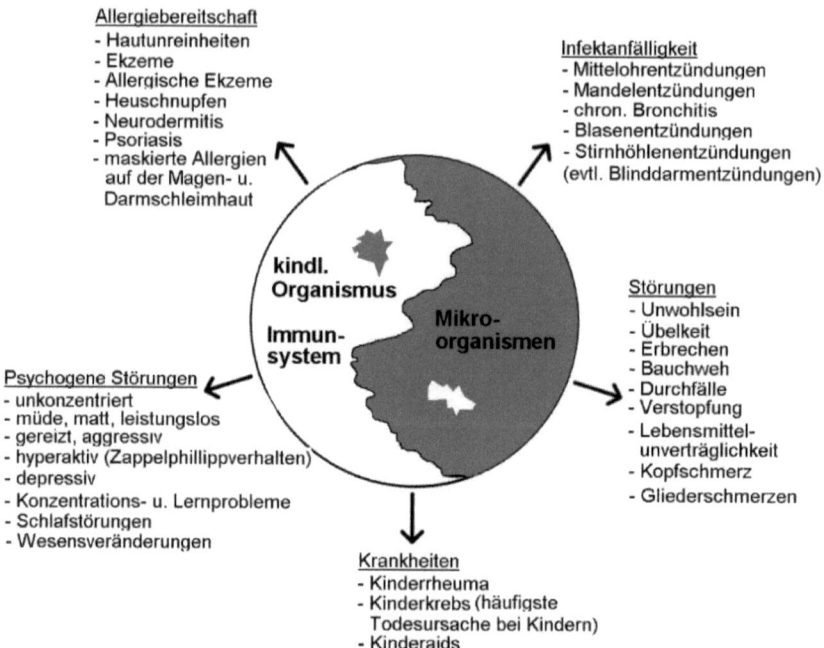

Allergiebereitschaft
- Hautunreinheiten
- Ekzeme
- Allergische Ekzeme
- Heuschnupfen
- Neurodermitis
- Psoriasis
- maskierte Allergien
  auf der Magen- u.
  Darmschleimhaut

Infektanfälligkeit
- Mittelohrentzündungen
- Mandelentzündungen
- chron. Bronchitis
- Blasenentzündungen
- Stirnhöhlenentzündungen
  (evtl. Blinddarmentzündungen)

kindl.
Organismus

Immun-
system

Mikro-
organismen

Störungen
- Unwohlsein
- Übelkeit
- Erbrechen
- Bauchweh
- Durchfälle
- Verstopfung
- Lebensmittel-
  unverträglichkeit
- Kopfschmerz
- Gliederschmerzen

Psychogene Störungen
- unkonzentriert
- müde, matt, leistungslos
- gereizt, aggressiv
- hyperaktiv (Zappelphillippverhalten)
- depressiv
- Konzentrations- u. Lernprobleme
- Schlafstörungen
- Wesensveränderungen

Krankheiten
- Kinderrheuma
- Kinderkrebs (häufigste
  Todesursache bei Kindern)
- Kinderaids

Die Erfahrung zeigt, das muss zu Problemen, ja oft zu schwerwiegenden, gesundheitlichen Störungen oder gar Krankheiten führen, so dass viele Behandler, oft gar nicht mehr sagen können, wo die gesundheitlichen Probleme bei kranken Kindern herkommen.

Kinder sind Energiewesen

Meine Erfahrung mit vielen Kindern zeigt: Gerade Kinder sind Lebewesen, die im Gegensatz zu uns Erwachsenen, zu ihren körperlichen und seelischen Energien oft (noch!) einen sehr guten Zugang haben.

Kinder sind oft noch sehr intuitiv und instinktiv, insbesondere in dem was sie sagen und was sie zeigen, z. B. wen sie mögen und wen nicht.

Sie reagieren in ihrer eigenen Art und Weise auf ihre Lebensräume, ihre Umstände, ihre Kontaktpersonen. Ihre Antennen für ihre Umgebung, für Menschen, die es gut oder weniger gut mit ihnen meinen, sind noch sehr sensibel ..., solange, bis sie in unsere Welt hineinerzogen und dort eingegliedert werden… meist ab Beginn der Schule.

Sollten Sie sich noch nie mit dem Thema „Der Mensch als Energiesystem" beschäftigt haben, so könnte es nun sein, das Sie meinen, ich hätte hier etwas zu tief ins Glas geschaut. Weit gefehlt.

Viele Menschen wissen ganz genau, wovon ich rede. **Alle Lebewesen, auch Pflanzen und Tiere, auch die Elemente Wasser, Luft, Erde, Feuer haben ein eigenes Energiefeld, das allgemein Aura genannt wird.**

Es soll auch Menschen geben, die diese Aura mit ihren Händen spüren und Probleme darin feststellen können, und es soll auch Menschen geben, die diese Aura sehen können.

Wäre es nicht so, wie wollte man sonst die (heilende) Wirkung z. B. von bestimmten Steinen, von Wassern, Erdstrahlen, Wasseradern, Mondstellung und auch von bestimmter Nahrung oder anderen Menschen, die uns guttun, erklären?

Gesund durch Vitalenergie

Auch jede einzelne Zelle unseres Organismus ist ein kleines Lebewesen, ein Energiewesen für sich. Eine Nervenzelle ist aber naturgemäß anders als eine Leberzelle, eine Nierenzelle, Herzzelle usw.
Trotzdem bilden alle zusammen das große Energiefeld des Menschen, Aurafeld genannt.

Da auch unsere Nahrung aus Zellen besteht, (je naturbelassener desto besser), so essen wir auch deren gesunde Vitalenergie, was unseren Öko - Systemen nur guttut.

Aber:
Beim Essen der heute üblichen vitalstoff-, mineralstoff- und vitaminarmen Wohlstands - Misch - Ernährung - mit ihren vielen Chemiezusätzen - nehmen unsere Kinder viel (oder fast nur noch) negative Energie zu sich und belasten damit zwangsläufig ihre eigenen Energiesysteme.

Das kommt daher, weil die Zellen dieser ehemaligen gesunden Naturstoffe durch den Verarbeitungsprozess und dem Zusetzen von Chemie z.B. (Emulgatoren, Stabilisatoren, Farb - Geruchs- und Geschmackstoffe, E-Nummern usw.) zerstört worden sind und diese so ihre positive Vitalenergie verloren haben.

Solche - nicht mehr naturgemäße - Industrie - vorverarbeitete Supermarkt - Ernährung macht unsere Kinder mit der Zeit krank, weil diese kaum mehr gesunde, naturgemäße Vitalenergie enthält...
Welche gerade der kindliche Organismus so dringend brauchen würde.

Natürliche Nahrung: Vitalenergie für unsere Kinder

Nahrung ist für UNS, für unsere Kinder, aber auch für uns Erwachsene viel mehr, als nur sich (genussvoll) den Bauch vollzuschlagen.
Nahrung ist auch Träger von Energie, von Vitalenergie. Kohlehydrate z. B. im vollen Korn sind gespeicherte Sonnenenergien, und sie beinhalten die gesamte Bioenergie, d. h. auch die Vitalenergie der Pflanze und des Korns usw.

Essen unsere Kinder nun volles Korn, so überträgt sich die lebendige, vitale Energie des Korns, der Pflanze auch auf ihren Organismus und erhält diesen vital und gesund.

So enthält auch jedes andere naturgewachsene Nahrungsmittel natürliche Vitalität und Energie - Bioenergie. Je natürlicher sie beim Verzehr belassen wird, d. h. nicht totgekocht oder totgebraten, desto mehr Bioenergie und Vitalität überträgt sich auf unseren Organismus. Aber es geht auch genau umgekehrt.

Wie oft hatte ich schon kleine Patienten in der Praxis, die seit Jahren von Arzt zu Arzt gebracht wurden - mit diversen Beschwerden und Krankheiten - bei denen trotz bester Untersuchungen aber kaum etwas festzustellen war.

Die Eltern waren sehr besorgt, denn ihr Kind fühlte sich immer irgendwie krank.
Als wir aber die Ökosysteme des Kindes beleuchteten, die Form ihrer belasteten, energiearmen, vitalstofftoten Wohlstands – Misch - Ernährung, dazu ihre seelischen Probleme, in der Folge ihre gestörten Öko - und Energiesysteme, da wurde plötzlich klar, warum die Kinder immer müde, matt, leistungslos, in der Schule unkonzentriert mit Zappelphilipp Verhalten waren usw.

Energieräuber Zucker

DER! Energieräuber oberster Güte, insbesondere für unsere Kinder, ist ihr oft so geliebter weißer Haushalts- oder Industriezucker.

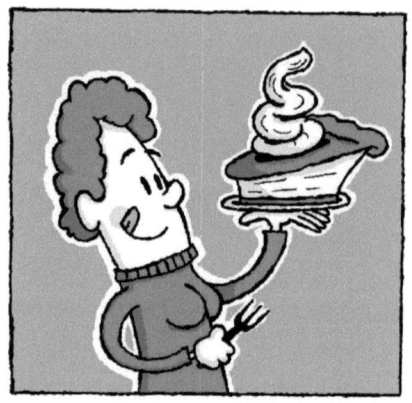

Das sind aus dem Rohrzucker heraus (ausgekochte) Zuckerkristalle, welche durch diesem Kochvorgang alle Vitalität verloren haben. Entstanden sind so leere Kohlehydrate ohne jegliche Vitalität und Energie.

Weißer Industriezucker ist oft in geradezu unerträglichen Mengen in allen Süßigkeiten insbesondere für Kinder zu finden. Er ist auch als Vitalräuber in unzähligen sogenannten "Nahrungsmitteln" für Kinder versteckt.

Aber:
Zu viel Zuckerkonsum, das lässt sich immer wieder beweisen, stört die kindlichen Energie- und Ökosysteme, macht die Kinder krank, überreizt und hyperaktiv.

Wenn Sie das nicht glauben sollten, so schlage ich Ihnen nun ein kleines Experiment vor, das jeder kennt, der sich mit Kinesiologie (also mit der Lehre über die Bioenergetik des Menschen, unserer Nahrung, unseres Lebensraums usw.) beschäftigt.

Ich demonstriere damit häufig in Seminaren, aber auch in meiner Praxis Patienten, wie ihr gesamter Organismus, d. h. alle Ökosysteme **sofort** mit massiven Energieverlust reagieren, wenn ihm Zucker, Kaffee, Zigaretten usw. oder noch schlimmer Kombinationen daraus zugemutet werden.

Für Kinder sehr eindrucksvoll: KINESIOLOGIE – Armtest

Versuch 1:

Bitten Sie nun Ihren Partner, Ihr Kind oder wem immer Sie demonstrieren wollen, was er sich z. B. mit Zucker antut, aufzustehen.

Danach bitten Sie ihn, seinen rechten Arm waagrecht auszustrecken und diesen mit voller Muskelkraft waagerecht festzuhalten, während Sie Ihre linke Hand auf seine rechte Hand legen und nun versuchen, seinen Arm mit einem kurzen aber festen Druck herunterzudrücken, **was meist nicht** gelingt.

Versuch 2:

Geben Sie nun Ihrem "Prüfling" **ein einziges Stück Würfelzucker,** Schokolade, Gummibärchen, eine Zigarette usw. fest in seine linke Hand und bitten Sie ihn, diese vor seinen Bauch zu legen.

Danach testen Sie nun wieder wie in Versuch 1 den Arm.

Ich habe oft Patienten (insbesondere Männer) in meiner Praxis erlebt, die mich danach fassungslos angeschaut haben, wenn ich nun mit geringstem Kraftaufwand plötzlich ihren rechten Arm hinunterdrücken konnte, während ich ohne Zuckerwürfel, Zigarette usw. (also bei Versuch 1) daran hätte Klimmzüge machen können.

Darin liegt der Beweis.

285

Ganz bestimmte sog. Nahrungsmittel, totgekocht, voller Chemie usw., auch fast alle sog. Genussmittel, auch Zucker, tragen so viel Störenergie = negative Energie in sich, dass oft spontan das Gesamtenergiesystem des Menschen in sich zusammenbricht (Beweis Armtest).

Sehr interessant in diesem Zusammenhang ist auch die Psyche zu betrachten:
Jung Verliebte tauschen geradezu Energien - einer mit dem anderen aus. Es geht ihnen dabei meist sehr gut. Kränkeln oder krank sein kennt man in der Phase der rosaroten Brille meist überhaupt nicht.
Ältere (Ehe)-Paare hingegen, aber oft Ehepaare, welche kurz vor der Scheidung stehen, bei denen viele Probleme, Ärger und Zerwürfnisse das Leben bestimmen und damit gegenseitige Negativenergien, halten sich sichtbar auf Distanz (will sagen: komm Du mir mit Deiner negativen Energie ja nicht zu nahe in mein eigenes Energiefeld).

Depressive Frauen berichten in den Psychotherapien oft, wie schrecklich es für sie ist, täglich 8 Stunden im Bett neben dem Mann zu liegen, den sie schon lange nicht mehr lieben oder gar mit ihm zu schlafen.
Man sollte also bei all den Betrachtungen über Psyche, Nahrung usw. nicht nur den stofflichen Aspekt betrachten, sondern auch oft die unsichtbaren Energien, die sich entweder positiv ergänzen oder sich negativ gegenüberstehen und abstoßen.

Insbesondere unsere Kinder, die meist noch intuitive Wesen sind, reagieren hier noch viel präziser.
Sie können mit Energien noch wunderbar umgehen.

Kleine Kinder wissen noch sehr genau, wer es gut mit ihnen meint und zwar "aus dem Bauch heraus".

Die kindliche Intuition: ernstnehmen und zulassen

Viele unserer Kinder haben oft noch einen wunderbaren Zugang zu ihrer tiefen Intuition, zu ihren Gefühlen, auch zu ihrem Gespür für das, was sie möchten und für den oder das, was ihnen guttut.

Nun sind wir Eltern aber in der Pflicht, unsere Kinder zu prägen, sie zu ernähren, sie zu erziehen, sie zur Schule zu schicken usw., sie auf unser Leben vorzubereiten und sie zu gesellschaftsfähigen Wesen zu erziehen.

Ich möchte mit dem, was ich nun sage, keinem Elternteil zu nahetreten, denn ich gehe immer davon aus, jeder Elternteil meint es mit seinem Kind gut. Und viele Eltern tun alles für ihr Kind, alles, oft sogar des Guten zu viel.
Sie richten sein Zimmer ein, ziehen es nach ihren Vorstellungen an, bestimmen sein Essen und Trinken, sie bestimmen wie, wo, mit wem es leben soll, sie bestimmen, wie es sein soll usw., meist ohne nach den Bedürfnissen ihrer Kinder zu forschen.

Ja ganz im Gegenteil: Wollen die Kinder dann, wenn sie älter werden anders sein, denn nun beginnen sie ihre Meinung und ihren Willen zu entwickeln, so gibt es mit vielen Eltern große Probleme, denn diese wollen immer noch für ihre heranwachsenden Kinder denken und handeln.

Natürlich ist Erziehung quasi für alle Eltern eine Art akrobatischer Seiltanz, denn was ist richtig, was ist falsch?... und... jedes Kind ist anders. Ja, man will sich auf der anderen Seite schließlich auch keinen Haustyrannen heranziehen, der einem ständig mit seinen Wünschen auf der Nase herumtanzt.

Die beiden nachfolgenden Beispiele, das erste aus dem Tier-reich, das zweite von Kleinkindern, soll das Thema Intuition noch einmal verdeutlichen.

Beispiel 1:

Vor einiger Zeit konnte ich in einer Zeitschrift zum Thema **"Kühe und intuitive Ernährung"** folgenden Bericht aus der Schweiz le-sen: Sehr viele Landwirte füttern heute insbesondere in der Win-terzeit ihre Kühe mit Silofutter, im Sommer mit dem, was auf der Weide wächst. Bio-Bauern aus der Schweiz starteten nun nach-folgenden Versuch:

Eine große Wiese (normalerweise Kuhweide) wurde ganz kurz abgemäht, sodass für die Kühe kaum Futter zur Verfügung stand. Dafür schütteten die Bauern drei große Haufen Futter auf, die je-weils in großen Abständen zueinander versetzt wurden.

Der erste Futterhaufen beinhaltete alles, was auf einer ungedüng-ten Bioweide wuchs, Gras, Wildblumen, Wildkräuter usw. Der zweite Haufen bestand aus dem Grüngut einer normalen Kuh-weide und der dritte Haufen war Silofutter. Dieser Versuch wurde mehrfach mit jeweils 20 Kühen aus verschiedenen Ställen wie-derholt.

Das Ergebnis war beeindruckend:

Die Kühe rauften sich nach kurzer Zeit um das Gras, die Wild-kräuter, die Blumen der Bioweide usw. Solange dieses Futter da war, gingen sie nicht einmal an ihr Normalfutter.

Silofutter wurde in der Zeit nicht nur gemieden, sondern die Kühe trampelten sogar darauf herum.

Beispiel 2:

Dieses Thema "kindliche Intuition" fand ich vor einiger Zeit in einer Fachzeitschrift. Der Hintergrundgedanke dieser Untersuchungsreihe mit dreijährigen Kindern war:
Welches ist die beste und optimalste Ernährung, die das Kind mag und es gleichzeitig am besten gesund erhält?

Es wurden drei Kontrollgruppen von je 12 dreijährigen Kindern gebildet. Alle Kinder wurden zu Beginn dieses Versuches, wie man so schön sagt, auf Herz und Nieren untersucht.

Die erste Kontrollgruppe bekam eine Ernährung nach den neuesten Erkenntnissen, Zusammensetzungen und Inhalten der Ernährungswissenschaft. Die ganze Ernährung war berechnet, was Kohlehydrate, Fette, Eiweiße sowie Zusätze wie Vitamine, Mineralstoffe, Spurenelemente betraf,, absolut ausgewogen.
Alles entsprach den Tabellenwerten der Ernährungsmedizin, wie Kleinkinder in diesem Alter optimal ernährt werden sollten.

Die zweite Kontrollgruppe sollte oder durfte sich so ernähren, wie die Eltern ihrer Meinung nach ihre Kinder ernähren.

Die dritte Kontrollgruppe bekam "intuitive Ernährung", d. h. den Kindern wurde ganztägig eine Art Buffet angeboten, wo alles stand, was für ein Kind ernährungsmäßig in diesem Alter möglich ist. D. h., das Kind brauchte nicht zu fragen, es wurde nicht zum Essen gedrängelt, es durfte nehmen und essen, was da war.

Alles war kindgerecht hergerichtet, es gab auch ein großes Angebot an naturbelassener Ernährung mit viel Vitaminen, Mineralstoffen und natürliche Vitalstoffe.

Alle Gruppen wurden beobachtet und immer wieder zwischen-kontrolliert. Nach drei Monaten stand das Ergebnis fest: Die Erwartung war eigentlich, dass die Kinder, welche nach neuesten wissenschaftlichen Ernährungsrichtlinien ernährt und gepflegt wurden, die beste Gesundheit und Vitalität aufweisen müssten, danach die, die normal ernährt wurden und am Ende die Kinder, welche sich selbst ernährt haben.

Aber zum Erstaunen der Mediziner, es war genau umgekehrt. Die Kinder, welche sich intuitiv selbst ernährt haben, diese hatten den besten Allgemeinzustand, die beste Gesundheit und die größte Vitalität.
Filmaufnahmen während des Aussuchens ihres Essens zeigten, mit welch einer Sensibilität Kinder aus diesem großen Buffet auswählten, dass sie nie die Menge aßen, die ihnen sonst von ihren Eltern angeboten wurden, sondern immer wieder in kleinen Mengen immer wieder Verschiedenes.

Eine sehr bevorzugte Speise waren Obst und Rohkoststücke.
Weiter interessant war: Süßigkeiten und Kekse wurden von genau dieser Kindergruppe völlig gemieden.
Ja ein Kind, welches anscheinend vorübergehende Verdauungsstörungen hatte, griff sogar zu bereitstehendem Rizinusöl, trank dieses vorübergehend und mied streng stopfende Nahrung.

Es könnte sich also lohnen liebe Eltern, wenn Sie es auch zulassen könnten, Ihre Kinder schon als kleine vollwertige Erwachsene zu sehen, die oft schon intuitiv sehr genau wissen, was sie möchten und was ihnen guttut.
Sollte hier allerdings schon eine „Süßsucht" vorliegen, dann werden Sie als Eltern die Nahrungsaufnahme Ihres Kindes kontrollieren und steuern müssen.

TEIL 20

Bulimie:
Gefahr durch Unterzucker

Bulimie:
Gefahr durch Unterzucker

„Ich wollte keine fette Sau mehr sein"
Praxisbeispiel:

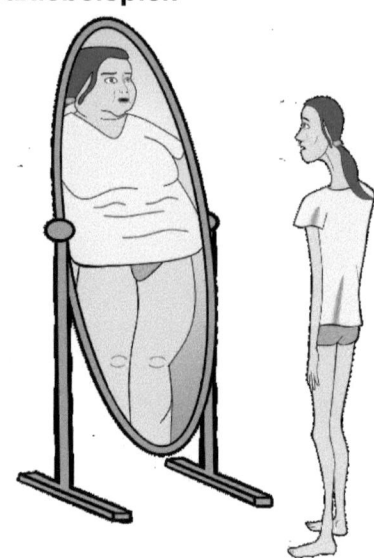

Meine jüngste Bulimie - Patientin war Natalie, 15 Jahre alt, den Fotos nach früher ein (wie sie erzählte) gehänseltes Pummelchen.

Sie hatte plötzlich die Nase voll, immer verspottet zu werden, insbesondere von ihren Geschwistern und anderen aus der eigenen Familie.

Auch sie berichtet geradezu typisch von dem Gefühl ihrer inneren Einsamkeit, dem Bemühen, immer für jeden dagewesen zu sein und ihrer ständigen Sucht nach Süßigkeiten.

Natalies Mutter erzählte, dass ihre Tochter seit ca. zwei Jahren Ess-Brechsüchtig sei, was ihre Mutter erst gar nicht bemerkt habe, sondern ihr Bruder, der sie an die Mutter verpfiffen hat.

Seither, so Natalie, schleppt die Mutter sie von Arzt zu Arzt, von Psychologen zu Psychologen und sie hatte auch keine Lust, zu mir zu kommen, „da dieses Scheißleben sowieso zum Kotzen sei"... sagte sie.

Zwischen Mutter und Tochter hatte sich hörbar ein sehr "liebenswürdiger" Ton entwickelt.
Natalie sagte mir, sie wolle ihren ihr sehr wohl bekannten Ess-Brech-Mechanismus auf keinen Fall aufgeben. Sie wolle nie mehr als "fette Sau" verspottet werden, nie mehr und von niemandem ..., und dann plötzlich zu mir:
„Auch Sie können mit Ihrem Gesäusel von Hilfe gestohlen bleiben", was ihre Mutter sofort zum Platzen brachte und das einen heftigen hochaggressiven Schlagabtausch zwischen beiden zur Folge hatte.

Ich bat danach Natalie, mir 5 Minuten zuzuhören und sich dann zu entscheiden, ob sie gehen wolle oder nicht.
Ich sagte ihr, sie könne machen, was sie wolle, soviel brechen und kotzen wie sie wolle, und mich auch ein Psychoarschloch nennen, mir ist das gleich.

Aber ich habe auch gute Erfahrungen mit jungen Bulimie Patientinnen. Von meinen Patientinnen ist noch keine mit totalem Kreislaufzusammenbruch wegen schlimmer Mangelzustände und Unterernährung auf die Intensivstation gekommen, so wie ich es öfter einmal von anderer Seite höre oder man

kann sie heute sogar mit der Gießkanne auf dem Friedhof besuchen, wie das zeitweise der Fall ist.

Ich habe keine Lust, Natalie zum Essen und dicker werden zu
bewegen, das habe ich auch gar nicht notwendig, denn ich
achte selbst sehr auf meinen Körper.
Meine persönliche Lebenseinstellung heißt: schlank und gesund
sein durch naturheilkundliches Denken und Leben, naturheilkundliches Essen und naturheilkundliche Therapien.

Denn, so sagte ich Natalie: machen wir uns nichts vor, Bulimie
macht früher oder später jeden Betroffenen schlimm krank.

Ich verspreche Natalie keinen "Psychoscheiß", wie sie es nannte,
sondern einfach Informationen, wie man schlank wird, schlank
bleibt und trotzdem gesund ist, ohne die typischen Bulimie-
Mangelzustände, die dann zu Kreislaufversagen, zeitweise auch
zum Tod führen. Und damit entließ ich eine verblüffte Mutter
und Tochter.

Alle ÖKO-Systeme waren fehl-, unter- bzw. mangelversorgt

Nach zwei Wochen rief mich Natalie selbst wegen eines eigenen
Termins an. Heute geht es ihr wieder gut. Es war ein schweres
Stück Arbeit mit dieser "Kratzbürste", bei der jeder aggressive
Satz eigentlich im Grunde schrie: „So hilf mir doch, ich brauche
Liebe!" Unseren "Psychoscheiß" machten wir dann doch noch –
über ein Jahr, aber indirekt.

Natalie hatte auf der Seelenebene, wie ich vermutete und von anderen Bulimie - Patientinnen her kenne, schwere Defizite..., typischerweise Liebesverlusterlebnisse, die meist aus der frühen Kindheit kommen.

Insbesondere die Ökosysteme von Natalie waren zu Beginn in einem schlimmen fehl- und mangelversorgten Zustand. Wir mussten ganz langsam beginnen aufzubauen, zu regenerieren und zu stabilisieren, aber insbesondere auf die Unterzuckerfalle aufpassen.

Auch die Darmflora von Natalie war auf dem Hintergrund der vielen Abführmittel in einem katastrophalen Zustand. Es lag eine sehr hohe Fehlbesiedlung mit krankmachenden Klepsiellen vor. Die gesunden und wichtigen Bifidobakterien und Lactobazillen fehlten fast völlig. Auch ihre Scheidenflora zeigte pathogene E. Coli, Salmonellen und Candidapilzbefall, ebenso der Rachenabstrich.

Auch das Immunsystem von Natalie musste langsam wieder aufgebaut werden. Natalie hatte in den letzten Jahren auch häufig Blasenentzündungen, wofür sie dann immer Antibiotika bekam, was die Gesamtsituation nur noch verschlimmerte, anstatt diese zu verbessern.

Heute ist Natalie 23 Jahre alt. Süßigkeiten lehnt sie heute konsequent ab. Makrobiotische Ernährung ist ihr Zauberwort geworden. Natalie ist jetzt kerngesund bis auf eine etwas zu knabenhafte Figur, die ihr bis heute geblieben ist ..., und welche ihr vielleicht auch in Zukunft bleiben wird —
die Hypothek ihrer Vergangenheit eben.

Ess- Brechsucht (Bulimie) - durch zu viele Süßigkeiten?

Bulimie, der Ess- (oft Fress-) Brechsucht-Mechanismus durch zu viele Süßigkeiten, das mag nun so mancher anzweifeln, denn Bulimie wird allgemein als seelisches Krankheitsbild insbesondere junger Frauen gesehen und auch so therapiert. Das sehe ich auch so ..., aber was stand eigentlich am Beginn?

Jahrelange psychotherapeutische Erfahrung insbesondere mit jungen und sehr jungen Frauen und ihrem Krankheitsbild, der Bulimie, bestätigen durchaus: es gibt nicht den Auslöser dafür, sondern eine Summierung von seelisch und organisch ungünstigen Verkettungen.

Häufig findet sich hier das Kind, das sich von dem oder von einem Elternteil, zu dem es einen besonderen Bezug aufgebaut hat, vernachlässigt fühlt. Oder es wird wirklich vernachlässigt, abgelehnt, ist u. U. ungewollt, wird herumgestoßen usw. Seine kindlichen Bedürfnisse nach Liebe, Nähe, Wärme, Zuneigung, Zärtlichkeit, Anerkennung usw. werden kaum befriedigt, sein seelischer Brunnen wird nicht gefüllt.

Das Kind lernt irgendwann als Ersatz, sich selbst zu belohnen. Meist durch Essen, insbesondere durch Süßigkeiten (ztw. auch durch Diebstähle in Kaufhäusern, durch Sucht nach Anerkennung in Form von auffälligem Verhalten usw.)
Später können Rauchen, Alkohol oder Drogen dazukommen…

Dabei entwickelt das Kind im Lauf der Zeit ein sehr eigenwilliges, narzisstisches Verhalten. Es lebt in seiner Welt, funktioniert oft zwischen angepasst und sehr brav bis aufsässig und aggressiv, wird in seiner Seelenstruktur lauernd und auf Abwehr oder Angriff programmiert, ist hochsensibel für alle Wertungen aus der Umgebung und überempfindlich.

Da Süßigkeiten oft ein Nachholen der kindlichen Urbedürfnisse von Liebe, Nähe, Wärme usw. bedeuten können, ist häufig auch der Konsum von Süßigkeiten hoch bis sehr hoch bei - wie gesagt - sehr empfindlichen Seelenstrukturen.

Bulimie: Gefahr durch Unterzucker

Kommt das Kind nun in die beginnende Pubertät, so reichen oft einige Bemerkungen von Schulfreunden und Freundinnen, die es hänseln oder wegen seiner Figur dumm anreden, aber noch schlimmer wirkt bei ihrer Übersensibilität ein Hinweis aus der Familie, insbesondere von ihrer stärksten Kontaktperson... und es entstehen spontane Ängste:

Ich bin – ich werde - zu dick!

Nun wird auf das Essen geachtet. Alles, was dick machen könnte, wird streng gemieden, das Essen auf ein Minimum heruntergefahren, alles wird dem Gedanken geopfert:

Ich will dünn sein (damit mich endlich alle lieben, anerkennen und nehmen wie ich bin und mich nie wieder hänseln).

Aber das machen die körpereigenen Ökosysteme nicht lange mit, denn sie geraten immer stärker in die Unterversorgung.

Häufig werden als "Einstiegsdrogen" dazu Abführmittel eingenommen. Die Ökosysteme geraten nun immer mehr in Not.

Der Körper beginnt nun, seine Reserven freizusetzen, und eines Tages schnappt die Unterzuckerfalle zu, denn dem Gehirn fehlt Glucose und es kommt aufgrund der Unterzuckersituation in massive Gefahr.

Nun werden in dieser Not Hormone ausgestoßen, wie Adrenalin, Noradrenalin usw., und unser Jugendlicher, unsere junge Frau hat plötzlich schrecklichen Hunger, dem sie einfach nicht mehr widerstehen kann. Ab diesem Moment entsteht das Drama.

Die völlig ausgehungerten Ökosysteme werden zum unsichtbaren reißenden Tier (dramatische Unterzuckersituation).

In kürzester Zeit verzehrt nun dieser junge Mensch eine Unmenge an Speisen, oft auch mit massivem Heißhunger auf Süßigkeiten. Wenn dann der Magen zum Platzen überfüllt ist, kommt aber wieder der psychische Gegenschub, die Angst:

Jetzt werde ich zu dick!

Meist erfolgt danach der zweite Mechanismus, der Gang zur Toilette, den Finger in den Hals und Herausbrechen all des "schädlichen" und "dickmachenden" Inhalts.

Geht dieser Prozess über lange Zeit, so entsteht ein automatischer Mechanismus, wo Essen gleich Brechen bedeutet.

Früher oder später kann hier der totale Kreislaufzusammenbruch einen ersten Schlusspunkt setzen und die Intensivstation. Junge Patientinnen mit nur noch 35 Kilogramm habe ich schon einige Male in diesem schrecklichen Zustand erlebt.

TEIL 21

Eltern sind oft hilflos

Auf der Suche nach Gesundheit für Ihr Kind

Eltern sind oft hilflos:

Auf der Suche nach Gesundheit für ihr Kind

Zeitweise erlebe ich es, dass Eltern oder korrekter fast immer Mütter mit ihren Kindern in die Praxis kommen und dann von unguten oft unglücklichen Krankheitsverkettungen ihrer Kinder oder in der Familie erzählen.

Ein immer wiederkehrender Inhalt dieser Erzählungen sind dann die häufig sehr unerquicklichen, oft geradezu dubiosen Berichte der oft völlig verzweifelten und hilfesuchenden Mütter, die mit ihren Kindern schon bei einer ganzen Reihe von Ärzten, Fachärzten, zeitweise sogar in Kliniken waren.

Wenn nun die Eltern nicht gerade privatversichert sind, so werden sie wegen des Krankenscheins natürlich immer erst lange Zeit auf der Suche nach Hilfe für ihre Kinder in die sozialversicherte Medizinwelt gehen, was ich für sehr verständlich halte, und sie werden dort häufig mit ihren Kindern herumgereicht.

Wenn sich aber auch dort kein Erfolg zeigt, gehen sie oft in ihrer Verzweiflung auf der Suche nach Hilfe für ihre Kinder am Ende auch zu Pendlern, Rutengehern, Glaskugeldeutern usw. ..., eine traurige, oft teure Kette der Hilflosigkeit - nicht etwa nur teuer an Geld, sondern oft auch teuer an unguten Erfahrungen.

Da viele Behandler gerade heutzutage auf ihren Türschildern auch "Naturheilverfahren" stehen haben, so wechseln viele Mütter nun enttäuscht von der „nur" Schulmedizin voller Hoffnung auf Hilfe zu diesen Naturheilkunde – Behandlern
um dort auch wieder Schulmedizin vorzufinden, die evtl. etwas "Natürliches" verordnet - so erzählen mir die Mütter.

Da schulmedizinisches symptomorientiertes Denken - vermischt mit sog. Naturheilmittel - meist auch nicht immer gut funktioniert, so wird auch hier häufig viel zu lange mit einem gewissen gesundheitlichen Auf und Ab für das Kind herumprobiert ..., und das Kind kränkelt oft weiter so vor sich hin.

Entnervt suchen dann am Ende einer solchen Kette unguter Erfahrungen verzweifelte Mütter Hilfe auch bei Heilpraktikern, was a) oft teuer ist und b) nicht automatisch gleichzeitig Hilfe durch Naturheilkunde oder alternative Medizin bedeuten muss.

Jedoch in der Regel findet man wenigstens im Vergleich zur Schulmedizin bei vielen Heilpraktikern wenige Wartezeiten und einen Behandler, der sich meist Zeit für seine Patienten nimmt und der (so hoffe ich doch) auch auf die persönlichen Probleme des Patienten eingeht.

Und so zeigt die Erfahrung, auch hier kann die Erwartungshaltung an Heilpraktiker in Enttäuschung umschlagen.

Es gibt nämlich auch unter uns Heilpraktikern die "Homöopathen", die mit klassischer Homöopathie mit den bekannten Hochpotenzen alle Woche oder jeden Monat mit Kügelchen arbeiten, wie auch einige Ärzte mit der Zusatzbezeichnung "Naturheilkunde". Es gibt andere, die mit Schüsslermittel, homöopathischen Komplexen, Nosoden usw. therapieren.

Aber hier stellt sich ein neues Problem: Viele Patienten erwarten sich gerade nun von den Homöopathen Wunderdinge, die oft nicht eintreten, denn sie halten Homöopathie für eine Art Wunderdroge, was diese aber nicht ist.

So erlebe ich häufig, dass Mütter in die Praxis kommen und eine ganze Schachtel voll homöopathischer Mittel mitbringen, die ihr

Kind im Lauf der letzten Jahre auf Verordnung verschiedenster Behandler einnehmen sollte. Eine Kiste voller Hoffnung und oft schlimmer Enttäuschungen!

Kinder brauchen Ganzheitstherapie anstatt Unterdrückungs- und Blockadetherapien

Aus meiner naturheilkundlich-ganzheitlichen Denkweise sind die immer noch sehr üblichen symptomorientierten Therapien für unsere Kinder häufig geradezu gesundheitsfeindlich.

Diese gehen den Krankheiten selten an die Wurzeln oder an die Ursachen.
Symptomtherapien fragen nicht danach "Warum ist das Kind krank geworden" bzw. "was steht dahinter" oder "worauf möchte der Körper durch diese Krankheit aufmerksam machen"?

Nein, Symptomtherapien blockieren nicht nur, sondern sie zwingen sogar - kraft ihrer hochpotenten chemischen Wirkung - den kindlichen Organismus zu einer ihm meist feindlichen Reaktion, oft zum Abbruch eines natürlichen Prozesses, nämlich der Krankheit, die ja eigentlich einen Heilungsvorgang darstellt und gleichzeitig einen Lernvorgang des kindlichen Immunsystems für das spätere Leben.

Gerade für unsere Kinder sind symptomunterdrückende Therapien besonders ungünstig, und wenn sie noch so gut gemeint sein sollten.

302

Die Frage steht im Raum:

Wie soll denn da ein kindlicher Organismus natürliche Heilungsvorgänge mit anschließender immer erweiterter Immunstabilität erlernen, wenn Heilungsvorgänge, d. h. Immunschlachten mit Krankheitserregern unterdrückt, abgebrochen (Fiebersenker, Antibiotika usw.) und Immunsysteme abwehrunfähig gemacht bzw. blockiert werden (Cortisontherapie)?

Natürlich können in einem lebensbedrohlichen Fall das Antibiotikum, das Cortison, die Fiebersenker die Mittel der Wahl sein. Das ist da, wo es Leben zu retten gilt, ohne Frage.

Aber meist werden diese und andere Krankheitsabbruch-, Unterdrückungs- und Blockademittel viel zu schnell auch bei leichten und mittleren Infekten sehr potent eingesetzt - sehr zum Leidwesen des kindlichen Organismus.

Da der kindliche Organismus nun durch den Krankheitsabbruch- und Unterdrückungsprozess eben Heilung, d. h. Immunstabilität gerade nicht lernen konnte, so kränkelt dann das Kind mit unstabiler Gesundheit weiter vor sich hin.

Wird es dann wieder infektanfällig, so erhält es erneute Krankheitsabbruch- und Blockadetherapien.

Es gerät dadurch immer tiefer in die Krankheit hinein, denn der Krankheitshintergrund, nämlich die oft gestörten Ökosysteme, die gerade durch Abbruch- oder Unterdrückungstherapien noch mehr geschädigt werden, stehen selten im Vordergrund der Denkweise von Behandlern.

(siehe z. B. Praxisbeispiel: 3 x Scharlach).

Häufig erlebe ich in der Praxis schon Säuglinge und Klein-kinder in diesen Teufelskreisen:

- **Krankheit, Abbruch- und Unterdrückungstherapie,**
- **erneute Krankheit,**
- **wieder Abbruch- und Unterdrückungstherapie usw.,**

dazu das kranke Kind und die Hilflosigkeit und Verzweiflung der Eltern, was aus ganzheitlicher Sicht überhaupt nicht sein müsste.

Kinder: Problematische Therapie mit Antimitteln

Heutzutage stehen der Medizin in unserem deutschsprachigen Raum ein "medizinisches Waffenarsenal" von über 100 000 behördlich zugelassener Arzneimitteln zu Verfügung.
Hinzu kommt die gesamte Summe von fast 10 000 verschiedenen homöopathischen Mitteln, dazu die alternative Medizin, pflanzliche Mittel, Vitamine und Mineralstoffe, Bachblüten und all die anderen Dinge ...
Das alles zusammen sollte doch eigentlich ausreichend sein, um alle Menschen, besser unsere Kinder, endlich gesund zu machen. Meint man...

Wie aber die Erfahrungen und die immer steigende Zahl kranker und hilfesuchender, statt gesunder Menschen zeigen, dazu der enorme Umsatz an Arzneimitteln in Apotheken, (allein 307,50 Milliarden Euro für das Jahr 2023 - Information, Internet, Apothekenstatistik), **so muss die Schuld, dass unsere Kinder und erwachsene Menschen nicht gesund werden, wohl nicht nur bei den Arzneimitteln selbst gesucht werden, sondern auch bei denen, welche diese nach ihren Vorstellungen verordnen.**

Die auch heute noch oft anzutreffende Denkweise, nämlich das Krankheit die Ursache allen Übels sei und deshalb unbedingt bekämpft werden müsse, verkoppelt mit einem Denken von Ursache und Wirkung (Kausaldenken) z. B. Kopfschmerz = Kopfschmerztablette usw., führte zwangsläufig zur Entwicklung sehr potenter chemischer Antimittel – Abbruchmittel - Unterdrückungsmittel und Blockademittel, welche nun kraft ihrer Wirkung, wirklich in der Lage sind, Krankheitssymptome zu abzubrechen, zu unterdrücken oder zu blockieren... was bei schweren Krankheiten oft notwendig sein kann. Aber bei Kindern...?

Antimittel blockieren die
Reaktionsfähigkeit des kindlichen Organismus

Durch Einnehmen dieser Antimittel werden nicht nur sinnvolle Krankheitsvorgänge - die ja meist Heilungsvorgänge darstellen - unterdrückt oder abgebrochen, nein, es werden zusätzlich noch die Reaktionen und die Reaktionsfähigkeit insbesondere des kindlichen Organismus immer mehr blockiert.

Irgendwann ähnelt dann diese Symptomenjagd nach den verschiedenen Krankheitsbildern einem Katz- und Maus-Spiel: Krankheit - Untersuchung - Therapie, erneute Krankheit - Untersuchung - Therapie, erneute Krankheit usw.

Irgendwann hat das Kind dann so viele blockierende Antimittel bekommen (und der kindliche Organismus reagiert sensibel und schnell), dass die Fähigkeit des kindlichen Organismus, Krankheiten standzuhalten, immer mehr nachlässt..

Das Kind kommt nun immer tiefer in die Infektkette bzw. Krankheit hinein, die oft in immer kürzeren Intervallen wiederkommt. Alle Praxisbeispiele dieses Buches sprechen davon.

Wenn z. B. ein Kind oder Erwachsener krebskrank ist, dafür z. B. 6 x Chemotherapie bekommt (die ja nicht nur die Krebszellen selbst schädigt, sondern auch alle anderen Zellen des Organismus und auch die des Immunsystems!), dem es danach elend geht, dem die Haare ausgehen, es danach immer wieder "kontrolluntersucht" wird, und es u. U. am Ende an einer generalisierten Pilzinfektion oder einer sog. banalen Infektion z. B. mit Staphylokokken bzw. Streptokokken an Lungenentzündung stirbt (wo die Erreger noch dazu vermutlich sog. Problemkeime des Krankenhauses selbst sind), dann ist in diesem System, in dieser

Denkweise und Therapie etwas nicht in Ordnung. Denn sie schadet mehr als sie nützt.

Der Gedanke aus dem Vorhergesagten kann dann nur sein:

Wenn unsere Kinder erkranken, dann sollten ihre "normalen" Erkrankungen nicht gleich durch reaktionsblockierende Antimittel bekämpft werden (die in einem lebensbedrohlichen Krankheitszustand u. U. vorübergehend sehr wohl die Mittel der Wahl sein können - aber bitte erst dort).

Gefragt sind mikrobiologisch - naturheilkundlich ganzheitliche Regenerations - Therapien, welche den Krankheits- d.h. Gesundungsprozess des kindlichen Organismus nicht zum Abbrechen zwingen,

sondern helfen zu heilen und zu regenerieren.

Sie fördern die Reaktionsfähigkeit des kindlichen Organismus mit all seinen Ökosystemen, stabilisieren das Immunsystem und schaffen endlich bei unseren Kindern stabile Gesundheit sowie körperliche und seelische Vitalität.

Bachblüten - die neue Wunderdroge?

Da die Homöopathie anscheinend auch nicht ganz das hält, was man sich von ihr erhofft, insbesondere von unerfahrenen oder symptomdenkenden Verordnern, so gibt es eine neue „Wunderdroge", welche oft angepriesen wird:

Bachblüten.

Hier werden nun wiederum geradezu Wunderdinge versprochen und immer wieder der Hinweis,
sie wären die idealen "Seelendrogen" für Kinder.

Auch ich arbeite gern mit Bachblüten, aber alles mit Ziel und Maß. Wunderdrogen sind sie wahrlich nicht. Aber sie können, wenn sie richtig eingesetzt werden, durchaus eine Harmonie im seelisch-körperlichen Gleichgewicht des Kindes soz. als Abrundung der Ganzheitstherapie darstellen. Mehr aber auch nicht.

Geradezu reißerisch werden oft Bachblüten angeboten: gezogen, gependelt oder als Komplexe verschüttelt.

So erlebe ich oft mit Kopfschütteln, wenn Mütter nach einer Odyssee durch die verschiedenen Praxen mit ihren Kindern nun hilfesuchend in meine Praxis kommen, dass sie von einem Behandler eine große Flasche mit sechs, acht oder zehn Bachblüten zusammengemischt mitbringen und nun schwer enttäuscht sind
a) von dem hohen Preis und
b) von der Wirkungslosigkeit der hochgelobten Mischung.

Wenn es doch immer so einfach wäre ...!

Auch alternative Medizin bei Ökostörungen zweifelhaft

Einige Behandler bieten Akupunktur als Therapie an. Wie man aber sieht, auch die Akupunkturwelle ist im Vergleich von vor 10 Jahren wieder am Abebben.

Wir Europäer sind eben keine Chinesen. Andere Behandler arbeiten mit homöopathischen Hochpotenz-Nosoden, wieder andere mit Moxen usw.

Sehr häufig kann man heute von Therapierichtungen hören, die wieder neue Wunderdinge versprechen, z. B. die Therapien mit elektrischen Schwingungen und dazugehörigen Nosodentherapien.

Gleichzeitig gibt es Therapien mit Energieübertragungen auch durch Handauflegen, andere arbeiten mit Kinesiologie, was alles auch irgendwie, irgendwann, irgendwen helfen kann, denn wir Menschen sind auch unterschiedlich - und jeder reagiert anders - das sage ich ohne jegliche Kritik.

Aber:

All diese gutgemeinten Therapien, so naturheilkundlich, medizinisch und alternativ sie auch oft sein mögen, dienen bei den häufig verkoppelten Ökostörungen vieler Kinder nicht unbedingt der Gesundheit des Kindes.

Denn mit der Gut- und Wundergläubigkeit von hilfesuchenden Menschen ließ sich schon immer in dieser Weltgeschichte gute Geschäfte machen.

Insbesondere Candida- und Schimmelpilzbefall, sowie Störungen der Mikro-Bio-Ökologie des Darms, der Lunge, der Scheide, des Hals-Rachen-Raums, der Haut, auch diese

unsichtbaren Verkettungen von Krankheiten, die wieder ursächlich auf Störungen der Mikro-Bio-Ökologie des Darms und der verkoppelt gestörten Ökosysteme zurückzuführen sind,
sind mit sog. alternativer Medizin oder sog. naturheilkundlichen Therapien wie Bachblüten, Akupunktur, elektrische Schwingungen usw. fast nicht behandelbar,
 das zeigt die Erfahrung mit vielen Patienten, die diesen Weg jahrelang gesucht haben.

Hier bräuchte es Behandler, die auch etwas von den pathophysiologischen Zusammenhängen, d. h. von dem komplexen Zusammenspiel der menschlichen Ökosysteme und den dazugehörigen ganzheitlich regenerierenden und heilenden Therapien verstehen.

Aber diese Behandler mit der breiten Erfahrung sind leider selten.

Suchen und Herumfragen lohnt sich sicher. Blind in eine Praxis zu gehen, nur aufgrund des Titels am Türschild, hat schon so manche hilfesuchende Mutter mit traurigen Erfahrungen, u. U. auch mit viel Geld bezahlt.

Zeitweise auch mit einer Verschleppung oder gar Verschlimmerung der Krankheit ihrer Kinder.

TEIL 22

Damit Ihr Kind wieder gesund wird

Damit Ihr Kind wieder gesund wird:

Sie erinnern sich an die Kernaussage in diesem Buch?
Wo immer im kindlichen Organismus (auch Psyche) etwas gestört (krank) ist – da ist immer das ganze Kind krank. Also muss auch ganzheitlich behandelt werden.

Die Verbindung aus dem alten Erfahrungsschatz der Naturheilkunde, den Erkenntnissen aus der Mikrobiologie, auch der Ganzheitsmedizin, dazu die Psyche bzw. Psychosomatik in Form von auf den einen (kleinen) Patienten zugeschnittene Therapie, bringt nach meiner jahrelangen Erfahrung Kinder schnell wieder zu guter und dauerhafter Gesundheit.

Natürlich braucht es dazu auch die Einsicht und den guten Willen der Eltern, diese durchaus etwas anspruchsvollen Therapien mitzumachen und insbesondere auf die Ernährung des Kindes aufzupassen.

Wert ist es das allemal. Dafür haben Sie dann auch (über lange Zeit) ein gesundes Kind - so zeigt es die Erfahrung.

Der kindliche Organismus ist noch sehr reaktionsfreudig

Ältere Patienten bringen oft in die Praxis eine ganze Plastiktüte widersprüchlichster Medikamente mit, die sie von ihren verschiedenen Behandlern bekommen haben.

Da die ÖKO - Systeme bei älteren Menschen oft nicht mehr so reaktionsfähig, ztw. sogar blockiert oder erstarrt sind, so wird oft versucht, mit Antimitteln und blockadebrechenden Mitteln - oft sinnlos - zu therapieren.

Unsere Kinder reagieren ganz anders...

Ihre Lebenssysteme sind soz. noch "jungfräulich" und sehr reaktionsfreudig. Sie warten nur darauf, dass ihre oft gestörten Öko - Systeme (durch Wohlstandsfehlernährung, Chemieüberlastung, Umweltgifte, Antibiotikatherapien, Schadbakterien, Pilzgifte, seelische Belastungen, Immunstress usw.) wieder auf "normal" eingestellt, d. h. therapiert werden.

Meine Erfahrung ist:

Niemand reagiert schneller auf naturheilkundliche Ganzheitstherapie mit stabiler Gesundheit als Kinder, je jünger, desto besser.

Oft reichen da schon 2 - 3 Tage Therapie und dem Kind geht es wieder viel besser als vorher, wo es z.B. Antibiotika bekommen hat, so berichten Mütter.

Häufig berichten diese auch, dass ihre Kinder nach ganzheitlicher Therapie stabil und gesund durch den Winter gekommen sind, während um sie herum im Kindergarten oder der Schule viele Kinder krank waren.
Vor der Therapie - so die Mütter, sei ihr Kind das erste gewesen, das den ganzen Winter über krank war.

Nicht nur die ständige Infektanfälligkeit der Kinder lässt sich mit Ganzheitstherapie wunderbar beseitigen, auch die oft unseligen Allergien sprechen sehr gut darauf an und die Kinder gesunden - weil ihre ÖKO - Systeme endlich regenerieren (können - oder dürfen).

Belastender Pilzbefall mit seinen Toxinen <u>muss</u> in diese Therapien immer mit einbezogen werden.

Eltern - Anlagen zu Gesundheit oder Krankheit
sind auf das Kind vererbbar

Dem Titel kann nicht widersprochen werden.

Wir Eltern vererben unseren Kindern nicht nur ihre spätere Augen- und Haarfarbe, sondern auch unsere eigenen Anlagen zu Gesundheit, zu Störungen oder Krankheit - gemischt aus Mutter und Vater - oft noch mit dem Erbgut der Großeltern bzw. Urgroßeltern usw.

Wir vererben unserem Kind nicht nur Anteile unseres Temperaments, ob es cholerisch, phlegmatisch, melancholisch oder sanguinisch sein wird.

Wir vererben ihm auch unsere (schon von außen sichtbare) Konstitution.

Sichtbar ist oft sofort, ob das Kind athletisch (kräftig, muskulös, sportlich), leptosom (hochaufgeschossen, schmalbrüstig) oder pyknisch (dicklich, untersetzt, stämmig) von der Natur geschaffen wurde.

Die Konstitution

Im 1. Praxisbeispiel beschrieb ich die Mutter als aufgestaute, etwas übergewichtige, gutmütige Pyknikerin mit Lymphstau und Krampfadern Neigung und die kleine Magdalena als typisches lymphatisches Infekt- und Allergiekind.

Sie erinnern sich?

Die Konstitutionslehre zeigt uns nun, dass jeder Konstitutionstyp auch gewisse Stärken und Schwächen,
Anlagen zu Gesundheit und bestimmten Störungen oder Erkrankungen in sich trägt.

Anlagen zu Gicht und Rheuma z. B. sind seit Jahrtausenden in der Volksmedizin bekannt.

Ein ganzheitlicher Behandler wird, nein muss! dieses Wissen in seinen Therapien mit einbeziehen, denn die Konstitutionen sind die Wurzeln, aus denen Gesundheit oder Krankheiten erwachsen (können).

Die Konstitution sind die Wurzeln, sie sind das Lebensfundament deren Stärken, Probleme und Schwächen... und den daraus entstehenden gesundheitlichen Problemen oder Krankheiten.

All diese Hintergründe und Zusammenhänge sollte ein naturheilkundlicher Behandler immer im Auge haben, denn sie sollten immer in die Therapie mit einbezogen werden.

Auf braune oder gelbe Blätter Cortisonsalbe zu schmieren, wie es bei Neurodermitiskindern immer wieder passiert, zeigt nur, dass der Behandler sich nicht für die Wurzeln des Baumes interessiert... oder nichts davon versteht.

315

Das lymphatische Infekt- und Allergiekind

Lymphatische Kinder erkennt man sofort. Ihre äußeren Kennzeichen sind: blond (rotblond), blau-grauäugig, blasshäutig. Sie sind unsere typischen Infekt- und Allergiekinder, die immer wieder irgendetwas mit sich "herumschleppen, aufschnappen oder ausbrüten".

Das Wort "lymphatisch" ist abgeleitet vom Lymphsystem, d. h. Lymphe, Lymphknoten, lymphatische Organe, also Abwehr. Lymphatische Kinder haben oft von der Konstitution (Anlage) her Probleme mit ihrem lymphatischen System und Organen, also mit ihrer Abwehr. Diese reagiert entweder überschießend (Allergien) oder eher verzögert (infektanfällig) oder im Wechsel.

Da die Polypen, die Mandeln und der Blinddarm zu den lymphatischen Organen gehören und diese oft zu Wucherungen neigen mit bakteriellem Befall, werden diesen Kindern oft sehr früh diese Organe herausoperiert (was aber nur dann sinnvoll sein kann, wenn diese selbst zum bakteriellen Streuherd geworden sind.)

Hautprobleme finden sich häufig bei lymphatischen Kindern, auch Lungengeschichten, wie Bronchitis, langandauernde Schnupfenphasen und die ewigen Verdauungsstörungen mit den typischen Bauchwehsituationen.

Dabei unterscheiden sich lymphatische Kinder in den eher schmalbrüstigen lebhaften bis hyperaktiven Typ, der nicht stillsitzen kann, sich in der Schule und bei den Hausaufgaben nicht konzentrieren kann, der aber blitzgescheit ist, nur alles Mögliche im Kopf hat, nur nicht das, was er soll. Dabei ist er kurzzeitig sehr leistungsfähig und plötzlich wie ausgebrannt.

Homöopathisches Konstitutionsmittel: Calc. phosph.

Der zweite lymphatische Typ ist eher dicklich, träge, phlegmatisch und weder durch Schimpfen noch durch Schreien aus der Ruhe zu bringen. Man könnte meinen, er "brüte Eier aus". Er möchte nicht gedrängelt werden, seine Ruhe haben. Er tut das, was man ihm anschafft, aber eher lustlos.
Alle seine Körperreaktionen sind eher träge, vom Essen bis zum Stuhlgang. Krankheiten schleppt er so dahin und er kränkelt gern.

Homöopathisches Konstitutionsmittel dazu: Calc. Carb.

Da lymphatische Kinder von ihrer seelischen Konstitution her sehr sensibel sind, auch sehr schmerzempfindlich, brauchen sie viel Aufmerksamkeit.

Da es die Kinder mit den "schnellen" Infekten und Allergien sind, erlebe ich sie häufig in der Praxis nach einer Reihe von Antibiotikatherapien, die irgendwann nicht mehr helfen.

Aber gerade die lymphatischen Kinder sprechen wunderbar auf naturheilkundliche Ganzheitstherapien an - je jünger, desto besser.

Was gerade diese Kinder dringender als jedes Antibiotikum brauchen, ist Konstitutionstherapie, Mineralstofftherapie und Lymphtherapie.

Kinder mit grün-braunen Augen zeigen andere, vermischte Krankheitsreaktionen, insbesondere der braunäugige südländische Typ.

Interessant dürfte noch ein abschließender Hinweis sein: Schon die "alten" Augendiagnostiker haben immer wieder darauf hingewiesen, dass graue Augen ein Zeichen von Degeneration seien,

d. h. Prozesse im Körper sind aufgrund vieler Einflüsse gestört - nicht mehr naturgemäß.

Gerade in unserer heutigen Zeit ist zu beobachten, dass viele Kinder mit großen strahlendblauen Augen diese Welt betreten und nach ein paar Jahren (aufgrund von chemieüberlasteter Ernährung, Umwelt, Krankheiten, chemischen Arzneimitteln usw.) ihre Augenfarbe nach grau wechseln.

Was ist Augendiagnose (AD)?

Die AD ist ein naturheilkundliches Diagnoseverfahren, welches dem Kundigen aus der Betrachtung des Auges Informationen zu den Anlagen, Stärken und Schwachpunkten eines Menschen zeigt.

Dabei verrät das Beschauen der Farbe, feinen Linien und anderer Inhalte der Augen dem Betrachter Dinge über einen Patienten, die man mit kaum einer anderen schulmedizinischen oder naturheilkundlichen Methode erfahren könnte.

Die AD kann dazu beitragen, Hintergründe zur Entstehung von Erkrankungen zu verstehen und Zusammenhänge zu er-

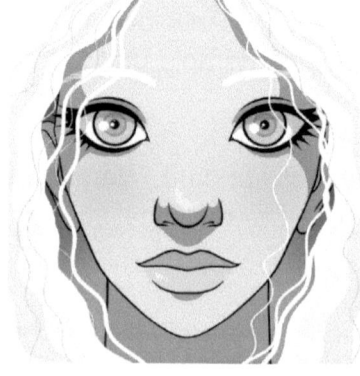

kennen. Damit liefert sie eine wertvolle Grundlage für die Prävention und Therapie, und sie ermöglicht so eine individuelle Behandlung auf Basis genetischer und konstitutioneller Faktoren. Die AD ist Ergänzung, aber keinesfalls Ersatz für eine schulmedizinische Diagnostik.

Quelle: Internet

TEIL 23

Bakterien als Arzneimittel

Pro - biotisch

statt

Anti - biotisch

Bakterien als Arzneimittel...
etwas Geschichtliches dazu

Als ich noch Kind war, da gab es kurz nach dem zweiten Weltkrieg unter den Erwachsenen meiner Umgebung nur ein Gesprächsthema: Wie bekomme ich die nächste Miete zusammen? Wie werde ich mit meinen Kindern satt?

Ein Herummäkeln oder gar Herumstochern im Essen nach dem Motto: *„das will ich nicht und das möchte ich auch nicht"*, wie insbesondere heute bei vielen Kindern sichtbar, das gab es bei uns nicht. Wer nicht essen wollte, was auf den Tisch kam - heute würde man einfach sagen: Arme-Leute-Essen -, der musste eben "Kohldampf schieben", wie wir so schön sagten, d. h. hungern.

Und da gab es eben die immer wiederkehrenden berühmten Gemüseeintöpfe, Kartoffeln, das Schmalzbrot und im Herbst vielleicht einmal Äpfel.

Süßigkeiten, Kuchen, Fleisch, Wurst, Käse und all die heutigen Selbstverständlichkeiten eines Supermarkts, das gab es entweder nicht oder war für uns unerreichbarer Luxus.

Nur die Menschen rückten damals enger zusammen, denn Radio, Fernsehen, Internet, Handy usw., das gab es damals noch nicht.

Dafür trafen sich die Frauen, welche den Krieg überlebt hatten jeden Abend, oft, um ihre Sorgen zu vergessen und sie redeten (damals noch) viel miteinander. Meist redeten sie von den schlimmen Erinnerungen an die Zeiten und Erlebnisse, die gerade hinter ihnen lagen, nämlich die Scheußlichkeiten des Zweiten

Weltkrieges, die Erinnerung an 55 Millionen Tote, und einige davon gab es in jeder Familie.

Ich war damals ca. 5 Jahre alt, als ich von unserer Nachbarin, die aus Ostpreußen vertrieben worden war, eine Geschichte hörte, die mich damals schon sehr faszinierte, weil sie so ungewöhnlich war. Dann hatte ich diese Geschichte für fast 40 Jahre vergessen. Aber unser Gedächtnis ist ein phantastischer Computer, als genau diese Geschichte für mich als Heilpraktiker wieder wichtig wurde ..., heute zum Segen vieler meiner Patienten.

Die Frau erzählte nämlich, sie sei zu Ende des Krieges mit einem kleinen Leiterwagen, den sie ziehen musste, durch Eis und Schnee mit ihren zwei kleinen Kindern von Ostpreußen her, immer auf der Flucht vor den russischen Panzern, zu Fuß nach Berlin unterwegs gewesen, Kilometer um Kilometer.

Vorbei an zerschossenen Tieren, an toten und kranken Menschen, die am Straßenrand lagen oder die entkräftet oder krank nicht mehr weiterkonnten.

Kuhexkremente bei Fieber - Es geschah ein Wunder!

Seit einigen Tagen war ihre 5 - jährige Tochter schwer krank. Sie glühte im Fieber. Der Wind war scharf und kalt, die Kleidung dürftig. Zu essen gab es nur das, was sie sich unterwegs bei Bauern erbettelten. Sie war vor dem Krieg eine relativ wohlhabende Geschäftsfrau gewesen, aber der Krieg: Ihr Mann galt an der Ostfront als vermisst, ihre Brüder waren tot, ihre Eltern kamen bei einem Bombenangriff ums Leben. Auch das Haus und das Geschäft wurden zerstört.

Übrig blieb ihr nichts, außer das nackte Leben, ihre zwei Kinder und die Hoffnung auf die Verwandten im fernen Bayern, denn die russischen Panzer rückten immer näher: Was blieb, war Flucht.

So erlebte sie, dass sie eines Abends drei Anläufe brauchte, um bei einem Bauern in der Scheune übernachten zu dürfen. Zweimal haben sie andere Bauern mit ihren Hunden vom Hof gejagt. Endlich, beim dritten durfte sie bleiben, bekam für sich und die Kinder ein Stück Brot und etwas warme Milch. Aber die Kleine Tochter glühte im Fieber, und Ärzte gab es zu der Zeit nicht.

Die Bäuerin jedoch sah sich das Kind an und sagte der Mutter in gebrochenem Deutsch "Du Frau komm".
Und sie gingen in den Stall, wo die letzten zwei mageren Kühe standen.
Die Frauen warteten geduldig, und als eine der Kühe den Schwanz hob, fing die Bäuerin die Exkremente der Kuh mit einem Tuch auf und presste diese über einer Schüssel aus.

Dann sagte sie, indem sie auf die "grüne Brühe" deutete: "Du das geben Kind."

Die Mutter schüttelte sich, aber in ihrer Hilflosigkeit tat sie das, was die Bäuerin ihr sagte, und flößte dem schwerkranken Kind die grüne Flüssigkeit ein.

Die Nachbarin erzählte darauf immer unter Tränen die gleiche Geschichte: Es geschah ein Wunder! Das Fieber fiel schon am nächsten Morgen und schon nach drei Tagen konnte die Flucht weitergehen mit einem wieder fast gesunden Kind.

Diese Nachbarin erzählte die Geschichte öfter einmal, immer mit großer Verwunderung, mit deutlicher Dankbarkeit, und mit vielen Tränen der Erinnerung an damals.

Mir aber blieb diese Geschichte in Erinnerung, weil es ich mich schüttelte, bei dem Gedanken daran, die Flüssigkeit von Kuhexkrementen zu trinken.

Pro - biotisch statt: Anti - biotisch

Aber gut 40 Jahre später las ich in einem Artikel der Firma Sanum, (welche mikrobiologische Präparate herstellt), über Mikrobiologie und Volksmedizin… und sofort war die Erinnerung an die Geschichte dieser ehemaligen Nachbarin von damals wieder da.

Es gibt, so wurde in diesem Artikel gezeigt, auf dieser Welt nicht nur krankmachende Bakterien, sondern eine ganze Reihe a - pathogener (d. h. nicht krankmachender) Bakterien, die für Mensch und Tier bei Krankheitszuständen wie ein natürliches Antibiotikum wirken, denn diese Bakterien haben ausgesprochen abwehrende Eigenschaften gegenüber anderen krankheitserzeugenden Bakterien.

Bauern vieler Länder heilten z. B. Darmkrankheiten ihrer Rinder mit Heuaufgüssen, welche die Tiere dann trinken mussten. Das kenne man schon seit Jahrhunderten aus dem Erfahrungsschatz der sog. Volksmedizin.

Mikrobiologische Untersuchungen haben dann gezeigt, dass man diese speziellen Heu - Bakterien - mit den abwehrenden Eigenschaften gegenüber krankmachenden Artgenossen - insbesondere in den Exkrementen von Kühen, in Heuaufgüssen und im Torf findet, weshalb diese Nutzbakterien im Volksmund auch **Heubakterien** genannt werden.

Schon 1887 beschrieb der Arzt und Biologe Metschnikow (1845 – 1916) die antibiotische Wirkung von Erdbakterien mit dem wichtigen **„Stamm Bazillus subtiles"** gegenüber krankmachenden Erregern wie Staphylokokken und Streptokokken, Salmonellen und Mycobacterium Tuberculosis.

1943/44 wurden die starken antibiotischen und antitoxischen Eigenschaften des ehemaligen Heubakteriums - jetzt Bakterium subtiles genannt - vielfach geprobt und immer wieder auch labor-medizinisch bestätigt.

Seither wird dieses Bakterium mit seinen ausgesprochen abwehrenden Eigenschaften gegen seine krankmachenden Artgenossen bei gleichzeitiger hoher positiver Immunstimulierung von der Firma Sanum unter **dem Namen "Utilin"** als Medikament vertrieben.

Dieses **Utilin mit dem Inhalt des Bakterium subtiles, d. h. Heubakterium,** welches damals dem kleinen Kind meiner Nachbarin wahrscheinlich das Leben gerettet hat, wird von mir seit über 20 Jahren mit sehr gutem Erfolg insbesondere bei Kindern **mit hartnäckigen bakteriellen Infekten jeder Art im Hals-, Rachen-, Lungenraum, auch bei Nieren- und Blasenentzündungen eingesetzt, anstatt eines Antibiotikums.**

Hier bekämpfen Bakterien krankmachende Bakterien.

Auch andere Bakterien- und Pilzpräparate der gleichen Firma sind seit gut 20 Jahren ein wichtiger Baustein meiner mikrobiologischen Regenerationstherapien, die helfen und nicht stören oder zerstören.

Das sind PRO - biotische Therapien, die regenerieren und helfen, anstatt ANTI - biotische Therapien, welch" das Kind oft nur immer tiefer in den Infekt- und Allergiekreislauf hineintreiben.

Bakterien als Arzneimittel

Damit Ihr Kind wieder gesund wird:
1. **Therapie:**
   Immer mit gesunden probiotischen Bakterien

Wie krankmachend eine gestörte Darmflora wirken kann, davon spricht das ganze Buch.

Ein Grundsatz sagt: Eine (z.B. durch Antibiotika) gestörte Darmflora regeneriert nicht einfach so von selbst, wie sie von der Natur her gedacht war.

Die oft geäußerte Meinung von Behandlern: „Geben Sie nach dem Antibiotikum Ihrem Kind doch Joghurt zum Essen, das reicht", halte ich für zweifelhaft. Laboruntersuchungen zeigen nämlich: Das reicht eben nicht, denn ein Joghurt kann eine Therapie mit gesunden probiotischen Bakterien nicht ersetzen.

Um Ihr Kind wieder gesund zu machen, muss - als 1. Säule der Therapie - die kindliche Darmflora immer wieder naturgemäß aufgebaut werden... damit das kindliche Immunsystem wieder eine gute Schlagkraft aufbauen kann.

Die Erfahrung hat gezeigt:
wenn bei JEDER! Erkrankung des Kindes sofort gleichzeitig (also als 1. Therapie) mit Pro - Biotika therapiert wird, gesunden die Kinder schneller und sie sind danach wesentlich länger gesund, d. h. immunstabil.

Normalerweise steht am Beginn einer Therapie des kindlichen Darmsystems immer die mikrobiologische Laboruntersuchung - und nach diesem Ergebnis wird die Therapie aufgebaut.

Das ist aber oft nicht möglich, wenn Kinder krank sind und sofort mit der Therapie begonnen werden muss..

Babys und Kleinkinder unter 3 Jahren

erhalten von mir sofort

Für den Dünndarm und die Immunstabilisierung:

Wichtig:
Zurzeit gibt es am deutschen Arzneimittelmarkt eine große Summe an probiotischen Mitteln. Lassen sie sich in der Apotheke beraten.
Sie können natürlich ihrem Kind auch die Mittel geben, welche ich aus meiner Erfahrung gern einsetze

> **Lactobact junior** - oder
> **Lactobact Baby** - oder
> **Curabiom Baby** - oder
> **Darmflora + select Dr.Wolz.**

Das sind in der Regel Kombinationen aus **8 der wichtigsten Bakterienstämme (Leitkeime) des Dünndarms, welche für den kindlichen Organismus wichtig sind und ihm guttun.**

Mutaflor 4 mg
für den Dickdarm mit ausgesprochen abwehrenden Eigenschaften gegen krankmachende Artgenossen und Pilze

Kinder über 3 Jahren:

Mikrobiologische Regenerationstherapie für die Darmflora (bitte immer nur Eines dieser Präparate auswählen:)

Lactobact für Kinder
Mutaflor 4 oder 20 mg
Darmflora plus Kinder Dr. Wolz
Bio-cult-comp-syxyl
Colibiogen
Acidophilus-Zyma
Und viele andere

Für den Dickdarm und die Immunstabilisierung

Mutaflor 20 mg.

Wenn Probleme in der Darmschleimhaut zu befürchten sind (meist nach Antibiotikagaben, bei Allergien - oft maskiert - usw.) gebe ich zusätzlich:

Colibiogen infantibus N.
Pro - Symbioflor (ähnlich wie Colibiogen), auch:
Bio-cult comp
...und viele andere ähnliche Präparate mehr...

Diese probiotischen Mittel sollen möglichst 4 - 6 Wochen gegeben werden, auch wenn das Kind schon nach einer Woche wieder gesund ist. Wenn die Bakterienflora wieder gesund aufgebaut ist, so wirkt sie auch als starke Konkurrenz gegen Pilze.

Anti-Pilz-Therapie:

Zeigt der Laborbericht starken Pilzbefall, so kann eine Vortherapie z.B. mit einem pilzvernichtenden Mittel mit dem **Wirkstoff Nystatin** sinnvoll sein - bei Kindern immer als Saft.

Der Wirkstoff Nystatin ist großmolekular, d. h. er wird nicht vom Organismus aufgenommen, sondern vom Darm wieder ausgeschieden.

Für Kinder bieten sich hier marktgängige Präparate an, wie

Adiclair

Moronal

Biofanal

Und viel andere mehr...

(Achtung: die Wirkstoffe anderer - meist systemischer Fungizide - sind wegen evtl. Leberbelastungen nicht gut für Kinder. Bitte in der Apotheke beraten lassen)

Antipilzpräparate für Kinder in Saft-form immer vor dem Schlafengehen, nach dem Zähneputzen einnehmen.

Der Saft sollte erst längere Zeit im Mund mit dem Speichel vermischt werden, ehe er geschluckt wird, denn Pilzinfektionen beginnen immer in der Mundhöhle.

Jede Woche Zahnbürste wechseln.

Süßigkeiten sind während der Antipilztherapie verboten!!!

Da meist trotz bester Antipilztherapie sich noch Rest-Pilze in den Nischen der Darmzotten verstecken können, sollte

mikrobiologisch - naturheilkundlich nachgearbeitet, d.h. langzeitig therapiert werden.

Myrrhinil - Intest:

Der Hauptbestandteil von Myrrhinil - Intest ist Myrrhe, ein
alter arabischer Pflanzenwirkstoff, der schon immer hei-
lend im Darmsystem wirkte (heute wissen wir: auch stark
gegen Pilze).

Schon einer der heiligen drei Könige brachte als Geschenk
Myrrhe mit.

Fortakehl - Tropfen D4
Exmykehlzäpfchen D3

sind homöopathische Mittel. Sie enthalten nach dem ho-
möopathischen Prinzip:
Candida parapsilosis,
Candida albicans und
Penicillinum roquefortii.

Albicansan

enthält das "Monomittel"
Candida albicans in der D4.

Alle Präparate sind sinnvoll zur Antipilzbehandlung einsetzbar.

Für Schimmelpilzbefall empfiehlt sich auch

Aspergillus niger D4

Neben diesen Mitteln der Fa. Sanum stellt die Fa. Staufenpharma
noch eine ganze Reihe spezifischer Nosodenpräparate bereit.

(Erb) - Krankheiten der Eltern bzw. Großeltern auflösen mit:

Homöopathischen Nosoden:
   Psorinum,
   Luesinum,
   Medorrhinum,
   Tuberculinum,
1 x 3 Globuli (Hochpotenzen z.B. C100) 1 x die Woche,

denn schon **Louis Pasteur** (1822-1895, Biochemiker, Mitbegründer der medizinischen Mikrobiologie) prägte damals den Satz:

"Die Mikrobe (Bakterien, Pilze, Algen usw.) ist nichts!

Aber das Terrain - der Lebensraum - das stabile biologische

Gleichgewicht ist alles".

Wichtig:
Hier sollten Sie sich für Ihr Kind einen Therapeuten/in suchen, der z.B. mit Bioresonanz oder Elektroakkupunktur o.ä. den Erbhintergrund des Kindes ausmessen und die Ursachen der jetzigen Krankheiten löschen kann.

Entgiftung nach Impfen:

Thuja C200 Gl., 1 x 5 Gl. oder

Ausleiten mit Nosodenkomplex Fa. Pascoe: **Variola comp.**

Konstitutionstherapie:

bei blauen Augen:
Fa. Kattwiga: Galeopsis (Syn. 141),
1 x 20 Tropfen nur sonntags

bei grün/braunen Augen:
Fa. Kattwiga: Badijaga (Syn. 157),

bei braunen Augen:
Medorrhinum (Syn 158)

Lymphentgiftung:

Sulfur N (Syn 156)
1 x 3 -10 Tropfen täglich

Lymphdiaral - Tropfen,
3 x 3-10 Tropfen
täglich in viel Wasser

Mikrobiologische Regeneration Hals/Rachen/Ohren
Sankombi +
Notakehl-Tropfen
je 10 ml:
im tägl. Wechsel:
3 x 1-2 Tropfen in jedes Nasenloch + auf die Zunge + ins Ohrläppchen einmassieren

Chron. Bronchitis/Asthma, gute Erfahrungen mit
Utilin und
Latensin auch
Mucokehl und Nigersan - Tropfen

Entzündung - Eiterung z. B. der Mittelohren
Fa. Kattwiga: Hepar-Sulf.
(Syn. 111 N2), 3x1 Tablette
Fa. Kattwiga:
Silicea (Syn. 134N 2) 3x1

Entzündungen, z. B Mandelentzündung.
Notakehl 10 ml, 3 x 2 Tropfen in jedes
Nasenloch + Zunge, gleichz. **Utilin-**
Kapsel stark, 1/4 des Bakterieninhalts
früh und abends nach dem Zähneputzen
auf die Zunge streuen,
Begleithomöopathie wie z. B.
Fa. Kattwiga: **Mercurius Cyanatus**
(Syn. 43) Tabl., 3x1

Entzündliche oder allergische Erkrankungen bei größeren K
Kindern mit Dynamisiertem Eigenblut
(nach Imhäuser- Autonosoden oder Eigenurinnosode)

Allergien bei Kindern ab 10 Jahren, zusätzlich zur Ganzheitstherapie
Allergo Stop 1

Hautprobleme: mit Eigenurin (Morgenurin) abtupfen

Danach Rizinusöl einmassieren

Immunstabilisierung **Spenglersan D + Dx,**
um tägl. Wechsel 3 x 2 - 5 Tropfen
in jede Ellenbeuge einmassieren, auch:

Pascotox, - Scorotox, - Toxi-Loges
3 x10 Tropfen in viel Wasser
                 Bei verzögerter Reaktion:
                 Sulfur D 30, 1 x 1 Gabe

Mineralstoffe   **Fa. Kattwiga: Calc. phosph. (Syn. 21)**
                     (N3), 3 x 3 Tabletten
                     Fa. Kattwiga: Mag. phosph. (Syn. 132),
                     N 1, 2 x 1

Vitamine   Süßigkeiten sind Vitaminräuber. Wenn
Kind viel genascht hat, sind oft Vitamin B1-Speicher geleert.
Deshalb: **Vitamin B1 Kattwiga (N2), 2x1 Tabl.**

Kind hat wenig Appetit, im täglichen Wechsel:
Fa. Sanum - Citrokehl 10 Amp.,
Ubichinon comp. 5 Amp. + Coenzym comp. 5 Amp.

             Therapie **1. Tag:**
             1 Amp. Citrokehl + 1 Amp. Coenzym
             In wenig Wasser zum Trinken geben.

Therapie **2. Tag:**
1 Amp. Citrokehl + 1 Amp. Ubichinon
in wenig Wasser zum Trinken geben

Bei Zeckenbiß:

Nosodenkomplexe
Fa. Staufen-Pharma,
Nosode Borrelia D 6, D 12, D 15, D 30
Nosode Zeckenbißfieber
Nosode FSME

All diese Mittel stellen nur einen kleinen Einblick in die Komplexität der mikrobiologisch - naturheilkundlich-ganzheitlichen Therapie dar.
Die Erfahrung zeigt jedoch, das mit einer ausgesuchten Kombination dieser Mittel in den meisten Fällen bei den üblichen Krankheiten der Kinder sehr schnell und durchgreifend therapiert werden kann.

Erinnerung: Die 1. Therapie sind immer die Probiotika

Eine Bitte an die Eltern:
Machen Sie bitte mit Ihrem Kind
keine Selbstversuche.

Vertrauen Sie sich einem naturheilkundlichen Behandler Arzt oder Heilpraktiker an, welcher Ihnen hilft, mit Ihnen zusammen, Ihr Kind wieder gesund zu machen.

TEIL 24

Mein
traurigstes
Praxis-Erlebnis

Mein traurigstes Praxis-Erlebnis:

Monika (2 ½); 23 x Antibiotika

Krank durch Zusammenbruch der Öko - Systeme

Wer die nachfolgende Lebens-, Leidens- und Krankengeschichte der kleinen Monika (2 ½) liest, stellt sich sehr bald die Frage, ob Antibiotika wirklich ein so segensreiches Arzneimittel ist, wie es gern dargestellt wird? Es drängt sich hier sogar der Eindruck auf, dass Antibiotika, neben der Chemotherapie, die massivste chemische Keule ist, welche die Arzneiforschung je entwickelt hat.

Ich meine jedoch:
Antibiotika ist bei lebensbedrohlichen bakteriellen Infektionen sehr wohl ein segensreiches und lebensrettendes Arzneimittel, zugegeben oft mit Nebenwirkungen.

Diese stehen aber, wenn es darum geht Leben zu retten, erst einmal im Hintergrund.
Deshalb halte ich die Kritik an dem Arzneimittel Antibiotika für wenig gerechtfertigt, denn der Denkansatz ist meiner Meinung nach falsch:

Was können die lebensrettenden Arzneimittel z.B. Antibiotika dafür, dass viele Behandler, sehr zum Leidwesen ihrer hilfesuchenden Patienten, nicht verstehen, differenziert genug damit umzugehen und es schon bei „Bagatellinfektionen" wie Hustensaft verordnen?

Was können Antibiotika dafür, dass Wirkungen und Nebenwirkungen - also das Nutzen - Risiko dieser durchaus nicht harmlosen Arzneimittel, von den Behandlern mit ihrem

Patienten meist nicht besprochen werden, sondern über den Kopf des Patienten hinweg einfach verordnet wird?

Ich habe im Lauf der Jahre meiner Praxisarbeit viele Lebens- und Krankengeschichten von älteren Patienten zu hören bekommen, wo diese Menschen für ihr jahrzehntelanges Leiden wirklich zu bedauern sind.

Wenn allerdings kleine Kinder in den wenigen Jahren ihres Lebens, so geballtes Leid erleben müssen wie andere kaum in Jahrzehnten, dann blutet mir nicht nur als Therapeut, sondern auch als Vater das Herz, so wie den Eltern der kleinen Monika.

Das Drama dabei ist für mich:

All dieses Leid der kleinen Monika hätte überhaupt nicht sein müssen, hätten die Fachärzte, die immer wieder nur Antibiotika verordnet haben, mehr von Mikrobiologie, der Kompliziertheit des Öko – Systems - Mensch und Bakterien sowie von unserer Darmflora und ihren ökologischen - und immunologischen Zusammenhängen verstanden:

Seit der Geburt ständig krank

Praxisbeispiel:

Es gibt Lebens- und Leidensgeschichten, wollte man diese erfinden, so würde einem die gesamte Fantasie dafür fehlen. Aber das Leben, das schreibt solche Geschichten, wie diesen Leidensweg der kleinen Monika.

Eines Tages ruft mich Frau M. **aus Österreich** an. Sie erzählt mir am Telefon, dass sie und ihr Mann mein Buch **„Krank durch Antibiotika"** mit großem Interesse gelesen hätten, denn, so Frau M., ihre kleine Tochter Monika (2 1/2) sei fürchterlich krank und

337

mein Buch könnte für sie geschrieben worden sein... und sie wollten bitte sofort einen Termin für ihre Tochter in meiner Praxis.

Einige Tage später saßen mir Herr und Frau M. gegenüber, beide
36, ganz aufgeregt und spürbar am Ende ihrer Nerven. Die völlig
entnervten und hilflosen Eltern erzählen, ihre 2 ½ jährige Monika
sei ein absolutes Brüll- und Schreikind, ein Kind, das nie richtig
geschlafen habe und immer nur bei den Eltern im Bett sein, bzw.
auf dem Arm herumgetragen werden wolle.

Sie habe auch immer sehr schlecht gegessen. Sie habe immer
einen sehr dünnflüssigen Stuhlgang, meist von massiven Blähungen begleitet, der ztw. breiig und oft sehr stinkend ist.
Monika sei seit ihrer Geburt ständig krank,
so die Mutter und habe bisher 23 x Antibiotika bekommen.

Was? 23x Antibiotika...frage ich? Unglaublich!

Was mir nun die Eltern über den bisherigen Lebens - oder viel
besser Krankheits- und Leidensweg ihrer kleinen Tochter erzähl-
ten, dass finde auch ich mehr als ungeheuerlich... und ich bin
wirklich an einiges gewöhnt.

Die kleine Monika sitzt dabei ganz apathisch auf dem Schoß der
Mutter. Sie lässt sich von dieser festhalten und hin und her wie-
gen. Sie ist sehr weinerlich.

**Im Gesicht schaut Monika schlimm aus. Sie ist kalkweiß, hat
tiefe, in den Höhlen liegende Augen und dunkle Augenringe.
Was man bei Monika schon von außen her sieht: sie ist ein
stark unterentwickeltes und krankes Kind.**

Das Drama beginnt:

Zwei Tage nach der Geburt: Lungenentzündung und Antibiotika

Die Mutter erzählt den Leidensweg ihrer Tochter: Sie sagt, Monika sei ein wirkliches Wunschkind. Aber schon zwei Tage nach der Geburt habe sie plötzlich hohes Fieber bekommen und schlimm gehustet. Die Ärzte im Krankenhaus meinten, das sei eine Lungenentzündung. (meist durch Krankenhauskeime!) Da habe Monika das erste Mal in ihrem Leben Antibiotika bekommen.

WICHTIG:

Krankenhäuser - und da kann man Geburtsklinken, die sich in diesen Krankenhäusern befinden nicht ausschließen… sind auch bei bester Hygiene aufgrund der Ballung kranker Menschen ein riesiges Reservoir an krankmachenden Bakterien, Pilzen und Viren.

Man kennt sie sehr genau und nennt sie (verharmlosend) Problemkeime. Darunter versteht man in der Praxis meist **gefürchtete Krankheitserreger wie z.B. Staphylokokken, Streptokokken, Enterokokken, Kolibakterien u.a., auch Candidapilze und verschiedene Virenarten.**

Die Besiedlung des Neugeborenen mit Bakterien

Wenn ein Kind auf die Welt kommt, dann wird es sofort von den Bakterien aus dem Vaginalkanal der Mutter besiedelt…

Diese Besiedlung ist sehr wichtig für das Kind. Sie sollte aber möglichst durch gesunde Bakterien geschehen. Aber gerade in Krankenhäusern lauern Fallen:

WICHTIG:

Der Vaginalkanal jeder Frau ist naturgemäß bis zu 80 % mit gesunden Säuerungskeimen = Lactobazillen besiedelt.

Mikrobiologische Laboruntersuchungen zeigen jedoch, dass sich in den Scheidenkanälen vieler Frauen oft noch krankmachende und aggressive Keime, z.B. Enterokokken, Kolibakterien, Candidapilzen u.a. "eingenistet" haben (aus Umwelt, Geschlechtsverkehr, sex. Praktiken, Stuhlgang u.a.).

Bei einer Geburt nun, SOLLTEN die "guten Keime" der Mutter die Erstbesiedler des Säuglings sein. Fehlen aber diese guten Keime oder diese sind zu wenige, so werden nun die krankmachenden Keime die Erstbesiedler des noch sterilen Säuglings, oft zusammen mit den krankmachenden Keimen aus der Krankenhausluft.

Die Ursachen für die typischen Mittelohr-, Mandel-, Lungen- und Blasenentzündungen von Säuglingen kurz nach der Geburt sind erfahrungsgemäß hier zu suchen.

Lange gestillt

Nach dem wichtigen Stillen befragt sagt Frau M., sie habe fast 6 Monate lang voll gestillt, was ich sehr gut finde. Deshalb ist es mir im Moment noch nicht ganz klar, warum die kleine Monika so schnell krank wurde.

WICHTIG:

Muttermilch ist durch nichts zu ersetzen. Sie ist die wichtigste Nahrung für Säuglinge. Sie enthält alles, was ein Säugling für seine Entwicklung braucht:

Außerdem enthält die Muttermilch alle Abwehrzellen und schützende Immunglobuline der Mutter selbst, die dem Kind erst einmal „Nestschutz" geben, bis sein eigenes

340

Immunsystem schlagkräftig genug geworden ist, sich selbst zu verteidigen.

Zusätzlich enthält diese Glucose, verschiedene Fettbausteine, und alle Nahrungseiweiße (Baustoffe), die im Gegensatz zu den Kuhmilcheiweißen keine Allergien auslösen sowie Mineralstoffe, Spurenelemente und Vitamine.

Trotz des Stillen: Nach 4 Wochen Mittelohrentzündung und schon wieder Antibiotika

Frau M. erzählt weiter: schon nach 4 Wochen habe Monika wieder hohes Fieber bekommen. Der Kinderarzt meinte nun, das sei dieses Mal eine Mittelohrentzündung. Monika bekam daraufhin das nächste Antibiotikum.

Die Falle:
Durch das Antibiotikum werden nie alle krankmachenden Bakterien vernichtet, allenfalls 80 - 90 %. Bei einem abwehrschwachen kindlichen Organismus, quasi noch ohne eigenes stabiles Immunsystem, das diese Restbakterien in Schach hält, vermehren sich nun die „überlebenden" krankmachenden Bakterien wieder sehr schnell und machen nun erneut, mit ihren verschiedenen Toxinen den kindlichen Organismus krank.

Bakterien in der Lunge vermutet: wieder Antibiotika

Bald darauf begann sie wieder mit dem Husten. Dieses Mal ging die Mutter mit dem Säugling gleich zum Lungenfacharzt. Dieser meinte, in der Lunge sei sehr viel Schleim, erfahrungsgemäß durch krankmachende Bakterien. Er verordnete für das Stillkind die nächste Antibiotikaserie. So kränkelte die kleine Monika durch das erste Lebensjahr.

WICHTIG:
Gerade bei einem Säugling ist es sehr wichtig, dass auch seine Lunge von gesunden Bakterien besiedelt wird und nicht von den krankmachenden Keimen der Geburtsklinik und - oder krankmachende Keime aus dem Vaginalkanal der Mutter.

Krankmachende Bakterien in der Lunge provozieren aufgrund ihrer Zersetzungsarbeit Entzündungsreaktionen, oft mit sehr hohem Fieber und starkem Krankheitsgefühl.

Die Lunge selbst versucht nun mit Schleimbildung und Dauerhusten diese Bakterien loszuwerden - was ohne ein stabiles Immunsystem meist nicht gelingt.
Gleichzeitig leidet das Kind wegen des Schleims an Luft- und Atemnot, insbesondere beim (Ein)-schlafen. Heftige Hustenattacken und Schlaflosigkeit sind die Folgen.

Sie schrie oft nächtelang wegen Ohrenschmerzen: wieder Antibiotika

Beide Eltern erzählen, dass Monika immer wieder erkältet war, Schnupfen und Dauerhusten hatte.
Immer wieder schrie sie, war oft nächtelang wegen Ohrenschmerzen krank, und mit ihr die ganze Familie.

Häufig kam auch noch hohes Fieber dazu. Jedes Mal wurden diese Krankheitsattacken vom Kinderarzt mit einem Antibiotikasaft beantwortet.

Typische Nebenwirkung: Durchfälle nach Antibiotika

Ihren ersten Geburtstag verbrachte die kleine Monika im Kinderkrankenhaus. Sie bekam nach einer weiteren Attacke von Mittelohrentzündungen, hohem Fieber und der schon üblichen Antibiotikatherapie des Kinderarztes plötzlich heftige Durchfälle, die nicht mehr aufhören wollten.

Nun wies der Kinderarzt Monika ins Krankenhaus ein, wo sie 10 Tage lang über den Tropf ernährt wurde, weil sie durch die Durchfälle auszutrocknen begann. Allerdings bekam sie im Krankenhaus in die Tropfernährung wieder ein Antibiotikum hineingemischt.

WICHTIG:

Die Besiedlung unseres menschlichen Organismus mit den verschiedensten Bakterienarten ist für uns lebenswichtig. Wir leben mit ihnen zusammen in einer naturgewollten Lebensgemeinschaft auf gegenseitigen Nutz und Schutz.

Insbesondere in unserem Darm hat sich eine komplizierte Lebensgemeinschaft von vielen unterschiedlichen Bakterienarten entwickelt, Darmflora oder Mikrobiom genannt. Diese Keime helfen uns bei unserer Verdauung, der Stoffwechselarbeit und der wichtigen Immunstabilisierung. Unsere Gesundheit ist von ihrer gesunden Anwesenheit und Arbeit völlig abhängig.

Antibiotika töten neben den z.B. krankmachenden Bakterien im HNO - Bereich, auch unsere Lebenspartner, die wichtigen Bakterien des eigenen Organismus. Sie (zer)-stören damit unsere lebenswichtigen Ökosysteme und somit die Lebensgemeinschaft Mensch - Bakterienfloren, insbesondere von Darm, Haut und Lunge... und bei Frauen das Ökosystem der Scheide.

Die für unsere Lebensvorgänge wichtige Verdauungs- und Stoffwechselarbeit unserer gesunden Bakterienfloren, kann nun in sich zusammenbrechen. Ebenso die Immunstabilisierung.

Mit jedem neuen Antibiotikum wird dieser Zustand verschlimmert! Ein Kind wird so immer tiefer in die Krankheiten hineintherapiert - statt das ihm geholfen wird!

Die Folgen:

weitere Immunbelastungen, dadurch erneute Infektanfälligkeit und Provokation von maskierten oder direkten Allergien wie z.B. Hautprobleme, Ekzeme, Heuschnupfen, Neurodermitis usw.

Das Verdauungssystem reagiert nun mit heftigen Durchfällen... Die Folgen: Essunlust, Übelkeit, Stoffwechsel- und Gedeihstörungen, Bauch- und Kopfschmerzen, auch nervliche Belastungen mit Unruhe, Zappelphilipp Verhalten, Konzentrations- und Schlafstörungen.

Die Folgen: Ein ewig kränkelndes bzw. krankes Kind!

Alles, was die kleine Monika seit ihrer Geburt durchleiden musste, geschieht auf diesem Hintergrund.

Gesunde Bakterien - statt Antibiotika

Hier drängt sich natürlich die Frage auf: „Ja, was denn sonst bei diesen Entzündungen anstatt Antibiotika?"

Ich nehme es schon einmal vorweg: Wie mikrobiologische Stuhluntersuchungen immer wieder zeigen, kranken antibiotikagestörte Kinder an den unsichtbaren Zerstörungen ihrer Darmökologie, die zusätzlich noch aufgrund der Besiedlung mit krankmachenden Bakterien zu einer immunbelastenden „Giftschleuder" geworden ist.

Das sensible Öko-System des Darms der kleinen Monika hätte sofort nach dem 1. Antibiotikum langzeitig mit Probiotika, also mit gesunden **Lactobazillen, Bifidobakterien und Enterokokken** wieder aufgebaut werden müssen.

Ihr Säuerungsstoffwechsel verhindert das Ansiedeln von Krankheitskeimen und wirkt immunstabilisierend. Meine Erfahrung: die Kinder gesunden sehr schnell.

Vereiterte Mandeln: wieder Antibiotika

Da aber nichts von alledem geschehen ist, entwickelte sich für die kleine Monika und ihrer Familie das Drama immer weiter:

Kaum war Monika vom Krankenhaus daheim, bekam sie wieder hohes Fieber. Dieses Mal waren es gerötete Mandeln mit Eiterpünktchen darauf. Sofort bekam Monika vom Kinderarzt wieder ein Antibiotikum. Dieser meinte dazu, wenn kein Antibiotikum gegeben würde, dann schlägt sich das auf das Herz. Was durchaus richtig sein kann, aber nicht sein muss.

Wieder Schleim in der Lunge: erneut ein Antibiotikum

Mit 1 ½ Jahren hatte die Kleine wieder Schleim in der Lunge. Der konsultierte Lungenfacharzt vermutete wieder Bakterien und Monika bekam erneut ein Antibiotikum.

Erst Mittelohr - dann Lungenentzündung: wieder Antibiotika

Dann, mit 1 3/4 Jahr, bekam Monika plötzlich wieder hohes Fieber. Der Kinderarzt diagnostizierte wieder eine Mittelohrentzündung. Wieder bekam Monika Antibiotika.
Nicht lange danach, so erzählen die Eltern, begann Monika wieder zu husten und sie bekam heftiges Fieber. Dieses Mal war es wieder eine Lungenentzündung. Wieder bekam sie ein Antibiotikum.

Der Immunzusammenbruch

Weil ärztlicherseits nichts, aber auch nichts getan wurde, den kindlichen Organismus endlich zu regenerieren und wieder aufzubauen, insbesondere die gestörte Ökologie des Darms, stattdessen immer enger und intensiver mit Antibiotikatherapien gearbeitet wurde, gerät nun der Organismus der kleinen Monika immer tiefer in Krankheitsverkettungen, was einem Immunzusammenbruch gleichkommt:

Durchfälle, Mittelohrentzündung und Virusgrippe: 15 Tage Krankenhaus

Kurz danach setzten wieder schwere Durchfälle ein. Nun schickte der Kinderarzt Monika wieder ins Krankenhaus. Aber kaum dass sie im Krankenhaus war, bekam sie dort zusätzlich noch Mittelohrentzündung und eine Virusgrippe **(typisch für Krankenhauskeime!).**

Dieses Mal musste sie 15 Tage im Krankenhaus bleiben.

Die Mutter sagte: „*Wir sind daheim fast verrückt geworden, zumal wir noch zwei weitere Kinder haben und nicht gewusst haben, wie wir das alles organisieren sollen.*"

Eitrige Bronchitis, Antibiotika, Durchfälle – wieder Krankenhaus

Der Vater erzählt weiter: „Kaum, dass Monika vom Krankenhaus wieder halbwegs genesen war, bekam sie daheim wieder Husten. Eitrige Bronchitis, sagte der Lungenfacharzt und Monika bekam wieder für 10 Tage Antibiotika. Daraufhin bekam sie wieder heftige Durchfälle und der Kinderarzt schickte sie wieder sofort ins Krankenhaus.

Im Krankenhaus: Rotaviren, eitrige Mandelentzündung und Antibiotika

Dort wurden Rotaviren im Stuhl von Monika festgestellt. Im Krankenhaus bekam sie wieder eine eitrige Mandelentzündung **(typisch für Krankenhauskeime!).** Sie war wieder 10 Tage im Krankenhaus, bekam wieder verschiedene Antibiotika.

Husten und Lungenentzündung: wieder Krankenhaus

Als Monika von Krankenhaus wieder daheim war, begann wieder dieser seltsame Husten. Der Lungenfacharzt diagnostizierte wieder eine Lungenentzündung. Also musste sie wieder für weitere 10 Tage ins Krankenhaus.

Keuchhusten: Nun sollte die ganze Familie Antibiotika einnehmen

Vom Krankenhaus wieder daheim, war ihr Vater (36!) an Keuchhusten erkrankt. Nun sollte die gesamte Familie, die Mutter und die anderen beiden Kinder, auch Monika, auf Anordnung des Hausarztes für 10 Tage ein Antibiotikum einnehmen. Gleichzeitig durften die Kinder weder in den Kindergarten noch in die Schule.

Schwerkrank mit Windpocken

Einige Zeit darauf bekam Monika die Windpocken. Die Mutter erzählte, diese Windpocken habe Monika so brutal (wörtlich!) gehabt, wie sie es noch nie bei einem anderen Kind weder gesehen noch erlebt habe. Die Windpocken haben auch bei Monika sehr lang gedauert, viel länger als bei den anderen Kindern und haben dem kleinen Kind sehr viel Kraft gekostet.

Keuchhusten, Antibiotika, Bronchitis

Danach bekam auch Monika Keuchhusten. Der Kinderarzt verordnete sofort wieder 10 Tage Antibiotika. Als Folge davon setzte sich bei ihr eine schleimige Bronchitis mit einem schlimmen Husten fest, der bis heute nicht zur Ruhe zu bringen war, trotz erneuten Einsatzes von Antibiotika.

Als alles nichts mehr half, kamen die Eltern zu mir in die Praxis.

Sinnlos: Immer wieder Antibiotikatherapien:

Wie sinnlos all diese Antibiotikatherapien in diesem Praxisfall waren, das zeigt der ganze Ablauf dieser Erkrankungsgeschichte. Ich denke mir, was hätte man der kleinen Monika alles ersparen können.

Nur das erste Antibiotikum, auf Grund der Lungenentzündung im Krankenhaus, sehe auch ich als absolut gerechtfertigt.

Aber, dieses erste Antibiotikum hat bei Monika mit Sicherheit die kindliche, eben gerade in der Entwicklung befindliche, noch sehr empfindliche Mikro- Bio- Ökologie des Darms und die kindliche Darmflora ge- oder sogar zerstört, sodass sich diese trotz Stillens nie mehr naturgemäß aufgebaut hat.

Wir wissen heute aufgrund der pathophysiologischen Zusammenhänge sehr genau, dass eine gesunde und stabile Darmflora ein Garantieschein für ein stabiles Verdauungs-, Stoffwechsel- und Immunsystem…

und damit für die Gesundheit ist.

Aber die wichtigen Öko-Systeme von Monika wurden durch die vielen Antibiotikatherapien immer mehr zerstört.

Das kindliche, noch sehr unterentwickelte Immunsystem muss sich nun viel zu früh, mit seiner ganzen Schlagkraft, die ja gerade beim Kind noch sehr gering ist, um die Probleme der gestörten Darm-Ökologie kümmern.

Dafür ist dann der gesamte Hals-, Nasen,- Rachen - und Bronchialbereich quasi schutzlos... und dieser wird dann sofort von krankmachenden Bakterien besiedelt.

Das Kind ist nur noch krank.

Monika muss nun all diese Therapien büßen

Nach Aussage der Eltern hat die kleine Monika in den 2 ½ Jahren ihres Lebens 23 x Antibiotika bekommen, was durchaus so stimmen kann.

Wie die Kleine das überhaupt überlebt hat, das ist mir schleierhaft?

Diese ganze unglückliche Krankheitsverkettung, den körperlichen und seelischen Leidensweg dieses kleinen Kindes, auch das psychosoziale Leid der gesamten Familie dazu, hätte man sich ersparen können, wenn das Kind von Anfang an mit gesunden lebendigen Bakterien therapiert worden wäre.

Stuhluntersuchung der Darmflora dringend notwendig

Meine erste Maßnahme war sofort eine mikrobiologische Stuhl-untersuchung auf den Zustand der gesamten Darmflora, ebenso von Rachen- und Scheidenabstrich bei einem Speziallabor in Auf-trag zu geben.

Laborbefund war eine Katastrophe:

Die gesunden Bakterien - Schutz - Flora des Darms, mit Lactoba-zillen, Bifidobakterien, Enterokokken, Colibakterien, die norma-lerweise den gesunden Kinderdarm besiedeln, war bei Monika durch die ständigen Anibiotikatherapien direkt zusammengebro-chen.

Stattdessen war ihr Darm nun mit krankmachenden Bakte-rien wie pathogene E. Coli, Clostridien, Klebsiellen und Candidapilzen in hohen Keimzahlen besiedelt. Monika musste also krank sein.

Das sind die typischen Folgen von zu häufigen Antibiotikathera-pien!

Breitbändige Regenerationstherapie notwendig:

Die Therapie für Monika musste nun sehr breitbändig sein. Es mussten erst einmal die Antibiotikaschäden beseitigt werden. Dann muss Monikas Organismus wieder aufgebaut und die Ent-zündungsbereitschaft zurückgedrängt werden.

Therapie mit gesunden Bakterien:

Die erste Maßnahme: Die Eltern bekamen von mir für die kleine und kranke Monika – sofort in der Praxis - das probiotische Aufbaumittel für den Darm und zur Beseitigung der Antibiotikastörungen

Lactobact für Kinder.

Das sind **lebendige Lactobazillen, Bifidobakterien und Enterokokken in höchsten Keimzahlen, die sich sehr schnell im kindlichen Darm wieder ansiedeln, die krankmachenden Bakterien verdrängen und endlich die natürlichen Aufgaben einer gesunden Darmflora übernehmen.**
Sie dienen dem Aufbau einer gesunden Säuerungsflora des Dünn- und Dickdarms und der Immunstabilisierung:

- **Lactobact für Kinder 3 x 1 Teel.** In Wasser einrühren, nach dem Essen, Dauertherapie, mind. 12 Wochen

- **Dickdarm: Mutaflor Susp. 1 x 1,** mind. 6 Wochen (gesunde Colibakterien)

- **Antipilztherapie: Adiclair Susp. 3 x ½ Pipette**

- **Fieber und Entzündungsbereitschaft:**
  Homöopathie:
  Fa Wala: **Lachesis comp., Apis-Belladonna comp., Roseneisen-Graphit**

- **Bronchitis:** Fa. Wala: **Plantago comp.**

- **Mineralhaushalt:** Fa. Kattwiga: **Cal. phosh. comp.** (Syn.21) 3 x 3 Tabl.

- **Vitamindefizite: Ortho - Immun Junior** 1 x tägl. 1 Beutel
- **Immunstabilisierung: Spenglersan T, A, G,** im tägl. Wechsel 2 x 5 Tropfen um den Bauchnabel einreiben

und meine Mahnung an die Mutter: Weg mit den Süßigkeiten und hin zu einer gesunden Vollwerternährung

Endlich geht es Monika besser

Schon 14 Tage nach Beginn dieser Therapie, rief mich die Mutter an und erzählte mir begeistert, endlich bekommt Monika im Gesicht wieder etwas Farbe. Auch die dunklen Augenränder lassen nach und sie bekommt auch wieder Appetit, der Stuhlgang wird besser und Monika ist auch nicht mehr so weinerlich und sie schläft endlich besser.

Ich freue mich mit der Mutter, mahne aber noch einmal, dass die immunschwache Monika noch lange nicht „über den Berg" ist.

Es muss immer noch mit Rückfällen gerechnet werden, die auch prompt noch mehrfach auftraten.

Aber dieses Mal wurden diese ohne Antibiotika, sondern mit der obigen ganzheitlichen Therapie beendet. Monika geht es jetzt, nach einem halben Jahr, zunehmend immer besser.

Wer übernimmt hier eigentlich die Verantwortung?

Da in einer Praxis wie der meinen ähnliche „Fälle" immer wieder einmal vorkommen, drängt sich mir oft eine Frage auf, die bisher immer ungelöst blieb:

Wer übernimmt eigentlich für die Krankheiten und Schmerzen und für all das körperliche und seelische Leid für diese Kinder die Verantwortung?
Wer übernimmt auch für das gesamte psychosoziale Leid aller Familienmitglieder, für die jahrelangen Sorgen und schlaflosen Nächte und den ungeheuren zeitlichen und finanziellen Aufwand der Eltern für ihr krankes Kind die Verantwortung?

Wer bezahlt nun die Kosten für die dringend notwendige Behandlung der kranken, kleinen Monika für die notwendigen biologischen und homöopathischen Naturheilmittel?
Die Eltern aus Österreich werden nun auch noch für ihre Hilflosigkeit bestraft, weil sie einen deutschen Heilpraktiker aufsuchten und diese Behandlungen aus eigener Tasche bezahlen mussten, während jahrelang an ihrem kranken Kind von allen Behandlern verdient wurde.
Die österreichische Kasse hat sich auf Anfrage der Mutter geweigert die Kosten und die verordneten Naturheilmittel zu übernehmen, weil Heilpraktiker in Österreich grundsätzlich nicht anerkannt sind. Alle ärztlichen Behandlungen werden selbstverständlich von der Kasse, bezahlt, so die Aussage der Kasse. Traurig, nicht wahr....

Anmerkung:
Die Ausübung des Berufes des Heilpraktikers, sowie die Ausbildung dazu, ist in Österreich durch das Ärztegesetz bzw. Ausbildungsvorbehaltsgesetz verboten und... strafbar.

Teil 25

Die Seiten
für Mama und Papa

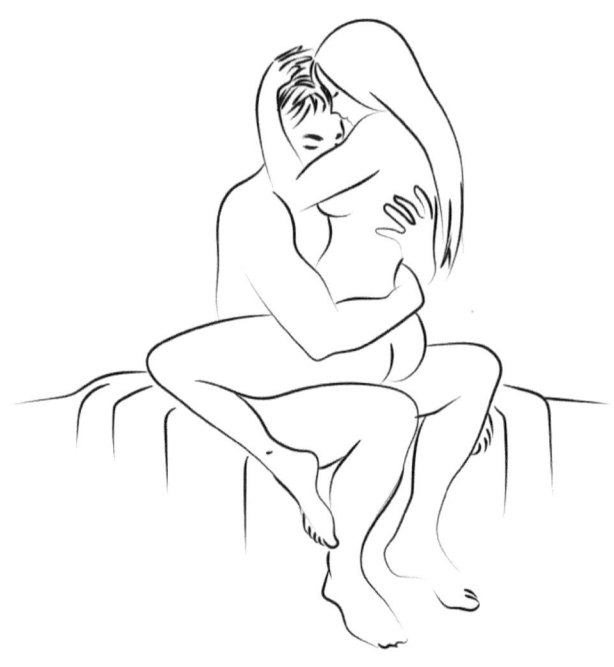

Tja die Liebe...

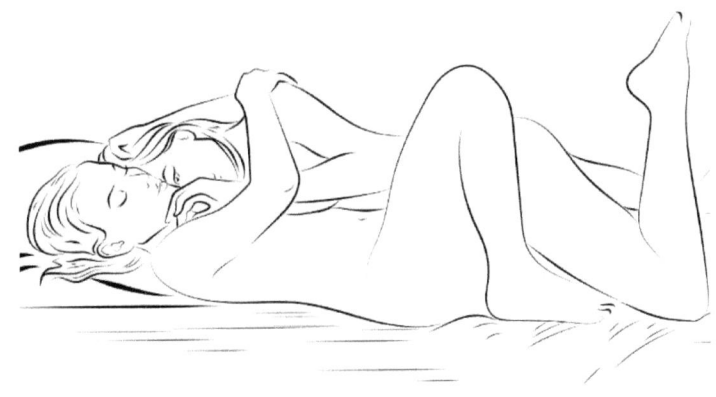

Krank durch Geschlechtsverkehr?

Penis, Sperma, Prostata

Mundverkehr, der Supergau

Die Scheide, der Vaginalkanal der Frau

HPV-Viren

Krank durch Geschlechtsverkehr?

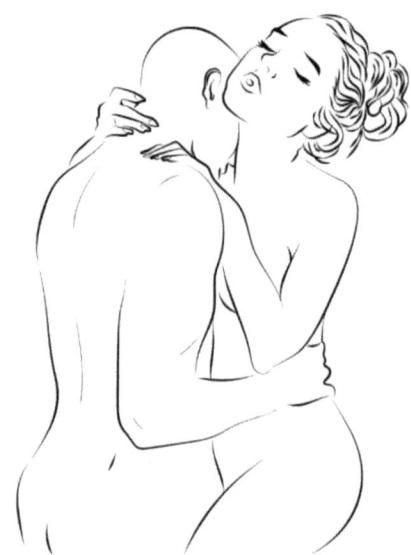

Ist heute bei uns kaum mehr vorstellbar, könte man meinen, nachdem die großen Geschlechtskrankheiten, wie Tripper und Syphilis, dank Antibiotika kaum mehr vorkommen…,

welche aber durch den Massentourismus aus den typischen Ländern, durch tolle Urlaubserlebnisse mit hübschen Thai-Mädchen bzw. Süd- und/oder Mittelamerikanerinnen, häufig wieder eingeschleppt werden.

… und so denken viele völlig unbedarft, man könne immer so schön „herummachen" wie es gefällt, was insbesondere Frauen oft mit monatelangen Behandlungen beim Gynäkologen büßen müssen.

Penis, Sperma, Prostata

Selbstverständlich ist auch der Penis des Mannes von Millionen von Bakterien besiedelt, insbesondere unter der Vorhaut.
Sollte allerdings der Mann wechselnde Sexualkontakte haben, so kann er zum Sammler verschiedenster Bakteriengruppen und Pilze aus den verschiedenen Vaginalkanälen der Frauen werden, welche dieser fleißige Mann dann oft an andere Sexualpartner(innen) weitergeben kann. (Böse Geschichte!)
… na ja, so lange das gut geht…!

Zeitweise kann der Mann sich aber auch mit **krankmachenden Bakterien oder Pilzen** in einem Vaginalkanal infizieren, welche dann auf seiner Eichel u.U. böse Entzündungen und Infektionen auslösen... (Arzt, Antibiotika)

Meist völlig vom Mann unbemerkt, „klettern" die verschiedenen Bakteriengruppen aus den verschiedenen Vaginalkanälen seine Harnröhre hinauf. Dort besiedeln diese dann fröhlich seine Prostata... und er wird sie nie mehr los, da Männer damit meist keine Beschwerden haben.

Und nun geschehen einige böse Geschichten:

1) Bei jedem Orgasmus spritzt der Mann mit seinem Sperma der Frau einen u.U. infektiösen Bakterien- evtl. auch Pilzcocktail in deren Vaginalkanal, was viele Frauen dann mit monatelangen Behandlungen beim Gynäkologen wegen Rötung, Schwellung, Juckreiz, Schmerzen und grüngelben Ausfluss aus ihrem Vaginalkanal büßen müssen... und niemand weiß, wo das herkommt!

2) Die Bakterien, evtl. auch Pilze, welche die Prostata besiedelt haben, fühlen sich dort sehr wohl, denn Körperwärme und Feuchtigkeit gibt es überall und so vermehren sich diese rasend.

3) Gleichzeitig machen sie das, was die Aufgabe von Bakterien/Pilzen ist: sie (zer) - setzen bzw. fressen in der Prostata an den Schleimhäuten.

4) Gleichzeitig geben sie ihre Zersetzungsprodukte in die Prostataflüssigkeit ab, welche meist infektiösen Charakter haben... So kann schleichend eine chronische Prostatitis (Entzündung) bis hin zu Prostatakarzinom entstehen...

was Männer erfahrungsgemäß meist erst sehr spät (meist jenseits der 50 Jahre) bemerken!
Folgen: Oft Operation, Chemotherapie, Impotenz

Solche unguten Geschichten habe ich in der Praxis des Öfteren erlebt, wenn Frauen mit chronischen Blasenentzündungen, (mit mehrfacher Antibiotikatherapie und immer noch nicht besser), zu mir in die Praxis kamen.

Aus Erfahrung ließ ich in solchen Fällen immer einen Vaginalabstrich von der Frau und eine Spermaprobe des Mannes beim gleichen Labor untersuchen.

Das Ergebnis oft:
Belastetes Sperma durch krankmachende Bakterien, oft auch Candida-Pilze.

Und wie schon dargestellt:
Der Mann spritzte also bei jedem Orgasmus der Frau sein infektiöses Sperma in ihren Vaginalkanal, meist direkt vor ihre Gebärmutter.
Und die Frau muss das dann oft durch chronische Blasenentzündungen und massive Vaginalprobleme büßen.
Folgen für die Frau: Gynäkologische Behandlungen.

Folgen für den Mann: (so dieser überhaupt Probleme haben sollte!)...
Antibiotikabehandlung, oft Zwischenkontrolle durch ein Speziallabor, bis das Sperma wieder frei von Bakterien bzw. Pilzen ist.
Verkehr in dieser Zeit nur mit Präservativ.

Mundverkehr, der Supergau

Ich bin alles andere als ein Spielverderber und klar, Mundverkehr kann bei Mann und Frau wunderbare Gefühle auslösen.

Nur: Lassen Sie uns einmal darüber nachdenken, ehe wieder eine Frau in die Praxis kommt, die nicht verstehen kann woher, wie und von wem sie ihre Blasen- bzw. Vaginalentzündung hat...

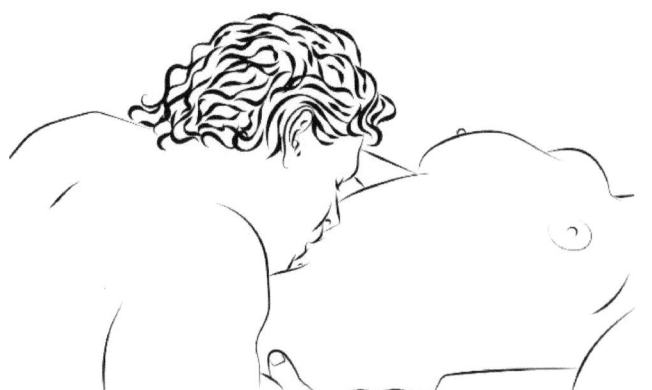

und am Ende denkt diese Frau immer noch, das waren damals die kalten Füße.

Unsere Mundhöhle dient dem Zerkleinern von Speisen, dem Vermischen des Speisebreis mit Speichel und Enzymen und dem Vorverdauen von Kohlenhydraten. Dabei helfen die gut 500 verschiedenen Bakterienarten, welche sich in unserem Mundraum befinden.

Hier im Mund bilden diese schon die 1. Station unserer Verdauung, denn sie zersetzen Nahrungsmittelreste (zwischen den Zähnen - Achtung Karies), sie bauen Säuren ab und sie bilden ein Abwehrbollwerk gegen Fremdkeime und Krankheitserreger.

Viele von ihnen lieben Süßes, vermehren sich dadurch ungehemmt und sie produzieren krankmachende Säuren.

Auch befinden sich in unserer Mundflora immer Keime, welche fakultativ pathogen sind, d.h. wenn sie können, so werden diese schnell zu bösen Krankmachern...

und es kommt - wie immer - auf das stabile biologische Gleichgewicht an... auch womit diese gefüttert werden, d.h. was wir essen, trinken, rauchen ...

Untersuchungen zeigen, dass Vegetarier, Mischköstler, Fleischesser, Alkoholiker, aber insbesondere Raucher Mundfloren mit sehr unterschiedlicher, oft krankmachender Besiedelung ihres Mundraums mit Bakterien und Pilzen haben.

Auffällig bei diesen Gruppen (insbesondere bei Rauchern) sind potente Infektionserreger, insbesondere der **Streptokokken - und Staphylokokken Gruppen.**

Reden wir einmal offen:

Die Scheide, die Vaginalflora der Frau

Wenn nun ein solcher Mann, mit einer solch krankmachenden Mundflora (sieht man ja von außen nicht) mit seiner Zunge an den Schamlippen der Frau leckt und saugt, dann werden durch seinen Speichel Millionen (von u.U. krankmachenden) Bakterien und Pilzen auf das Scheidenmilieu der Frau übertragen.

Wenn nun die Frau ein gutes stabiles biologisches Gleichgewicht in ihrer Vaginalflora hat, so werden die Schutzbakterien der Vaginalflora die Keime aus der Mundflora des Mannes abwehren können.

Wenn aber das Milieu ihrer Vaginalflora nicht mehr stabil oder schon gestört ist, dann werden sich die fremden (oft auch aggressiven) Bakterien und Pilze aus der Mundhöhle des Mannes, im Vaginalkanal der Frau einnisten, sich dort vermehren, das vaginale Schutzmilieu (zer)-stören und die Frau wird danach u.U. monatelang beim Gynäkologen zum Behandlungsfall, wegen Blasenentzündungen und/oder **Rötung, Schwellung, Juckreiz, Schmerzen und grün - gelben Ausfluss aus ihrer Scheide.**

Sehr ähnlich schaut die Sache aus, wenn die Frau am Glied des Mannes lutscht, nun SIE ihre Mundkeime auf das Glied überträgt und der Mann anschließend sein Glied in ihren Vaginalkanal gleiten lässt. Dann werden alle Keime der Mundflora der Frau in ihre eigene Vagina übertragen.

Wenn nun die Frau ein gutes *stabiles biologisches Gleichgewicht in ihrer Vaginalflora hat, so werden die Schutzbakterien der Vaginalflora die Keime aus ihrer eigenen Mundflora abwehren können. Wenn aber nicht...*

...und von den Gefahren des Analverkehrs, durch die vielen aggressiven und krankmachenden Darmkeime evtl. auch Viren (AIDS) wollen wir hier gar nicht reden!

Dass hier nicht „viel mehr" passiert, dass Geschlechtsverkehr Freude machen darf, verdanken wir der Weisheit der Schöpfung, welche **der Frau in ihrem Vaginalkanal das Prinzip der Symbiose, d. h. der Lebensgemeinschaft von Zellen und Bakterien auf gegenseitigen Schutz und Nutz geschenkt hat.**

Wie sagte **Louis Pasteur** (1822-1895, Biochemiker, Mitbegründer der medizinischen Mikrobiologie):

"Das Terrain, der Lebensraum, das gesunde und stabile biologische Gleichgewicht von Zellen und Bakterien ist alles."

Ein großes Problem sind Humane Papillomviren (HPV)

HPV - Viren:

Text: aus Internet (net - Doctor)

Die humanen Papillomviren (HPV) gehören zu den DNA-Viren. Zur Vermehrung benötigen HPV-Viren menschliche Zellen.

Viele HPV-Viren überträgt man durch bloßen **Hautkontakt**. Das gilt besonders für jene Erreger, die harmlose Hautwarzen (Papillome) hervorrufen.

Hauptsächlich werden HPV - Viren durch **Geschlechtsverkehr** übertragen, welche dann die Geschlechtsorgane infizieren und etwa **Feigwarzen oder Gebärmutterhals-Krebs** auslösen können.

Auch durch intensives Küssen oder **Oralverkehr** ist eine Ansteckung mit HPV möglich, wenn die Mundschleimhaut mit HPV-infizierten Hautstellen (wie Schamlippen oder Penis) in Berührung kommt.

Zum Zusammenhang zwischen **HPV und Sexualität** lässt sich sagen, dass die Übertragung unabhängig vom Geschlecht ist und über verschiedene Wege erfolgen kann.

Daher ist die Übertragung von HPV unabhängig von der Art des Geschlechtsverkehrs und der sexuellen Orientierung.

Eine weitere Möglichkeit ist die Übertragung des Erregers **von der Mutter auf das Kind während der Geburt.**

Bei einer langjährigen Infektion mit einem Hochrisiko-HPV-Typ **steigt das Risiko an Krebs zu erkranken.**

Meist jedoch - wenn das Immunsystem stark und das Milieu gesund und stabil ist - heilt eine HPV-Infektion in 1-2 Jahren ohne Therapie und negative Folgen aus.

Während der akuten und länger andauernden Infektion ist es möglich, seine Sexualpartner mit HPV anzustecken. Da man eine symptomfreie HPV-Infektion gar nicht bemerkt, verläuft die Ansteckung oft unwissentlich.

Verlauf bei Männern und Frauen

Das humane Papillomvirus (HPV) unterscheidet nicht zwischen Frauen und Männern. Für beide besteht die Möglichkeit, **sich unter anderem beim Küssen, ungeschützten Geschlechtsverkehr, auch Oralverkehr anzustecken.**

Generell gilt: Die meisten HPV-Infektionen heilen innerhalb von einigen Monaten ab. Nach zwei Jahren sind sogar ungefähr 90 Prozent aller HPV-Infektionen auskuriert.

Selten kommt es nach einer Inkubationszeit von ein paar Wochen bis zu acht Monaten nach der Ansteckung mit HPV zur

Ausbildung von Genitalwarzen (Feigwarzen) im Genital- (Vagina, Hodensack) und/oder Anal-Bereich.

Dabei bilden sich zunächst kleine Papeln (Knötchen oder Bläschen), die sich mitunter flächig ausbreiten. Nur bei immunschwachen Patienten halten sich bestimmte HPV-Viren länger und führen sogar zu Krebs.

Wichtig:

Eine ausgeheilte HPV-Infektion bietet keinen Schutz vor einer erneuten Ansteckung mit den Erregern.

Findet man **im Genital-Anus-Bereich von Kindern** Feigwarzen, ist besondere Aufmerksamkeit geboten. Hier ist es wichtig, dass der Arzt jeden Einzelfall prüft, um sexuellen Missbrauch auszuschließen.

Wegen des hohen Risikos Gebärmutterhalskrebs zu entwickeln, aufgrund der Ansteckung und Übertragung von HPV-Viren durch Mund- oder Geschlechtsverkehr, wird empfohlen Mädchen zwischen dem 9.-14. Lebensjahr dagegen impfen zu lassen.

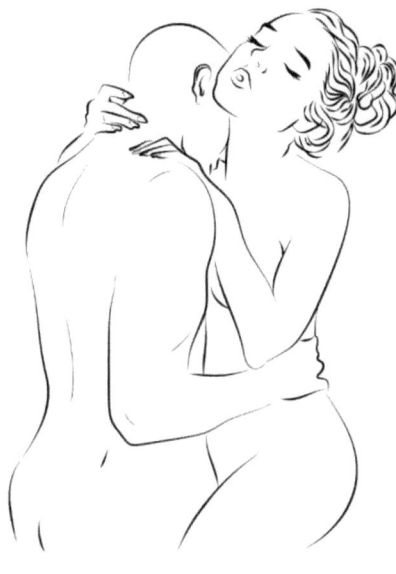

Und da Sie nun besser
Bescheid wissen, als die
meisten anderen:

Seien Sie achtsam...
und dann
viel Freude bei der
schönsten Sache dieser
Welt...

Wie schreib ich zu Beginn dieses Buches:
Ich möchte Ihnen hier Schritt für Schritt aufzeigen und erklären, warum unsere Kinder, gerade in der Beginnphase ihres Lebens oft krank werden - (müssen)…

Und wie Sie als Eltern Ihrem Kind mit den wichtigsten naturheilkundlichen, mikrobiologischen und homöopathischen Mitteln usw. helfen können, damit Ihr Kind endlich gesund wird und gesund bleibt…

und ich hoffe, dass ist mir gelungen.

In diesem Sinne,

herzlichst, Ihr

Carlo Luciano Weichert

Heilpraktiker,

Gesprächs-, Familien- und Hypnosetherapeut

La Palma, im Oktober 2023

Homepage:

http://www.naturheilpraxis-weichert.de

Biografie des Autors:

Carlo Luciano Weichert

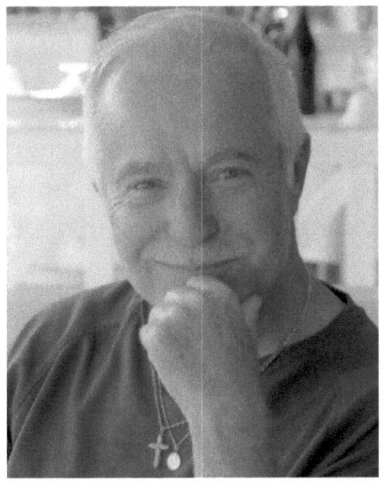

Wurde im völlig zerstörten Nach-kriegs-Berlin geboren. Sein christ-lich-soziales Denken und der Wunsch, kranken Menschen hel-fen zu wollen, wurden in seiner Kindheit geprägt.

Hier erlebte er große Armut, sozi-ale Ablehnung und Alkoholismus in seinem Elternhaus und Umge-bung. Lebenslange gesundheitli-che Probleme und Krankheiten waren seine ständigen Begleiter.

Siehe dazu die autobiografische Erzählung:

„Für Dich: Alles Liebe, Dein Papa" im Bücherverzeichnis

Für ihn ist sein Leben sogleich Berufung. Er arbeitete 25 Jahre in seiner psychosomatischen Praxis mit naturheilkundlicher Ganz-heitsmedizin, Gesprächs- und Familientherapie sowie Heilhyp-nose.

Siehe dazu sein Buch:

„Dein Glaube hat Dir geholfen", ... Erfahrungen mit GOTT - durch spirituelle Hypnosetherapie" im Bücherverzeichnis

Er war Dozent an den Volkshochschulen seiner Landkreise, an den Kreisbildungswerken der Kirche, sowie bei Heilpraktiker- und psychologischen Schulen, Tagungen, Kongressen und Radio-sendungen.

Siehe dazu sein Buch:

„*Seelenkrisen - Partnerkrisen*" im Bücherverzeichnis

In seinen Publikationen und Büchern versucht er seine Lebens- und Praxiserfahrungen als Information und Ratgeber für Interessierte weiterzugeben.

Heute, gut 75 - jährig, lebt Carlo aufgrund seiner rheumatischen Erkrankung auf La Palma, einer Insel, die er als Gottgeschenk und Jungbrunnen beschreibt, wo es ihm gesundheitlich gut geht.

Er sagt dazu:

„Ich habe immer davon geträumt, einmal am Meer zu leben und es mir bei einem Café con leche, einem schönen Glas Wein, Papas arugadas, Tortilla, viel Sonnenschein, Strandspaziergängen und Bergwandern gut gehen zu lassen.

Ich leite auch hier auf La Palma Selbsterfahrungsgruppen, Vespergottesdienste und ich begleite Menschen, die zu mir geführt werden, durch ihre gesundheitlichen oder seelischen Probleme.

Neben dem Schreiben von Büchern, ist eine meiner Freizeitaktivitäten „das Arbeiten" in meinem schönen Garten, das Pflegen meiner Katzen und Hühner.

Ganz besondere Freude habe ich beim Pilgern auf den verschiedenen Jakobswegen in Spanien, Portugal und Italien."

Siehe dazu sein Buch:

„Wenn die Seele ruft" *Erlebnisse, Erkenntnisse und Erfahrungen auf dem Jakobsweg*, im Bücherverzeichnis

„…und ich schreibe weiterhin Bücher, aber das lesen Sie ja gerade selbst…"

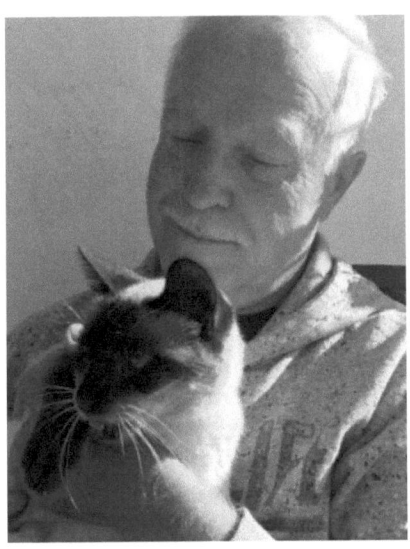

Aktuelle Bücher von Carlo Luciano Weichert:

Die getaufte Muslima…………………………....**Roman**
BoD - Verlag ISBN 9783749446889 (erschienen 2023)

„Liebe auf dem Jakobsweg"…………………..……**Roman**
Drei Frauen und der Heilige Santiago bestimmen das
Schicksal seines Lebens
BoD - Verlag ISBN 9783755715184 (erschienen November 2021)..

„Hilfe, mein Kind ist schon wieder krank"……**Ratgeber**
BoD-Verlag ISBN 9783758307232

„Dein Glaube hat Dir geholfen"…………**Spirit. Ratgeber**
Erfahrungen mit Gott in der spirituellen Hypnosetherapie -
BoD-Verlag ISBN (erscheint im Januar 2024)

„Ich möchte Dich…………………………**Psychol. Ratgeber**
endlich einmal verstehen"
Menschenkenntnis durch Märchen, Charakter- und Persönlichkeitsstrukturen
BoD - Verlag ISBN 9783752638806 (erschienen 2021)

Seelenkrisen – Partnerkrisen………..**Psychol. Ratgeber**
Geschichten aus dem Leben – für das Leben
BoD - Verlag ISBN 9783752670325 (erschienen 2021)

Alkohol:
„Du hast mir sehr weh getan"………**Psychol. Ratgeber**
Probleme, Störungen oder Zerstörungen von Ehen und
Partnerschaften durch Alkohol
BoD - Verlag ISBN 9783751921299 (erschienen 2021)

„Wenn die Seele ruft"........Reiseerzählung Jakobsweg
Erlebnisse, Erkenntnisse und Erfahrungen
BoD - Verlag ISBN 9783751920025 (Neubearbeitung 2019)

„Für Dich: Alles Liebe, Dein Papa"...............Ratgeber
Kinderseelen im Spannungsfeld zwischen dem Elternhaus, der Schule und ihren eigenen Bedürfnissen
BoD - Verlag ISBN 9783751984645 (Neubearbeitung)

„Kinderseelen".................................in Vorbereitung
Kleine Kinder sind Engel – große Kinder brauchen Engel

*****

Nur noch im Antiquariat erhältlich:

Spirituelle Hypnose, Begegnungen mit Engeln, Verstorbenen und der Göttlichen Welt in uns
Humble - Verlag ISBN 9789088791697 (Neubearbeitung Januar 2018)

Wunder dauern etwas länger
Erlebnisse und Erfahrungen zweier Seelen auf dem portugiesischen Jakobsweg, Freya-Verlag (erschienen 2008)

Hilfe, unser Kind ist schon wieder krank
Ganzheitlich heilen, VAK - Verlag (erschienen 2004)

Pilzerkrankungen bei Kindern
Midena-Verlag (erschienen 1997)

Krank durch Antibiotika
EDIS - Verlag (erschienen1995)

STUFEN DES LEBENS:

Wie jede Blüte welkt
und jede Jugend dem Alter weicht,
blüht jede Lebensstufe,
blüht jede Weisheit auch... und jede Tugend,
zu ihrer Zeit ... und darf nicht ewig dauern.

Es muss das Herz bei jedem Lebensrufe
bereit zu Abschied sein - und Neubeginne,
um sich in Tapferkeit - und ohne trauern,
in andre, neue Bindungen zu geben....
Und jedem Anfang wohnt ein Zauber inne,
der uns beschützt, und der uns hilft zu leben.

Wir sollen heiter - Raum um Raum durchschreiten,
an keinem, wie an einer Heimat hängen.
Der Weltgeist - Gott - will nicht fesseln uns und engen!
Er will uns Stuf um Stufe heben - weiten.

Doch..., kaum sind wir traulich eingewohnt einem Lebens-
kreise, so droht erschlaffen;
Nur wer bereit, zu Aufbruch ist und Reise,
mag lähmender Gewöhnung sich entraffen.

Es wird vielleicht auch noch die Todesstunde
uns neue Räume jung entgegensenden.
Des Lebens Ruf an uns - wird niemals enden...

Wohlan denn Herz - nimm Abschied - und gesunde

Hermann Hesse 1941